围术期标准数据集

组织编写　中山大学附属第三医院
　　　　　中山大学中山医学院
　　　　　中山大学精准医学科学中心
技术支持　广州知汇云科技有限公司

科学出版社
北　京

内 容 简 介

本书系统而全面地阐述了麻醉科专科数据库的数据集及模块、子模块、数据元、值域、单位和数据等级，包括患者人口学基础、一般情况、手术信息，以及八大系统相关的患者基本信息、现病史、既往史、检查、检验、治疗、诊断及并发症等相关数据元。全书内容丰富、信息量大，采用表格形式呈现，以方便读者理解和参照。本书可供麻醉科及手术相关医师进行围术期数据分析、机器学习、人工智能分析、临床研究和质量评估，是一本较全面、实用的可为构建围术期专科数据库提供借鉴的参考书。

图书在版编目（CIP）数据

围术期标准数据集 / 中山大学附属第三医院，中山大学中山医学院，中山大学精准医学科学中心组织编写 . —北京：科学出版社，2021.2
ISBN 978-7-03-067275-9

Ⅰ.①围⋯ Ⅱ.①中⋯ ②中⋯ ③中⋯ Ⅲ.①围术期－诊疗－规范 Ⅳ.① R619-65

中国版本图书馆 CIP 数据核字（2020）第 252521 号

责任编辑：戚东桂 董 婕 / 责任校对：杨 赛
责任印制：肖 兴 / 封面设计：龙 岩

科学出版社 出版
北京东黄城根北街16号
邮政编码：100717
http://www.sciencep.com

天津市新科印刷有限公司 印刷
科学出版社发行 各地新华书店经销

*

2021年2月第 一 版　开本：787×1092　1/16
2021年2月第一次印刷　印张：21
字数：697 000
定价：98.00元
（如有印装质量问题，我社负责调换）

《围术期标准数据集》编委会

主　编　黑子清（中山大学附属第三医院）

主　审　戎利民（中山大学附属第三医院）

副主编　谢　志（中山大学精准医学科学中心）　　　陶　亮（中山大学中山医学院）

　　　　王天龙（首都医科大学宣武医院）　　　　　周少丽（中山大学附属第三医院）

编　委　（按姓氏汉语拼音排序）

　　　　曹铭辉（中山大学孙逸仙纪念医院）　　　　郭曲练（中南大学湘雅医院）

　　　　陈柄城（中山大学附属第三医院）　　　　　黄　菲（中山大学附属第三医院）

　　　　陈潮金（中山大学附属第三医院）　　　　　黄焕森（广州医科大学附属第二医院）

　　　　陈东泰（中山大学肿瘤防治中心）　　　　　靳三庆（中山大学附属第六医院）

　　　　陈惠欣（中山大学附属第三医院）　　　　　李　响（中山大学附属第三医院）

　　　　陈向东（华中科技大学同济医学院附属协和医院）　李天佐（首都医科大学附属北京世纪坛医院）

　　　　池信锦（中山大学附属第七医院）　　　　　李雅兰（暨南大学附属第一医院）

　　　　董海龙（空军军医大学第一附属医院）　　　李玉娟（中山大学孙逸仙纪念医院）

　　　　甘小亮（中山大学中山眼科中心）　　　　　梁会营（广东省人民医院）

　　　　葛　缅（中山大学附属第三医院）　　　　　刘　迅（中山大学附属第三医院）

　　　　龚楚链（中山大学附属第三医院）　　　　　刘子锋（中山大学附属第三医院）

　　　　郭　娜（中山大学附属第三医院）　　　　　罗　艳（上海交通大学医学院附属瑞金医院）

	罗爱林（华中科技大学同济医学院附属同济医院）		徐　波（中国人民解放军南部战区总医院）
	罗刚健（中山大学附属第三医院）		徐军美（中南大学湘雅二医院）
	罗铜森（中山大学附属第三医院）		杨　扬（中山大学附属第三医院）
	欧阳文（中南大学湘雅三医院）		杨建军（郑州大学附属第一医院）
	舒海华（广东省人民医院）		姚伟锋（中山大学附属第三医院）
	宋兴荣（广州市妇女儿童医疗中心）		易慧敏（中山大学附属第三医院）
	孙国亮（中山大学附属第三医院）		曾维安（中山大学肿瘤防治中心）
	陶　亮（中山大学中山医学院）		张　辉（广东省第二人民医院）
	王　强（西安交通大学第一附属医院）		张晓东（中山大学附属第三医院）
	王　昕（中山大学附属第三医院）		张奕涵（中山大学附属第三医院）
	王汉兵（佛山市第一人民医院）		张中军（深圳市人民医院）
	王天龙（首都医科大学宣武医院）		赵　阳（中山大学附属第六医院）
	王益敏（广东省第二人民医院）		郑利民（北京大学深圳医院）
	谢　志（中山大学精准医学科学中心）		周　君（中山大学附属第三医院）
	谢汉镔（中山大学附属第三医院）		周少丽（中山大学附属第三医院）
	邢纪斌（中山大学附属第三医院）		朱琼芳（中山大学附属第一医院）
秘　书	周少丽（中山大学附属第三医院）		葛　缅（中山大学附属第三医院）

致谢广州知汇云科技有限公司以下工作人员对数据集提供的技术支持

刘　翔　王博涵　杨　栋　黄小帅　梁惠彬　吴诗韵　韦佳威　施辰光

前　言

当前，信息系统已在国内多数医院普及并广泛应用于临床数据存储、病历档案保存、病历检索或查询。临床数据包含了疾病诊疗的海量内容，反映疾病诊治过程中的变化规律，临床研究工作者可通过提取信息系统数据资料及进行前瞻性研究设计来开展临床回顾性和前瞻性研究。然而，医院多数信息化管理偏向业务操作，对临床科研工作开展支持有限，实际临床研究工作多为自发性研究而无法形成系统性研究，且采用手工抽取数据方式，工作量极大。总体来讲，绝大多数医院的病历数据成为历史资料且处于尘封状态，没有被开发利用而无法发挥其应用价值，这是一种极大的资源浪费，也是目前医学数据管理的痛点问题。

在信息技术井喷式爆发和国家政策、产业互联网等背景的共同驱动下，基于全民健康信息化和医疗健康大数据的个人智慧医疗体系正在形成，医院核心资源已经开始从医生个体向数据集成转变，越来越多的医疗机构开始通过现代化技术对医疗大数据进行分析管理，将医疗数据沉淀的价值释放，助力医疗事业的发展。

作为疾病治疗重要手段之一的外科手术，伴随着医学进步而发展，但外科手术作为外来的干预手段，既有治疗作用，也伴随着产生伤害性应激反应。围术期数据管理涵盖手术全过程，能够充分囊括患者的各项信息，为临床人工智能和大数据领域提供重要的数据支持，利用数据可进行真实世界的临床研究、管理分析和评价医疗质量与安全性、充分揭示患者围术期病情的变化规律，以及促进多方面管理的合理化、科学化和精细化。然而，由于各家医院院内信息系统数据存储和标准不一，数据孤岛现象严重，无法对数据进行有效的提取和科学利用。

为建立标准化和结构化的围术期数据，提高临床数据的采集质量，打破各机构之间的数据孤岛，助力新时代围术期并发症管理和人工智能大数据相关的围术期临床科研，中山大学附属第三医院等联合广州知汇云科技有限公司，偕同众多知名医院专家教授、骨干医生及数据库技术人才，通过对围术期人体八大系统（循环系统、呼吸系统、神经系统、血液系统、消化系统、内分泌系统、泌尿系统、骨骼肌肉系统）相关的患者基本信息、现病史、既往史、检查、检验、治疗、诊断及并发症等相关数据元进行规范化梳理，结合患者人口学信息及其他共性数据，完成了本书的编写。

  由于围术期全面数据管理涉及的学科较多，数据整合较为复杂，难免会出现疏漏，我们也会根据未来实际应用情况，结合临床医师的反馈意见继续给予增补和修订，使其更加完善。同时也诚邀各位读者、专家、教授提供宝贵意见，共同为围术期信息管理早日驶入人工智能和大数据的快车道而努力！

黑子清
2020 年 6 月

目 录

数据集说明	1
1. 患者人口学信息	2
2. 既往史	3
3. 体格检查	5
4. 手术信息	11
5. 八大系统数据元——呼吸系统	28
6. 八大系统数据元——循环系统	65
7. 八大系统数据元——神经系统	88
8. 八大系统数据元——泌尿系统	124
9. 八大系统数据元——血液系统	151
10. 八大系统数据元——内分泌系统	172
11. 八大系统数据元——消化系统	209
12. 八大系统数据元——骨骼肌肉系统	278
13. 并发症	311
参考文献	325

数据集说明

围术期标准数据模块　参考国家电子病历及信息化行业标准，以及最新围术期领域诊疗指南，由中山大学附属第三医院等联合多家兄弟医院各临床专家共建而成。全数据集共集成 13 个标准模块。数据集由模块、子模块、数据元名称及值域、单位、数据等级、数据来源组成。其中：

1. 数据元名称　每个模块下面包含详细的字段，如"人口学信息"的数据模块中包含姓名、性别、年龄等多个字段。

2. 值域　参考指南和文献，囊括数据最大可能范围。

3. 参考标准　主要参考国际国内术语标准，如 ICD-10、ATC LONIC 等，电子病历规范（HL7 CDA）及国际和国内疾病标准指南（详见文末相关参考文献）。

4. 单位　若值域是数字，则注明单位；若值域是文字性的描述，则填"\"。

5. 数据等级　自由度较高，认为重要的写"A"，认为补充的写"B"，可能存在相关性但不确定的写"C"。

6. 数据来源　书籍、文献、ICD、药典等。

1. 患者人口学信息

模块名称	参考标准
1. 患者人口学信息	中华人民共和国卫生行业标准 WS 445.10—2014 电子病历基本数据集 第10部分：住院病案首页

数据集名称	模块名称	子模块名称	数据元名称	值域	单位	数据等级
基本信息	人口学信息	人口学信息	姓名	\	\	A
基本信息	人口学信息	人口学信息	年龄	\	岁，月，天	A
基本信息	人口学信息	人口学信息	性别	男，女，未知	\	A
基本信息	人口学信息	人口学信息	职业类别	\	\	A
基本信息	人口学信息	人口学信息	本人电话	\	\	A
基本信息	人口学信息	人口学信息	身份证号	\	\	A
基本信息	人口学信息	人口学信息	ABO血型	A型，B型，AB型，O型	\	A
基本信息	人口学信息	人口学信息	Rh血型	阴性，阳性	\	A
基本信息	人口学信息	人口学信息	是否死亡	是，否	\	A
基本信息	人口学信息	人口学信息	死亡时间	\	年，月，日，时，分	A
基本信息	人口学信息	人口学信息	户口地址	\	\	A
基本信息	人口学信息	人口学信息	联系人姓名	\	\	A
基本信息	人口学信息	人口学信息	联系人关系	\	\	A
基本信息	人口学信息	人口学信息	联系人电话	\	\	A
基本信息	人口学信息	人口学信息	首次诊断日期	\	年，月，日	A
基本信息	人口学信息	人口学信息	初诊年龄	\	岁	A

2. 既往史

模块名称	参考标准
2. 既往史	中华人民共和国卫生行业标准 WS 445.12—2014 电子病历基本数据集 第12部分：入院记录

数据集名称	模块名称	子模块名称	数据元名称	值域	单位	数据等级
病历信息	既往史	个人史	地方病流行区	\	\	A
病历信息	既往史	个人史	服用药物嗜好	是，否	\	A
病历信息	既往史	个人史	性病史	淋病，尖锐湿疣，下疳，其他	\	A
病历信息	既往史	婚姻史	配偶健康情况	是，否	\	A
病历信息	既往史	婚姻史	夫妻关系	\	\	A
病历信息	既往史	月经史	初潮年龄	\	岁	A
病历信息	既往史	月经史	量	过少，少量，正常，适中，大量，过多	\	A
病历信息	既往史	月经史	颜色	\	\	A
病历信息	既往史	月经史	周期	\	天	A
病历信息	既往史	月经史	天数	\	天	A
病历信息	既往史	月经史	末次月经时间	\	年，月，日	A
病历信息	既往史	月经史	绝经年龄	\	岁	A
病历信息	既往史	生育史	孕次	\	次	A
病历信息	既往史	生育史	产次	\	次	A

数据集名称	模块名称	子模块名称	数据元名称	值域	单位	数据等级
病历信息	既往史	生育史	流产次数	\	次	A
病历信息	既往史	生育史	子女数量	\	人	A
病历信息	既往史	家族史	家族疾病名称	遗传病，传染病，肿瘤，冠心病，原发性高血压	\	A
病历信息	既往史	家族史-遗传病	遗传病家族史	有，无	\	A
病历信息	既往史	家族史-遗传病	家族遗传病名称	\	\	A
病历信息	既往史	家族史-遗传病	家族遗传病亲属关系	\	\	A
病历信息	既往史	家族史-遗传病	遗传病亲属患病年龄	\	岁	A

3. 体格检查

模块名称	参考标准
3. 体格检查	中华人民共和国卫生行业标准 WS 445.12—2014 电子病历基本数据集 第 12 部分：入院记录 《诊断学》，第 9 版，人民卫生出版社

数据集名称	模块名称	子模块名称	数据元名称	值域	单位	数据等级
病历信息	体格检查	常规体格检查	体温	\	℃	A
病历信息	体格检查	常规体格检查	脉搏	\	次/分	A
病历信息	体格检查	常规体格检查	呼吸	\	次/分	A
病历信息	体格检查	常规体格检查	收缩压	\	mmHg	A
病历信息	体格检查	常规体格检查	舒张压	\	mmHg	A
病历信息	体格检查	常规体格检查	身高	\	cm	A
病历信息	体格检查	常规体格检查	体重	\	kg	A
病历信息	体格检查	常规体格检查	体重指数	\	kg/m^2	A
病历信息	体格检查	常规体格检查	发育	正常，异常	\	A
病历信息	体格检查	常规体格检查	营养	良好，中等，不良	\	A
病历信息	体格检查	常规体格检查	体型	无力型，正力型，超力型，其他	\	A
病历信息	体格检查	常规体格检查	体位	自主体位，被动体位，强迫体位	\	A
病历信息	体格检查	常规体格检查	面容与表情	急性面容，慢性面容，贫血面容，肝病面容，肾病面容，其他	\	A
病历信息	体格检查	常规体格检查	意识	清晰，嗜睡，模糊，昏睡，谵妄，昏迷	\	A

数据集名称	模块名称	子模块名称	数据元名称	值域	单位	数据等级
病历信息	体格检查	常规体格检查	步态	正常，蹒跚步态，醉酒步态，共济失调，慌张步态，剪刀步态，其他	\	A
病历信息	体格检查	常规体格检查	计算力	正常，障碍	\	A
病历信息	体格检查	常规体格检查	定向力	正常，障碍	\	A
病历信息	体格检查	一般情况	恶病质	是，否	\	A
病历信息	体格检查-皮肤黏膜	一般情况	皮肤黏膜	苍白，发红，发绀，黄疸，色素沉着，色素脱失，其他	\	A
病历信息	体格检查-皮肤黏膜	一般情况	毛发分布	正常，异常	\	A
病历信息	体格检查-皮肤黏膜	一般情况	皮下水肿	有，无	\	A
病历信息	体格检查-皮肤黏膜	一般情况	肝掌	阳性，阴性	\	A
病历信息	体格检查-皮肤黏膜	一般情况	蜘蛛痣	有，无	\	A
病历信息	体格检查-皮肤黏膜	一般情况	浅表淋巴结肿大	有，无	\	A
病历信息	体格检查-头颅五官	一般情况	头颅大小	正常，大，小	\	A
病历信息	体格检查-头颅五官	一般情况	头颅畸形	有，无	\	A
病历信息	体格检查-头颅五官	一般情况	头颅畸形类型	尖颅，方颅，变形颅	\	A
病历信息	体格检查-头颅五官	一般情况	头颅其他异常	压痛，包块，凹陷	\	A
病历信息	体格检查-头颅五官	一般情况	眉毛稀疏	有，无	\	A
病历信息	体格检查-头颅五官	一般情况	眉毛脱落	有，无	\	A
病历信息	体格检查-头颅五官	一般情况	倒睫	有，无	\	A
病历信息	体格检查-头颅五官	一般情况	眼睑	正常，内翻，水肿，下垂，闭合障碍	\	A
病历信息	体格检查-头颅五官	一般情况	结膜	正常，苍白，充血，水肿，出血	\	A
病历信息	体格检查-头颅五官	一般情况	角膜	正常，云翳，白斑，软化，溃疡，新生血管，其他	\	A
病历信息	体格检查-头颅五官	一般情况	眼球	正常，突出，凹陷，震颤	\	A
病历信息	体格检查-头颅五官	一般情况	巩膜黄染	有，无	\	A

数据集名称	模块名称	子模块名称	数据元名称	值域	单位	数据等级
病历信息	体格检查-头颅五官	一般情况	视力	正常，异常	\	A
病历信息	体格检查-头颅五官	一般情况	耳廓	正常，畸形，耳前瘘管	\	A
病历信息	体格检查-头颅五官	一般情况	外耳道分泌物	有，无	\	A
病历信息	体格检查-头颅五官	一般情况	外耳道分泌物性质	脓性，血性	\	A
病历信息	体格检查-头颅五官	一般情况	乳突压痛	有，无	\	A
病历信息	体格检查-头颅五官	一般情况	听力粗试障碍	有，无	\	A
病历信息	体格检查-头颅五官	一般情况	鼻外形	正常，异常	\	A
病历信息	体格检查-头颅五官	一般情况	鼻翼扇动	有，无	\	A
病历信息	体格检查-头颅五官	一般情况	鼻窦压痛	有，无	\	A
病历信息	体格检查-头颅五官	一般情况	压痛部位	上颌窦，额窦，筛窦	\	A
病历信息	体格检查-头颅五官	一般情况	口唇	红润，发绀，苍白，疱疹，皲裂，其他	\	A
病历信息	体格检查-头颅五官	一般情况	舌	正常，异常（舌苔，伸舌震颤，伸出偏左，伸出偏右）	\	A
病历信息	体格检查-头颅五官	一般情况	齿龈	正常，异常（肿胀，溢脓，出血，色素沉着，铅线）	\	A
病历信息	体格检查-头颅五官	一般情况	齿列	齐，不齐	\	A
病历信息	体格检查-头颅五官	一般情况	咽	充血，非充血，淋巴滤泡增生	\	A
病历信息	体格检查-头颅五官	一般情况	扁桃体肿大	是，否	\	A
病历信息	体格检查-头颅五官	一般情况	扁桃体肿大分级	Ⅰ，Ⅱ，Ⅲ	度	A
病历信息	体格检查-颈部	一般情况	颈部抵抗感	有，无	\	A
病历信息	体格检查-颈部	一般情况	气管偏移	是，否	\	A
病历信息	体格检查-颈部	一般情况	颈静脉	正常，充盈，怒张	\	A
病历信息	体格检查-颈部	一般情况	肝颈静脉回流征	正常，增强，减弱	\	A

数据集名称	模块名称	子模块名称	数据元名称	值域	单位	数据等级
病历信息	体格检查-颈部	一般情况	甲状腺	正常,肿大,质软,质硬,压痛,震颤,血管杂音,其他	\	A
病历信息	体格检查-胸部、肺脏	一般情况	胸部外形	对称,扁平胸,桶状胸,佝偻病胸,一侧变形,局部隆起,其他	\	A
病历信息	体格检查-胸部、肺脏	一般情况	胸壁静脉显露	有,无	\	A
病历信息	体格检查-胸部、肺脏	一般情况	胸壁压痛	有,无	\	A
病历信息	体格检查-胸部、肺脏	一般情况	胸壁水肿	有,无	\	A
病历信息	体格检查-胸部、肺脏	一般情况	胸骨压痛	有,无	\	A
病历信息	体格检查-胸部、肺脏	一般情况	三凹征	有,无	\	A
病历信息	体格检查-胸部、肺脏	一般情况	肋间隙	正常,增宽,变窄	\	A
病历信息	体格检查-胸部、肺脏	一般情况	双侧乳房对称	是,否	\	A
病历信息	体格检查-胸部、肺脏	一般情况	双肺呼吸运动对称	是,否	\	A
病历信息	体格检查-胸部、肺脏	一般情况	呼吸节律	正常,潮式呼吸,间停呼吸,抑制性呼吸,叹气叹息样呼吸,其他	\	A
病历信息	体格检查-胸部、肺脏	一般情况	触觉语颤	正常,增强,减弱	\	A
病历信息	体格检查-胸部、肺脏	一般情况	胸膜摩擦音	有,无	\	A
病历信息	体格检查-胸部、肺脏	一般情况	双肺叩诊	清音,过清音,鼓音,浊音,实音	\	A
病历信息	体格检查-胸部、肺脏	一般情况	双肺呼吸音	正常,异常	\	A
病历信息	体格检查-胸部、肺脏	一般情况	干湿啰音	有,无	\	A
病历信息	体格检查-胸部、肺脏	一般情况	湿啰音性质	粗湿啰音,中湿啰音,细湿啰音,捻发音	\	A
病历信息	体格检查-胸部、肺脏	一般情况	干啰音性质	高调,低调	\	A
病历信息	体格检查-心脏、血管	一般情况	心前区	异常搏动,隆起,凹陷	\	A
病历信息	体格检查-心脏、血管	一般情况	心尖搏动位置	\	\	A

数据集名称	模块名称	子模块名称	数据元名称	值域	单位	数据等级
病历信息	体格检查-心脏、血管	一般情况	心尖搏动范围	\	\	A
病历信息	体格检查-心脏、血管	一般情况	心尖搏动强度	正常，异常	\	A
病历信息	体格检查-心脏、血管	一般情况	震颤	有，无	\	A
病历信息	体格检查-心脏、血管	一般情况	心包摩擦感	有，无	\	A
病历信息	体格检查-心脏、血管	一般情况	心界扩大	有，无	\	A
病历信息	体格检查-心脏、血管	一般情况	心律齐	是，否	\	A
病历信息	体格检查-心脏、血管	一般情况	病理性杂音	有，无	\	A
病历信息	体格检查-心脏、血管	一般情况	病理性杂音位置	二尖瓣，三尖瓣，主动脉瓣，肺动脉瓣	\	A
病历信息	体格检查-心脏、血管	一般情况	病理性杂音性质	（1）收缩期，舒张期 （2）吹风样，隆隆样，其他 （3）递增，递减，其他	\	A
病历信息	体格检查-心脏、血管	一般情况	心包摩擦音	有，无	\	A
病历信息	体格检查-心脏、血管	一般情况	异常血管征	有，无	\	A
病历信息	体格检查-心脏、血管	一般情况	异常血管征类型	水冲脉，交替脉，奇脉，无脉	\	A
病历信息	体格检查-腹部	一般情况	腹部外形	正常，膨隆，凹陷	\	A
病历信息	体格检查-腹部	一般情况	腹式呼吸	正常，增强，减弱	\	A
病历信息	体格检查-腹部	一般情况	腹壁静脉	未显露，曲张	\	A
病历信息	体格检查-腹部	一般情况	胃肠型	有，无	\	A
病历信息	体格检查-腹部	一般情况	蠕动波	有，无	\	A
病历信息	体格检查-腹部	一般情况	腹壁皮肤	皮疹，色素，腹纹，瘢痕，疝，其他	\	A
病历信息	体格检查-腹部	一般情况	脐部	凸出，凹陷，溃烂，溃疡，其他	\	A
病历信息	体格检查-腹部	一般情况	腹壁紧张度	柔软，紧张	\	A
病历信息	体格检查-腹部	一般情况	压痛	阴性，阳性	\	A
病历信息	体格检查-腹部	一般情况	反跳痛	阴性，阳性	\	A

数据集名称	模块名称	子模块名称	数据元名称	值域	单位	数据等级
病历信息	体格检查-腹部	一般情况	腹部包块	有，无	\	A
病历信息	体格检查-腹部	一般情况	肝大	有，无	\	A
病历信息	体格检查-腹部	一般情况	肝区叩击痛	阴性，阳性	\	A
病历信息	体格检查-腹部	一般情况	肝区摩擦感	有，无	\	A
病历信息	体格检查-腹部	一般情况	脾大	有，无	\	A
病历信息	体格检查-腹部	一般情况	肾区叩击痛	有，无	\	A
病历信息	体格检查-腹部	一般情况	Murphy征（墨菲征）	阴性，阳性	\	A
病历信息	体格检查-腹部	一般情况	移动性浊音	阴性，阳性	\	A
病历信息	体格检查-腹部	一般情况	肠鸣音	正常，减弱，亢进	\	A
病历信息	体格检查-腹部	一般情况	血管杂音	有，无	\	A
病历信息	体格检查-脊柱、四肢	一般情况	脊柱畸形	有，无	\	A
病历信息	体格检查-脊柱、四肢	一般情况	脊柱畸形类型	脊柱后凸，脊柱前凸，脊柱侧凸	\	A
病历信息	体格检查-脊柱、四肢	一般情况	脊柱压痛	有，无	\	A
病历信息	体格检查-脊柱、四肢	一般情况	脊柱叩击痛	有，无	\	A
病历信息	体格检查-脊柱、四肢	一般情况	活动异常	有，无	\	A
病历信息	体格检查-脊柱、四肢	一般情况	活动受限	有，无	\	A
病历信息	体格检查-脊柱、四肢	一般情况	双下肢水肿	有，无	\	A
病历信息	体格检查-神经系统	一般情况	肌力（0～5级）	\	级	A
病历信息	体格检查-神经系统	一般情况	肌张力	正常，减弱，亢进	\	A
病历信息	体格检查-神经系统	一般情况	浅反射	正常，异常	\	A
病历信息	体格检查-神经系统	一般情况	深反射	正常，异常	\	A
病历信息	体格检查-神经系统	一般情况	病理反射	阴性，阳性	\	A
病历信息	体格检查-神经系统	一般情况	脑膜刺激征	阴性，阳性	\	A

4. 手术信息

模块名称	参考标准
4. 手术信息	中华人民共和国卫生行业标准 WS 445.13—2014 电子病历基本数据集 第 13 部分：住院病程记录 《麻醉药理学》，第 4 版，人民卫生出版社 《国际疾病分类第九版临床修订本手术与操作 ICD-9-CM-3》2011 版，人民军医出版社

数据集名称	模块名称	子模块名称	数据元名称	值域	单位	数据等级
手术信息	手术信息	手术基本信息	手术代码	\	\	A
手术信息	手术信息	手术基本信息	手术名称	\	\	A
手术信息	手术信息	手术基本信息	手术描述	\	\	A
手术信息	手术信息	手术基本信息	主手术标志	\	\	A
手术信息	手术信息	手术基本信息	术前诊断名称	\	\	A
手术信息	手术信息	手术基本信息	病情描述	\	\	A
手术信息	手术信息	手术基本信息	手术级别	\	\	A
手术信息	手术信息	手术基本信息	计划手术日期	\	年，月，日	A
手术信息	手术信息	手术基本信息	手术开始时间	\	年，月，日，时，分	A
手术信息	手术信息	手术基本信息	手术结束时间	\	年，月，日，时，分	A
手术信息	手术信息	手术基本信息	进入手术室时间	\	年，月，日，时，分	A
手术信息	手术信息	手术基本信息	离开手术室时间	\	年，月，日，时，分	A

数据集名称	模块名称	子模块名称	数据元名称	值域	单位	数据等级
手术信息	手术信息	手术基本信息	进入PACU时间	\	年,月,日,时,分	A
手术信息	手术信息	手术基本信息	离开PACU时间	\	年,月,日,时,分	A
手术信息	手术信息	手术基本信息	麻醉开始时间	\	年,月,日,时,分	A
手术信息	手术信息	手术基本信息	麻醉结束时间	\	年,月,日,时,分	A
手术信息	手术信息	手术基本信息	紧急标志	择期,急诊,临时	\	A
手术信息	手术信息	手术基本信息	隔离标志	\	\	A
手术信息	手术信息	手术基本信息	麻醉方式	\	\	A
手术信息	手术信息	术前情况	循环系统	详见本书八大系统数据元——循环系统	\	A
手术信息	手术信息	术前情况	呼吸系统	详见本书八大系统数据元——呼吸系统	\	A
手术信息	手术信息	术前情况	泌尿系统	详见本书八大系统数据元——泌尿系统	\	A
手术信息	手术信息	术前情况	消化系统	详见本书八大系统数据元——消化系统	\	A
手术信息	手术信息	术前情况	神经系统	详见本书八大系统数据元——神经系统	\	A
手术信息	手术信息	术前情况	内分泌系统	详见本书八大系统数据元——内分泌系统	\	A
手术信息	手术信息	术前情况	血液系统	详见本书八大系统数据元——血液系统	\	A
手术信息	手术信息	术前情况	骨骼肌肉系统	详见本书八大系统数据元——骨骼肌肉系统	\	A
手术信息	手术信息	术前情况	Mallampati分级	Ⅰ,Ⅱ,Ⅲ,Ⅳ	级	A
手术信息	手术信息	术前情况	预计困难气道	是,否	\	A
手术信息	手术信息	术前情况	一般情况	发育,营养,体型,意识	\	A
手术信息	手术信息	术前情况	意识状态	嗜睡,意识模糊,浅昏迷,深昏迷	\	A
手术信息	手术信息	术前情况	血压	\	mmHg	A
手术信息	手术信息	术前情况	心率	\	次/分	A
手术信息	手术信息	术前情况	呼吸	\	次/分	A

数据集名称	模块名称	子模块名称	数据元名称	值域	单位	数据等级
手术信息	手术信息	术前情况	身高	\	cm	A
手术信息	手术信息	术前情况	体重	\	kg	A
手术信息	手术信息	术前情况	既往用药史	有，无	\	A
手术信息	手术信息	术前情况	既往用药史详细情况	\	\	A
手术信息	手术信息	术前情况	既往手术史	有，无	\	A
手术信息	手术信息	术前情况	既往手术史详细情况	\	\	A
手术信息	手术信息	术前情况	心电图检查	有，无	\	A
手术信息	手术信息	术前情况	心电图检查详细情况	\	\	A
手术信息	手术信息	术前情况	CT检查	有，无	\	A
手术信息	手术信息	术前情况	CT诊断详细情况	\	\	A
手术信息	手术信息	术前情况	肺功能检查	有，无	\	A
手术信息	手术信息	术前情况	肺功能检查详细情况	\	\	A
手术信息	手术信息	术前情况	肾功能检查	有，无	\	A
手术信息	手术信息	术前情况	肾功能-BUN	\	mmol/L	A
手术信息	手术信息	术前情况	肾功能-CRE	\	μmol/L	A
手术信息	手术信息	术前情况	肾功能-UA	\	μmol/L	A
手术信息	手术信息	术前情况	肾功能检查详细情况	\	\	A
手术信息	手术信息	术前情况	肝功能检查	有，无	\	A
手术信息	手术信息	术前情况	肝功能-ALT	\	U/L	A
手术信息	手术信息	术前情况	肝功能-AST	\	U/L	A
手术信息	手术信息	术前情况	肝功能-GGT	\	U/L	A
手术信息	手术信息	术前情况	肝功能-TP	\	g/L	A

数据集名称	模块名称	子模块名称	数据元名称	值域	单位	数据等级
手术信息	手术信息	术前情况	肝功能-ALB	\	g/L	A
手术信息	手术信息	术前情况	肝功能-TBIL	\	μmol/L	A
手术信息	手术信息	术前情况	肝功能检查详细情况	\	\	A
手术信息	手术信息	术前情况	凝血五项检查	有，无	\	A
手术信息	手术信息	术前情况	凝血五项-PT	\	秒	A
手术信息	手术信息	术前情况	凝血五项-FIB	\	g/L	A
手术信息	手术信息	术前情况	凝血五项-APTT	\	秒	A
手术信息	手术信息	术前情况	凝血五项-TT	\	秒	A
手术信息	手术信息	术前情况	水电解质-血气分析检查	有，无	\	A
手术信息	手术信息	术前情况	水电解质-血气分析检查详细情况	\	\	A
手术信息	手术信息	麻醉用药	麻醉前用药名称	\	\	A
手术信息	手术信息	麻醉用药	制酸药	法莫替丁，尼扎替丁，雷尼替丁，奥美拉唑，兰索拉唑，泮托拉唑，雷贝拉唑，埃索美拉唑，艾普拉唑，其他	\	A
手术信息	手术信息	麻醉用药	肌肉松弛药	米库氯铵，阿曲库铵，罗库溴铵，顺阿曲库铵，维库溴铵，泮库溴铵，哌库溴铵，筒箭毒碱，其他	\	A
手术信息	手术信息	麻醉用药	肌肉松弛药拮抗剂	新斯的明，嗅吡斯的明，舒更葡萄糖钠，其他	\	A
手术信息	手术信息	麻醉用药	镇静催眠药	地西泮，咪达唑仑，艾司唑仑，瑞米唑仑，右美托咪定，可乐定，苯巴比妥，氯丙嗪，异丙嗪，氟哌利多，其他	\	A
手术信息	手术信息	麻醉用药	静脉麻醉药	丙泊酚，依托咪酯，氯胺酮，羟丁酸钠，硫喷妥钠，其他	\	A

数据集名称	模块名称	子模块名称	数据元名称	值域	单位	数据等级
手术信息	手术信息	麻醉用药	纠正水和电解质紊乱药物	硫酸镁，氯化钙，葡萄糖酸钙，氯化钾，其他	\	A
手术信息	手术信息	麻醉用药	局部麻醉药物	普鲁卡因，丁卡因，可卡因，利多卡因，布比卡因，左旋布比卡因，罗哌卡因，其他	\	A
手术信息	手术信息	麻醉用药	抗心律失常药	普罗帕酮，普萘洛尔，美托洛尔，艾司洛尔，胺碘酮，地尔硫䓬，维拉帕米，其他	\	A
手术信息	手术信息	麻醉用药	糖皮质激素	可的松，氢化可的松，泼尼松龙，甲泼尼龙，地塞米松，其他	\	A
手术信息	手术信息	麻醉用药	抗心力衰竭药	毛花苷丙，地高辛，米力农，氨力农，维司力农，左西孟旦，多巴胺，呋塞米，其他	\	A
手术信息	手术信息	麻醉用药	吸入全麻药	七氟烷，地氟烷，异氟烷，氧化亚氮，恩氟烷，氟烷，乙醚，其他	\	A
手术信息	手术信息	麻醉用药	心肌营养药	肌苷，磷酸肌酸钠，果糖二磷酸钠，其他	\	A
手术信息	手术信息	麻醉用药	降压药	硝普钠，硝酸甘油，三磷腺苷，腺苷，硝苯地平，尼卡地平，尼莫地平，可乐定，前列地尔，乌拉地尔，地尔硫䓬，酚妥拉明，其他	\	A
手术信息	手术信息	麻醉用药	肾上腺素受体激动药	去甲肾上腺素，间羟胺，去氧肾上腺素，甲氧明，肾上腺素，多巴胺，麻黄碱，异丙肾上腺素，多巴酚丁胺，其他	\	A
手术信息	手术信息	麻醉用药	肾上腺素受体拮抗药	美托洛尔，艾司洛尔，酚妥拉明，酚苄明，乌拉地尔，其他	\	A

数据集名称	模块名称	子模块名称	数据元名称	值域	单位	数据等级
手术信息	手术信息	麻醉用药	麻醉性镇痛药物	吗啡，哌替啶，芬太尼，瑞芬太尼，舒芬太尼，阿芬太尼，羟考酮，氢吗啡酮，喷他佐辛，丁丙诺啡，布托啡诺，地佐辛，曲马多，其他	\	A
手术信息	手术信息	麻醉用药	阿片受体拮抗药	纳洛酮，纳曲酮，纳美芬，其他	\	A
手术信息	手术信息	麻醉用药	止呕药	甲氧氯普胺，昂丹司琼，格拉司琼，托烷司琼，阿扎司琼，雷莫司琼，多拉司琼，帕洛诺司琼，氟哌利多，氯丙嗪，糖皮质激素，其他	\	A
手术信息	手术信息	麻醉用药	止血药	氨甲苯酸，氨基环酸，维生素K，酚磺乙胺（止血敏），凝血酶，凝血酶原复合物，蛇毒血凝酶，垂体后叶素，鱼精蛋白，纤维蛋白原，其他	\	A
手术信息	手术信息	麻醉用药	血浆容量扩充药	羟乙基淀粉（万汶、万衡、贺斯），明胶制剂（佳乐施、血代），右旋糖酐，其他	\	A
手术信息	手术信息	麻醉用药	麻醉前用药	咪达唑仑，地西泮，其他	\	A
手术信息	手术信息	麻醉用药	用药途径代码	\	\	A
手术信息	手术信息	麻醉用药	药品使用频次代码	\	\	A
手术信息	手术信息	麻醉用药	药品使用剂量单位	\	μg/ml, mg/ml, g/ml, μg, mg, g	A
手术信息	手术信息	麻醉用药	单次药品使用剂量	\	μg, mg, g	A
手术信息	手术信息	麻醉用药	药品使用总剂量	\		
手术信息	手术信息	麻醉信息	麻醉方法	全身麻醉，局部麻醉，复合麻醉，其他	\	A
手术信息	手术信息	麻醉信息	全身麻醉-诱导方式	清醒，慢诱导，快诱导	\	A
手术信息	手术信息	麻醉信息	全身麻醉-使用喉罩	是，否	\	A

数据集名称	模块名称	子模块名称	数据元名称	值域	单位	数据等级
手术信息	手术信息	麻醉信息	全身麻醉-插管方式	气管插管，支气管插管	\	A
手术信息	手术信息	麻醉信息	全身麻醉-插管深度	\	cm	A
手术信息	手术信息	麻醉信息	全身麻醉-导管型号	6.5#，7.0#，7.5#，其他	\	A
手术信息	手术信息	麻醉信息	全身麻醉-插管途径	经口，经鼻，气管切开	\	A
手术信息	手术信息	麻醉信息	全身麻醉-诱导用药	咪达唑仑，丙泊酚，芬太尼，顺阿曲库铵，其他	\	A
手术信息	手术信息	麻醉信息	全身麻醉-维持用药	丙泊酚，瑞芬太尼，七氟烷，其他	\	A
手术信息	手术信息	麻醉信息	全身麻醉-离室苏醒	是，否	\	A
手术信息	手术信息	麻醉信息	全身麻醉-离室气道通畅	是，否	\	A
手术信息	手术信息	麻醉信息	椎管内阻滞-阻滞类型	硬膜外阻滞，腰硬联合阻滞，蛛网膜下腔阻滞	\	A
手术信息	手术信息	麻醉信息	椎管内阻滞-穿刺时体位	坐位，左侧卧位，右侧卧位	\	A
手术信息	手术信息	麻醉信息	椎管内阻滞-穿刺点	腰2～腰3（$L_2 \sim L_3$）椎间隙，腰3～腰4（$L_3 \sim L_4$）椎间隙，其他	\	A
手术信息	手术信息	麻醉信息	椎管内阻滞-硬膜外导管置入	是，否	\	A
手术信息	手术信息	麻醉信息	椎管内阻滞-置管是否触及神经根	是，否	\	A
手术信息	手术信息	麻醉信息	椎管内阻滞-皮肤至硬膜外腔	\	cm	A
手术信息	手术信息	麻醉信息	椎管内阻滞-导管插入深度	\	cm	A
手术信息	手术信息	麻醉信息	椎管内阻滞-导管置入	是，否	\	A
手术信息	手术信息	麻醉信息	椎管内阻滞-置管后出血	有，无	\	A
手术信息	手术信息	麻醉信息	椎管内阻滞-阻滞平面上边界	胸4(T_4)，胸6(T_6)，胸8(T_8)，胸10(T_{10})，其他	\	A

数据集名称	模块名称	子模块名称	数据元名称	值域	单位	数据等级
手术信息	手术信息	麻醉信息	椎管内阻滞-阻滞平面下边界	骶1（S₁），骶2（S₂），其他	\	A
手术信息	手术信息	麻醉信息	椎管内阻滞-局麻药中毒	有，无	\	A
手术信息	手术信息	麻醉信息	椎管内阻滞-动脉血压下降	有，无	\	A
手术信息	手术信息	麻醉信息	椎管内阻滞-恶心呕吐	有，无	\	A
手术信息	手术信息	麻醉信息	椎管内阻滞-内脏牵引痛	有，无	\	A
手术信息	手术信息	麻醉信息	椎管内阻滞-硬膜穿破	有，无	\	A
手术信息	手术信息	麻醉信息	椎管内阻滞-全脊髓麻醉	有，无	\	A
手术信息	手术信息	麻醉信息	神经丛阻滞-阻滞类型	臂神经丛，颈神经丛，腰神经丛，其他	\	A
手术信息	手术信息	麻醉信息	神经丛阻滞-触及神经	是，否	\	A
手术信息	手术信息	麻醉信息	神经丛阻滞-阻滞效果	优，良，差	\	A
手术信息	手术信息	麻醉信息	神经丛阻滞-置入导管	是，否	\	A
手术信息	手术信息	麻醉信息	神经丛阻滞-使用B超引导	是，否	\	A
手术信息	手术信息	麻醉信息	神经丛阻滞-局麻药中毒	有，无	\	A
手术信息	手术信息	麻醉信息	神经丛阻滞-使用神经刺激器	是，否	\	A
手术信息	手术信息	麻醉信息	神经丛阻滞-辅助用药	是，否	\	A
手术信息	手术信息	麻醉信息	神经丛阻滞-肌间膜间隙(种类)	腹横筋膜，腹直肌鞘，腰方肌，其他	\	A
手术信息	手术信息	麻醉信息	靶控静脉麻醉	是，否	\	A
手术信息	手术信息	麻醉信息	不插管静脉全麻	是，否	\	A
手术信息	手术信息	麻醉信息	可视气管插管	是，否	\	A
手术信息	手术信息	麻醉信息	离室意识评分（0～2分）	\	分	A

数据集名称	模块名称	子模块名称	数据元名称	值域	单位	数据等级
手术信息	手术信息	麻醉信息	离室呼吸评分（0～2分）	\	分	A
手术信息	手术信息	麻醉信息	离室运动评分（0～2分）	\	分	A
手术信息	手术信息	手术用药	药品剂型代码	\	\	A
手术信息	手术信息	手术用药	开始用药时间	\	年，月，日，时	A
手术信息	手术信息	手术用药	停止用药时间	\	年，月，日，时	A
手术信息	手术信息	手术用药	药品代码	\	\	A
手术信息	手术信息	手术用药	药品名称	\	\	A
手术信息	手术信息	手术用药	准备总量	\	μg，mg，g	A
手术信息	手术信息	手术用药	剂量单位	\	μg/ml，mg/ml，g/ml	A
手术信息	手术信息	手术用药	使用总量	\	μg，mg，g	A
手术信息	手术信息	手术用药	用药途径代码	\	\	A
手术信息	手术信息	术中操作	操作类型名称	硬膜外穿刺，中心静脉置管，其他	\	A
手术信息	手术信息	术中操作	操作开始时间	\	年，月，日，时，分	A
手术信息	手术信息	术中操作	操作结束时间	\	年，月，日，时，分	A
手术信息	手术信息	术中生命体征	记录时间	\	年，月，日，时，分	A
手术信息	手术信息	术中生命体征	动脉收缩压（SBP）	\	mmHg	A
手术信息	手术信息	术中生命体征	动脉舒张压（DBP）	\	mmHg	A
手术信息	手术信息	术中生命体征	平均动脉压（MAP）	\	mmHg	A
手术信息	手术信息	术中生命体征	有创动脉收缩压	\	mmHg	A
手术信息	手术信息	术中生命体征	有创动脉舒张压	\	mmHg	A

数据集名称	模块名称	子模块名称	数据元名称	值域	单位	数据等级
手术信息	手术信息	术中生命体征	有创动脉平均压	\	mmHg	A
手术信息	手术信息	术中生命体征	呼吸频率	\	次/分	A
手术信息	手术信息	术中生命体征	心率	\	次/分	A
手术信息	手术信息	术中生命体征	Pulseratef. press.（PULSE）	\	次/分	A
手术信息	手术信息	术中生命体征	温度（体温）	\	℃	A
手术信息	手术信息	术中生命体征	血氧饱和度（SpO_2）	\	%	A
手术信息	手术信息	术中生命体征	呼气末CO_2（$ETCO_2$）	\	mmHg	A
手术信息	手术信息	术中生命体征	吸入氧浓度（FiO_2）	\	%	A
手术信息	手术信息	术中生命体征	心电图ST段Ⅰ（ST-Ⅰ）	\	mm	A
手术信息	手术信息	术中生命体征	心电图ST段Ⅱ（ST-Ⅱ）	\	mm	A
手术信息	手术信息	术中生命体征	心电图ST段Ⅲ（ST-Ⅲ）	\	mm	A
手术信息	手术信息	术中生命体征	最小气道压（P_{min}）	\	cmH_2O	A
手术信息	手术信息	术中生命体征	峰压（P_{peak}）	\	cmH_2O	A
手术信息	手术信息	术中生命体征	平均压（P_{mean}）	\	cmH_2O	A
手术信息	手术信息	术中生命体征	呼气末正压（PEEP）	\	cmH_2O	A
手术信息	手术信息	术中生命体征	呼出潮气量（VTE）	\	ml	A
手术信息	手术信息	术中生命体征	实测每分通气量（实测VE）	\	L/min	A
手术信息	手术信息	术中生命体征	实测潮气量	\	ml	A
手术信息	手术信息	术中生命体征	呼气末氧化亚氮（etN_2O）	\	%	A
手术信息	手术信息	术中生命体征	吸入氧化亚氮（inN_2O）	\	%	A

数据集名称	模块名称	子模块名称	数据元名称	值域	单位	数据等级
手术信息	手术信息	术中生命体征	呼气末氧气（etO$_2$）	\	%	A
手术信息	手术信息	术中生命体征	吸入氧气（inO$_2$）	\	%	A
手术信息	手术信息	术中生命体征	最低肺泡有效浓度（MAC）	\	\	A
手术信息	手术信息	术中生命体征	呼气末七氟烷浓度（etSEV）	\	%	A
手术信息	手术信息	术中生命体征	吸入七氟烷浓度（inSEV）	\	%	A
手术信息	手术信息	术中生命体征	中心静脉收缩压	\	mmHg	A
手术信息	手术信息	术中生命体征	中心静脉舒张压	\	mmHg	A
手术信息	手术信息	术中生命体征	中心静脉平均压	\	mmHg	A
手术信息	手术信息	术中生命体征	心率变异分析	\	ms^2	A
手术信息	手术信息	术中生命体征	ST 段抬高	是，否	\	A
手术信息	手术信息	术中生命体征	肌松监测	是，否	\	A
手术信息	手术信息	术中生命体征	BIS 检测	是，否	\	A
手术信息	手术信息	术中生命体征	脑电意识深度	是，否	\	A
手术信息	手术信息	术中生命体征	定容通气	是，否	\	A
手术信息	手术信息	术中生命体征	定压通气	是，否	\	A
手术信息	手术信息	术中生命体征	平均动脉压较术前基础值降低20% 持续时间	\	分，秒	A
手术信息	手术信息	术中生命体征	平均动脉压较术前基础值降低30% 持续时间	\	分，秒	A
手术信息	手术信息	术中生命体征	心率＞85 次/分持续时间	\	分，秒	A
手术信息	手术信息	术中生命体征	心率＞90 次/分持续时间	\	分，秒	A
手术信息	手术信息	术中生命体征	心率＞100 次/分持续时间	\	分，秒	A

数据集名称	模块名称	子模块名称	数据元名称	值域	单位	数据等级
手术信息	手术信息	术中生命体征	心率＜65次/分持续时间	\	分，秒	A
手术信息	手术信息	术中生命体征	心率＜60次/分持续时间	\	分，秒	A
手术信息	手术信息	术中生命体征	心率＜55次/分持续时间	\	分，秒	A
手术信息	手术信息	术中生命体征	血气值（不同指标）	\	\	A
手术信息	手术信息	术中生命体征	心功能监测（SVV）	\	%	A
手术信息	手术信息	术中生命体征	心功能监测（CI）	\	L/(min·m^2)	A
手术信息	手术信息	术中生命体征	手术结束体温	\	℃	A
手术信息	手术信息	术中出入量	记录日期	\	年，月，日	A
手术信息	手术信息	术中出入量	晶体液	\	ml	A
手术信息	手术信息	术中出入量	胶体液	\	ml	A
手术信息	手术信息	术中出入量	红细胞ABO血型	O型，A型，B型，AB型	\	A
手术信息	手术信息	术中出入量	红细胞Rh血型	阳性，阴性	\	A
手术信息	手术信息	术中出入量	红细胞	\	ml	A
手术信息	手术信息	术中出入量	血浆	\	ml	A
手术信息	手术信息	术中出入量	冷沉淀	\	ml	A
手术信息	手术信息	术中出入量	5%碳酸氢钠溶液	\	ml	A
手术信息	手术信息	术中出入量	白蛋白	\	ml	A
手术信息	手术信息	术中出入量	其他入量	\	ml	A
手术信息	手术信息	术中出入量	入量合计	\	ml	A
手术信息	手术信息	术中出入量	失血量	\	ml	A

数据集名称	模块名称	子模块名称	数据元名称	值域	单位	数据等级
手术信息	手术信息	术中出入量	尿量	\	ml	A
手术信息	手术信息	术中出入量	胸腔积液量、腹水量	\	ml	A
手术信息	手术信息	术中出入量	胃液量、肠液量	\	ml	A
手术信息	手术信息	术中出入量	其他出量	\	ml	A
手术信息	手术信息	术中出入量	出量合计	\	ml	A
手术信息	手术信息	麻醉不良结局	麻醉并发症类型	\	\	A
手术信息	手术信息	麻醉不良结局	麻醉并发症名称	\	\	A
手术信息	手术信息	术后访视信息	术后访视时间	\	年，月，日，时	A
手术信息	手术信息	术后访视信息	镇痛泵使用	是，否	\	A
手术信息	手术信息	术后访视信息	镇静评分（Ramsay评分，1～6分）	\	分	A
手术信息	手术信息	术后访视信息	运动阻滞评级（Bromage评级，0～3级）	\	级	A
手术信息	手术信息	术后访视信息	满意度（1～10分）	\	分	A
手术信息	手术信息	术后访视信息	一般情况	稳定，清醒，嗜睡，昏迷，烦躁，其他	\	A
手术信息	手术信息	术后访视信息	呼吸系统	平稳，自主呼吸，使用呼吸机，呼吸抑制，误吸，呼吸困难，呼吸衰竭，其他	\	A
手术信息	手术信息	术后访视信息	循环系统	平稳，低血压，高血压，休克，心力衰竭，其他	\	A
手术信息	手术信息	术后访视信息	神经系统	正常，术后头痛，运动障碍，其他	\	A
手术信息	手术信息	术后访视信息	消化系统	正常，恶心，呕吐，消化道出血，其他	\	A
手术信息	手术信息	术后访视信息	泌尿系统	正常，异常，其他	\	A

数据集名称	模块名称	子模块名称	数据元名称	值域	单位	数据等级
手术信息	手术信息	术后访视信息	麻醉相关并发症	有，无	\	A
手术信息	手术信息	术后访视信息	全麻并发症	有，无	\	A
手术信息	手术信息	术后访视信息	椎管内麻醉并发症	有，无	\	A
手术信息	手术信息	术后访视信息	神经阻滞并发症	有，无	\	A
手术信息	手术信息	术后访视信息	症状描述和处理	\	\	A
手术信息	手术信息	术后访视信息	意识	清醒，嗜睡，昏迷，烦躁	\	A
手术信息	手术信息	术后访视信息	呼吸	平稳，急促，其他	\	A
手术信息	手术信息	术后访视信息	精神状况	正常，异常	\	A
手术信息	手术信息	术后访视信息	咳嗽、咳痰	是，否	\	A
手术信息	手术信息	术后访视信息	肌力（0～5级）	\	级	A
手术信息	手术信息	术后访视信息	恶心呕吐	有，无	\	A
手术信息	手术信息	术后访视信息	声音嘶哑	有，无	\	A
手术信息	手术信息	术后访视信息	术后24小时咽喉痛	有，无	\	A
手术信息	手术信息	术后访视信息	穿刺部位红肿	有，无	\	A
手术信息	手术信息	术后访视信息	头痛	有，无	\	A
手术信息	手术信息	术后访视信息	皮肤瘙痒	有，无	\	A
手术信息	手术信息	术后访视信息	呼吸抑制	有，无	\	A
手术信息	手术信息	术后访视信息	嗜睡	有，无	\	A
手术信息	手术信息	术后访视信息	头晕	有，无	\	A
手术信息	手术信息	术后访视信息	尿潴留	有，无	\	A

数据集名称	模块名称	子模块名称	数据元名称	值域	单位	数据等级
手术信息	手术信息	术后访视信息	其他症状	\	\	A
手术信息	手术信息	术后访视信息	麻醉作用	\	\	A
手术信息	手术信息	术后访视信息	肢体感觉	\	\	A
手术信息	手术信息	术后访视信息	运动	\	\	A
手术信息	手术信息	术后访视信息	NRS 评分（0～10分）	\	分	A
手术信息	手术信息	术后镇痛信息	镇痛方式	PCIA，PCEA，PCNA，其他	\	A
手术信息	手术信息	术后镇痛信息	执行天数	\	天	A
手术信息	手术信息	术后镇痛信息	硬膜外腔留置导管	是，否	\	A
手术信息	手术信息	术后镇痛信息	首量	\	mg	A
手术信息	手术信息	术后镇痛信息	泵内药物	\	\	A
手术信息	手术信息	术后镇痛信息	PCA 设置总量	\	ml	A
手术信息	手术信息	术后镇痛信息	PCA 设置负荷量	\	ml	A
手术信息	手术信息	术后镇痛信息	PCA 设置持续量	\	ml/h	A
手术信息	手术信息	术后镇痛信息	PCA 设置单次量	\	ml	A
手术信息	手术信息	术后镇痛信息	PCA 设置锁定时间	\	min	A
手术信息	手术信息	术后镇痛信息	PCA 设置每小时限量	\	ml	A
手术信息	手术信息	术后镇痛信息	总按压次数	\	次	A
手术信息	手术信息	术后镇痛信息	有效按压次数	\	次	A
手术信息	手术信息	术后镇痛信息	追加药物名称	\	\	A
手术信息	手术信息	术后镇痛信息	追加药物剂量	\	μg，mg，g	A

数据集名称	模块名称	子模块名称	数据元名称	值域	单位	数据等级
手术信息	手术信息	手术质量控制	术前首次使用抗菌药时间	\	年，月，日，时，分	A
手术信息	手术信息	手术质量控制	术中追加抗菌药	是，否	\	A
手术信息	手术信息	手术质量控制	麻醉手术交接班	是，否	\	A
手术信息	手术信息	手术质量控制	术后镇痛	是，否	\	A
手术信息	手术信息	手术质量控制	麻醉开始后手术开始前手术取消	是，否	\	A
手术信息	手术信息	手术质量控制	入PACU	是，否	\	A
手术信息	手术信息	手术质量控制	入PACU超过3小时	是，否	\	A
手术信息	手术信息	手术质量控制	术中监测体温	是，否	\	A
手术信息	手术信息	手术质量控制	入PACU患者体温低于35℃	是，否	\	A
手术信息	手术信息	手术质量控制	转入ICU	是，否	\	A
手术信息	手术信息	手术质量控制	非计划转入ICU	是，否	\	A
手术信息	手术信息	手术质量控制	麻醉开始后24小时内死亡	是，否	\	A
手术信息	手术信息	手术质量控制	麻醉开始后24小时内心搏骤停	是，否	\	A
手术信息	手术信息	手术质量控制	麻醉中输血400ml及以上	是，否	\	A
手术信息	手术信息	手术质量控制	麻醉中输自体血400ml以上	是，否	\	A
手术信息	手术信息	手术质量控制	麻醉期间出现严重过敏反应	是，否	\	A
手术信息	手术信息	手术质量控制	椎管内麻醉后出现严重神经并发症	是，否	\	A
手术信息	手术信息	手术质量控制	术中采用中心静脉穿刺	是，否	\	A

数据集名称	模块名称	子模块名称	数据元名称	值域	单位	数据等级
手术信息	手术信息	手术质量控制	术中中心静脉穿刺出现严重并发症	是，否	\	A
手术信息	手术信息	手术质量控制	全麻气管拔管后出现声音嘶哑	是，否	\	A
手术信息	手术信息	手术质量控制	麻醉后出现新发昏迷	是，否	\	A
手术信息	手术信息	手术质量控制	更改麻醉方式	是，否	\	A
手术信息	手术信息	手术质量控制	一天内二次手术	是，否	\	A
手术信息	手术信息	手术质量控制	麻醉苏醒期躁动	是，否	\	A
手术信息	手术信息	手术质量控制	麻醉苏醒期谵妄	是，否	\	A
手术信息	手术信息	手术质量控制	围术期药物外渗	是，否	\	A
手术信息	手术信息	手术质量控制	围术期压疮发生	是，否	\	A

5. 八大系统数据元——呼吸系统

模块名称	参考标准
5. 八大系统数据元——呼吸系统	中华人民共和国卫生行业标准 WS 445.14—2014 电子病历基本数据集 第14部分：住院医嘱 《内科学》，第9版，人民卫生出版社 《外科学》，第9版，人民卫生出版社 《诊断学》，第9版，人民卫生出版社 《医学影像学》，第5版，高等教育出版社 《新编药物学》，第18版，人民卫生出版社 《疾病和有关健康问题的国际统计编码分类 ICD-10》，第2版，人民卫生出版社

数据集名称	模块名称	子模块名称	数据元名称	值域	单位	数据等级
现病史	症状	起病相关情况	发病部位	左胸，右胸，双侧胸腔	\	A
现病史	症状	起病相关情况	发病性质（总体特征）	急性，亚急性，慢性，季节性	\	A
现病史	症状	起病相关情况	发病性质（短期特征）	间歇性，持续性，一过性，发作性，其他	\	A
现病史	症状	咳嗽	咳嗽	是，否	\	A
现病史	症状	咳嗽	突然发作的咳嗽	是，否	\	A
现病史	症状	咳嗽	长期反复发作的咳嗽	是，否	\	A
现病史	症状	咳嗽	夜间或晨起时咳嗽加剧	是，否	\	A
现病史	症状	咳嗽	咳嗽伴有痰液	是，否	\	A

数据集名称	模块名称	子模块名称	数据元名称	值域	单位	数据等级
现病史	症状	咳嗽	痰液性状	黏液性,浆液性,脓性,血性,其他	\	A
现病史	症状	咳嗽	痰量	少,多	\	A
现病史	症状	咳嗽	痰颜色	铁锈色,黄绿色,翠绿色,金黄色,白色,粉红色,其他	\	A
现病史	症状	咳嗽	痰气味	恶臭,血腥味,其他	\	A
现病史	症状	咳嗽	咳嗽音色	声音嘶哑,鸡鸣样,金属音,声音低微,无力	\	A
现病史	症状	咳嗽伴随症状	咳嗽伴随呼吸困难	是,否	\	A
现病史	症状	咳嗽伴随症状	咳嗽伴随发热	是,否	\	A
现病史	症状	咳嗽伴随症状	咳嗽伴随咯血	是,否	\	A
现病史	症状	咳嗽伴随症状	咳嗽伴随咳痰	是,否	\	A
现病史	症状	咳嗽伴随症状	咳嗽伴随胸痛	是,否	\	A
现病史	症状	咳嗽伴随症状	咳嗽伴随哮鸣音	是,否	\	A
现病史	症状	咳嗽伴随症状	咳嗽伴随杵状指	是,否	\	A
现病史	症状	咯血	咯血	是,否	\	A
现病史	症状	咯血	咯血量	小量,中等量,大量	\	A
现病史	症状	咯血	血的颜色	鲜红色,铁锈色,砖红色,胶冻样,粉红色,暗红色	\	A
现病史	症状	咯血伴随症状	咯血伴随痰中带血	是,否	\	A
现病史	症状	咯血伴随症状	咯血伴随剧烈咳嗽	是,否	\	A
现病史	症状	咯血伴随症状	咯血伴随发热	是,否	\	A

数据集名称	模块名称	子模块名称	数据元名称	值域	单位	数据等级
现病史	症状	咯血伴随症状	咯血伴随胸痛	是，否	\	A
现病史	症状	咯血伴随症状	咯血伴随呛咳	是，否	\	A
现病史	症状	咯血伴随症状	咯血伴随脓痰	是，否	\	A
现病史	症状	咯血伴随症状	咯血伴随皮肤黏膜出血	是，否	\	A
现病史	症状	咯血伴随症状	咯血伴随杵状指	是，否	\	A
现病史	症状	咯血伴随症状	咯血伴随黄痰	是，否	\	A
现病史	症状	胸痛	胸痛	是，否	\	A
现病史	症状	胸痛	胸痛部位	肋软骨,胸骨后,心前区,剑突下,胸背部,胸侧部,右下胸,右肩部,其他	\	A
现病史	症状	胸痛	胸痛程度	剧烈,轻微,隐痛	\	A
现病史	症状	胸痛	胸痛持续时间	阵发性,持续性,短暂	\	A
现病史	症状	胸痛	胸痛性质	刀割样,灼热样,烧灼痛,刺痛,绞榨样痛,隐痛,钝痛,撕裂样剧痛,其他	\	A
现病史	症状	胸痛伴随症状	胸痛伴随休克	是，否	\	A
现病史	症状	胸痛伴随症状	胸痛伴随吞咽困难	是，否	\	A
现病史	症状	发绀	发绀	有，无	\	A
现病史	症状	发绀	发绀部位	全身,肢体末端,下垂部位	\	A
现病史	症状	发绀	发绀部位温度	温暖,冷	\	A
现病史	症状	发绀伴随症状	发绀伴随呼吸困难	是，否	\	A
现病史	症状	发绀伴随症状	发绀伴随哮鸣音	是，否	\	A
现病史	症状	发绀伴随症状	发绀伴随意识障碍	是，否	\	A
现病史	症状	发绀伴随症状	发绀伴随呼吸困难	是，否	\	A

数据集名称	模块名称	子模块名称	数据元名称	值域	单位	数据等级
现病史	症状	发绀伴随症状	发绀伴随哮鸣音	是,否	\	A
现病史	症状	发绀伴随症状	发绀伴随意识障碍	是,否	\	A
现病史	症状	呼吸困难	呼吸困难	有,无	\	A
现病史	症状	呼吸困难伴随症状	呼吸困难伴随哮鸣音	是,否	\	A
现病史	症状	呼吸困难伴随症状	呼吸困难伴随发热	是,否	\	A
现病史	症状	呼吸困难伴随症状	呼吸困难伴随一侧胸痛	是,否	\	A
现病史	症状	呼吸困难伴随症状	呼吸困难伴随咳嗽	是,否	\	A
现病史	症状	呼吸困难伴随症状	呼吸困难伴随咳痰	是,否	\	A
现病史	症状	呼吸困难伴随症状	呼吸困难伴随意识障碍	是,否	\	A
现病史	症状	意识障碍	意识障碍	有,无	\	A
现病史	症状	意识障碍伴随症状	意识障碍伴随呼吸缓慢	是,否	\	A
现病史	症状	晕厥	晕厥	有,无	\	A
现病史	症状	晕厥伴随症状	晕厥伴随呼吸深快	是,否	\	A
现病史	症状	自主神经功能紊乱	自主神经功能紊乱	有,无	\	A
现病史	症状	自主神经紊乱伴随症状	自主神经紊乱伴随窒息感	是,否	\	A
现病史	症状	自主神经紊乱伴随症状	自主神经紊乱伴随胸闷气短	是,否	\	A
现病史	症状	活动后气促	活动后气促	有,无	\	B
现病史	症状	活动后气促	活动后气促时长	\	年,月,天	B
现病史	症状	经常打喷嚏	经常打喷嚏	是,否	\	B
现病史	症状	经常打喷嚏	经常打喷嚏时长	\	月	B

数据集名称	模块名称	子模块名称	数据元名称	值域	单位	数据等级
现病史	症状	经常鼻塞	经常鼻塞	是，否	\	B
现病史	症状	经常鼻塞	经常鼻塞时长	\	月	B
既往史	呼吸系统疾病	\	急性上呼吸道感染	有，无	\	A
既往史	呼吸系统疾病	\	急性上呼吸道感染患病时长	\	天	A
既往史	呼吸系统疾病	\	急性上呼吸道感染恢复时间	\	天	A
既往史	呼吸系统疾病	\	急性气管-支气管炎	有，无	\	A
既往史	呼吸系统疾病	\	急性气管-支气管炎患病时长	\	天	A
既往史	呼吸系统疾病	\	急性气管-支气管炎恢复时间	\	天	A
既往史	呼吸系统疾病	\	慢性支气管炎	有，无	\	A
既往史	呼吸系统疾病	\	慢性支气管炎患病时长	\	年	A
既往史	呼吸系统疾病	\	肺炎	有，无	\	A
既往史	呼吸系统疾病	\	肺炎患病时长	\	天	A
既往史	呼吸系统疾病	\	肺炎恢复时长	\	天	A
既往史	呼吸系统疾病	\	支气管扩张	有，无	\	A
既往史	呼吸系统疾病	\	支气管扩张患病时长	\	年	A
既往史	呼吸系统疾病	\	慢性阻塞性肺疾病	有，无	\	A
既往史	呼吸系统疾病	\	慢性阻塞性肺疾病患病时长	\	年	A
既往史	呼吸系统疾病	\	支气管哮喘	有，无	\	A
既往史	呼吸系统疾病	\	支气管哮喘患病时长	\	年	A
既往史	呼吸系统疾病	\	最近发作时间	\	年，月，天	A

数据集名称	模块名称	子模块名称	数据元名称	值域	单位	数据等级
既往史	呼吸系统疾病	\	肺结核	有，无	\	A
既往史	呼吸系统疾病	\	肺结核患病时长	\	年	A
既往史	呼吸系统疾病	\	肺结核痊愈	是，否	\	A
既往史	呼吸系统疾病	\	肺血栓栓塞	有，无	\	A
既往史	呼吸系统疾病	\	肺血栓栓塞患病时长	\	年	A
既往史	呼吸系统疾病	\	特发性肺纤维化	有，无	\	A
既往史	呼吸系统疾病	\	特发性肺纤维化患病时长	\	年	A
既往史	呼吸系统疾病	\	结节病	有，无	\	A
既往史	呼吸系统疾病	\	结节病患病时长	\	年	A
既往史	呼吸系统疾病	\	肺癌	有，无	\	A
既往史	呼吸系统疾病	\	肺癌患病时长	\	年	A
既往史	呼吸系统疾病	\	肺脓肿	有，无	\	A
既往史	呼吸系统疾病	\	肺脓肿患病时长	\	年	A
既往史	呼吸系统疾病	\	急性呼吸窘迫综合征	有，无	\	A
既往史	呼吸系统疾病	\	急性呼吸窘迫综合征患病时长	\	天	A
既往史	呼吸系统疾病	\	急性呼吸衰竭	有，无	\	A
既往史	呼吸系统疾病	\	急性呼吸衰竭患病时长	\	天	A
既往史	呼吸系统疾病	\	慢性呼吸衰竭	有，无	\	A
既往史	呼吸系统疾病	\	慢性呼吸衰竭患病时长	\	年	A
既往史	呼吸系统疾病	\	胸腔积液	有，无	\	A

数据集名称	模块名称	子模块名称	数据元名称	值域	单位	数据等级
既往史	呼吸系统疾病	\	气胸	有，无	\	A
既往史	呼吸系统疾病	\	肺血栓栓塞症	有，无	\	A
既往史	呼吸系统疾病	\	特发性肺动脉高压	有，无	\	A
既往史	呼吸系统疾病	\	鼻炎/鼻窦炎	有，无	\	B
既往史	呼吸系统疾病	\	睡眠呼吸暂停低通气综合征	有，无	\	A
既往史	呼吸系统疾病	\	先天性胸壁畸形	有，无	\	A
既往史	呼吸系统疾病	\	先天性胸壁畸形患病时长	\	年	A
既往史	呼吸系统疾病	\	先天性胸壁畸形手术治疗	是，否	\	A
既往史	呼吸系统疾病	\	漏斗胸	有，无	\	A
既往史	呼吸系统疾病	\	漏斗胸患病时长	\	年	A
既往史	呼吸系统疾病	\	漏斗胸手术治疗	是，否	\	A
既往史	呼吸系统疾病	\	鸡胸	有，无	\	A
既往史	呼吸系统疾病	\	鸡胸患病时长	\	年	A
既往史	呼吸系统疾病	\	鸡胸手术治疗	是，否	\	A
既往史	呼吸系统疾病	\	脓胸	有，无	\	A
既往史	呼吸系统疾病	\	脓胸患病时长	\	年，月，周	A
既往史	呼吸系统疾病	\	脓胸手术治疗	是，否	\	A
体格检查	体征	胸部和肺脏（视诊）	胸部外形对称	是，否	\	C
体格检查	体征	胸部和肺脏（视诊）	胸部畸形	有，无	\	C
体格检查	体征	胸部和肺脏（视诊）	胸部隆起	有，无	\	C

数据集名称	模块名称	子模块名称	数据元名称	值域	单位	数据等级
体格检查	体征	胸部和肺脏（视诊）	胸部凹陷	有，无	\	C
体格检查	体征	胸部和肺脏（视诊）	肋间隙增宽	有，无	\	C
体格检查	体征	胸部和肺脏（视诊）	肋间隙变窄	有，无	\	C
体格检查	体征	胸部和肺脏（视诊）	三凹征	有，无	\	C
体格检查	体征	胸部和肺脏（视诊）	呼吸运动	两侧对称，胸式呼吸，腹式呼吸，端坐呼吸，转卧或折身呼吸，平卧呼吸	\	C
体格检查	体征	胸部和肺脏（视诊）	呼吸频率	\	次/分	C
体格检查	体征	胸部和肺脏（视诊）	呼吸节律	节律规整，潮式呼吸，间停呼吸，抑制性呼吸，叹气样呼吸，其他，未提及	\	C
体格检查	体征	胸部和肺脏（触诊）	胸壁压痛	有，无	\	C
体格检查	体征	胸部和肺脏（触诊）	胸廓扩张度	正常，减弱，增强	\	C
体格检查	体征	胸部和肺脏（触诊）	胸廓扩张度改变的部位	左侧，右侧	\	C
体格检查	体征	胸部和肺脏（触诊）	语音震颤	正常，减弱，增强	\	C
体格检查	体征	胸部和肺脏（触诊）	语音震颤改变的部位	左侧，右侧	\	C
体格检查	体征	胸部和肺脏（触诊）	胸膜摩擦感	有，无	\	C
体格检查	体征	胸部和肺脏（触诊）	胸膜摩擦感的部位	左侧，右侧，双侧	\	C
体格检查	体征	胸部和肺脏（叩诊）	叩诊	清音，浊音，鼓音，实音	\	C
体格检查	体征	胸部和肺脏（叩诊）	叩诊异常的部位	\	\	C
体格检查	体征	胸部和肺脏（听诊）	双肺听诊	呼吸音清，干啰音，湿啰音，哮鸣音	\	C
体格检查	体征	胸部和肺脏（听诊）	听诊异常的部位	\	\	C
体格检查	体征	胸部和肺脏（听诊）	语音共振	正常，减弱，增强	\	C
体格检查	体征	胸部和肺脏（听诊）	胸膜摩擦音	有，无	\	C

数据集名称	模块名称	子模块名称	数据元名称	值域	单位	数据等级
检验	检验指标	痰液隐血试验（OB）（免疫法）	潜血试验	阴性，阳性	\	A
检验	检验指标	/	肌酐（酶法）	\	μmol/L	A
检验	检验指标	/	尿素氮	\	mmol/L	A
检验	检验指标	/	白蛋白	\	g/L	A
检验	检验指标	呼吸道病原体	呼吸道合胞病毒-IgM	阴性，阳性	\	A
检验	检验指标	呼吸道病原体	甲型流感病毒-IgM	阴性，阳性	\	A
检验	检验指标	呼吸道病原体	嗜肺军团菌1型-IgM	阴性，阳性	\	A
检验	检验指标	呼吸道病原体	腺病毒-IgM	阴性，阳性	\	A
检验	检验指标	呼吸道病原体	乙型流感病毒-IgM	阴性，阳性	\	A
检验	检验指标	呼吸道病原体	肺炎支原体-IgM	阴性，阳性	\	A
检验	检验指标	呼吸道病原体	肺炎衣原体-IgM	阴性，阳性	\	A
检验	检验指标	呼吸道病原体	Q热立克次体-IgM	阴性，阳性	\	A
检验	检验指标	呼吸道病原体	副流感病毒-IgM	阴性，阳性	\	A
检验	检验指标	结核菌感染T细胞检测（T-SPOT-TB）	结核感染T细胞A抗原	阴性，阳性	\	A
检验	检验指标	结核菌感染T细胞检测（T-SPOT-TB）	结核感染T细胞B抗原	阴性，阳性	\	A
检验	检验指标	胸腔积液和腹水常规检查	白细胞总数	\	$\times 10^6/L$	A
检验	检验指标	胸腔积液和腹水常规检查	红细胞总数	\	$\times 10^6/L$	A
检验	检验指标	胸腔积液和腹水常规检查	凝固物	易凝固，有凝块，不凝固	\	A

数据集名称	模块名称	子模块名称	数据元名称	值域	单位	数据等级
检验	检验指标	胸腔积液和腹水常规检查	透明度	透明，微浑，浑浊	\	A
检验	检验指标	胸腔积液和腹水常规检查	颜色	清亮，淡黄色，黄色，深黄色，黄绿色，粉红色，血性，脓性，乳状，巧克力色，黑色，其他	\	A
检验	检验指标	胸腔积液和腹水常规检查	黏蛋白定性试验	阴性，阳性	\	A
检验	检验指标	胸腔积液和腹水常规检查	多核细胞百分率	\	\	A
检验	检验指标	胸腔积液和腹水常规检查	单个核细胞百分率	\	\	A
检验	检验指标	血气分析	血气分析	是，否	\	A
检验	检验指标	血气分析	标准碳酸氢根	\	mmol/L	A
检验	检验指标	血气分析	体温	\	℃	A
检验	检验指标	血气分析	二氧化碳分压	\	mmHg	A
检验	检验指标	血气分析	二氧化碳总量	\	mmol/L	C
检验	检验指标	血气分析	肺泡/动脉氧梯度	\	\	C
检验	检验指标	血气分析	血细胞比容	\	%	C
检验	检验指标	血气分析	呼吸商	\	\	C
检验	检验指标	血气分析	氢离子浓度	\	mmol/L	C
检验	检验指标	血气分析	全血缓冲碱	\	mmol/L	C
检验	检验指标	血气分析	剩余碱	\	mmol/L	C
检验	检验指标	血气分析	实际碳酸氢根	\	mmol/L	C
检验	检验指标	血气分析	酸碱度	\	\	A
检验	检验指标	血气分析	吸入氧浓度	\	%	A

数据集名称	模块名称	子模块名称	数据元名称	值域	单位	数据等级
检验	检验指标	血气分析	血氧含量	\	ml/L	A
检验	检验指标	血气分析	血氧饱和度	\	%	A
检验	检验指标	血气分析	血氧饱和度50%时氧分压	\	mmHg	A
检验	检验指标	血气分析	氧分压	\	mmHg	A
检验	检验指标	胸腔积液生化	乳酸脱氢酶	\	U/L	A
检验	检验指标	胸腔积液生化	糖	\	mmol/L	A
检验	检验指标	胸腔积液生化	总蛋白	\	g/L	A
检验	检验指标	吸入物变应原筛查	户尘螨	是，否	\	A
检验	检验指标	吸入物变应原筛查	屋尘	是，否	\	A
检验	检验指标	吸入物变应原筛查	桑树	是，否	\	A
检验	检验指标	吸入物变应原筛查	猫毛皮屑	是，否	\	A
检验	检验指标	吸入物变应原筛查	犬毛皮屑	是，否	\	A
检验	检验指标	吸入物变应原筛查	蟑螂	是，否	\	A
检验	检验指标	吸入物变应原筛查	苋	是，否	\	A
检验	检验指标	吸入物变应原筛查	鸡蛋白	是，否	\	A
检验	检验指标	吸入物变应原筛查	牛奶	是，否	\	A
检验	检验指标	吸入物变应原筛查	虾	是，否	\	A
检验	检验指标	吸入物变应原筛查	牛肉	是，否	\	A
检验	检验指标	吸入物变应原筛查	贝	是，否	\	A
检验	检验指标	吸入物变应原筛查	蟹	是，否	\	A
检验	检验指标	吸入物变应原筛查	芒果	是，否	\	A
检验	检验指标	吸入物变应原筛查	腰果	是，否	\	A
检验	检验指标	吸入物变应原筛查	菠萝	是，否	\	A

数据集名称	模块名称	子模块名称	数据元名称	值域	单位	数据等级
检验	检验指标	吸入物变应原筛查	点青	是，否	\	A
检验	检验指标	吸入物变应原筛查	分枝	是，否	\	A
检验	检验指标	吸入物变应原筛查	烟曲	是，否	\	A
检验	检验指标	吸入物变应原筛查	黑曲	是，否	\	A
检验	检验指标	吸入物变应原筛查	交链霉	是，否	\	A
检验	检验指标	吸入物变应原筛查	矮豚、草蒿、葎草、藜	是，否	\	A
检验	检验指标	吸入物变应原筛查	柏、榆、柳、栎、桦、枫、胡桃、梧桐、杨	是，否	\	A
检验	呼吸实验室	肺炎支原体血清学试验（凝集法）	肺炎支原体抗体	阴性，阳性	\	A
检验	呼吸实验室	结核杆菌抗体测定（呼吸室）（各种免疫学方法）	结核杆菌抗体	阴性，阳性	\	A
检验	呼吸实验室	镜检结果	镜检结果	阴性，阳性	\	A
检验	呼吸实验室	\	真菌培养+药敏试验	阴性，阳性	\	A
检验	呼吸实验室	\	细菌培养+药敏试验	阴性，阳性	\	A
检验	呼吸实验室	\	厌氧菌培养+药敏试验	阴性，阳性	\	A
辅助检查	痰液检查	量	痰量	少量，中量，大量	\	A
辅助检查	痰液检查	颜色	颜色	红色，棕红色，黄色，黄绿色，棕褐色，其他	\	A
辅助检查	痰液检查	性状	性状	黏液性痰，浆液性痰，脓性痰，血性痰，其他	\	A

数据集名称	模块名称	子模块名称	数据元名称	值域	单位	数据等级
辅助检查	痰液检查	气味	气味	血腥气味，恶臭	\	A
辅助检查	痰液检查	白细胞总数	白细胞总数	\	×10⁶/L	A
辅助检查	痰液检查	红细胞总数	红细胞总数	\	×10⁶/L	A
辅助检查	痰液检查	\	上皮细胞	鳞状上皮细胞，柱状上皮细胞，肺上皮细胞	\	A
辅助检查	痰液检查	\	肺泡巨噬细胞	有，无	\	A
辅助检查	痰液检查	\	硫黄样颗粒	有，无	\	A
辅助检查	痰液检查	\	寄生虫及虫卵	肺吸虫卵，阿米巴滋养体，钩虫蚴，棘球蚴	\	A
辅助检查	痰液检查	\	脱落细胞	有，无	\	A
辅助检查	痰液检查	\	革兰氏染色	是，否	\	A
辅助检查	痰液检查	\	抗酸染色	是，否	\	A
辅助检查	痰液检查	\	荧光染色	是，否	\	A
辅助检查	痰液检查	\	细菌培养	是，否	\	A
辅助检查	影像学检查	胸部平片	两侧胸廓对称	是，否	\	A
辅助检查	影像学检查	胸部平片	肋间隙	增宽，狭窄，正常	\	A
辅助检查	影像学检查	胸部平片	胸廓畸形	有，无	\	A
辅助检查	影像学检查	胸部平片	骨质异常	有，无	\	A
辅助检查	影像学检查	胸部平片	肺透亮度	增加，减少，正常	\	A
辅助检查	影像学检查	胸部平片	肺野边缘清晰	是，否	\	A
辅助检查	影像学检查	胸部平片	肺门增大	是，否	\	A
辅助检查	影像学检查	胸部平片	肺纹理情况	正常，增多，增粗，稀疏变细，紊乱	\	A

数据集名称	模块名称	子模块名称	数据元名称	值域	单位	数据等级
辅助检查	影像学检查	胸部平片	钙化灶	有，无	\	A
辅助检查	影像学检查	胸部平片	钙化灶部位	\	\	A
辅助检查	影像学检查	胸部平片	异常密度影	有，无	\	A
辅助检查	影像学检查	胸部平片	异常密度影部位	左肺上叶，右肺上叶，左肺中叶，右肺中叶，左肺下叶，右肺下叶，左肺尖，右肺尖，双肺	\	A
辅助检查	影像学检查	胸部平片	异常密度影性状	斑片状，团块状，致密影，条索状，毛玻璃状，网状，蜂窝状	\	A
辅助检查	影像学检查	胸部平片	肺野透亮无肺纹理区	有，无	\	A
辅助检查	影像学检查	胸部平片	肺野透亮无肺纹理区部位	\	\	A
辅助检查	影像学检查	胸部平片	肺组织压缩影	有，无	\	A
辅助检查	影像学检查	胸部平片	肺组织压缩影部位	\	\	A
辅助检查	影像学检查	胸部平片	肺组织压缩影大小（0～100%）	\	%	A
辅助检查	影像学检查	胸部平片	气液平面	有，无	\	A
辅助检查	影像学检查	胸部平片	气液平面部位	\	\	A
辅助检查	影像学检查	胸部平片	局部胸膜反应	有，无	\	A
辅助检查	影像学检查	胸部平片	纵隔居中	是，否	\	A
辅助检查	影像学检查	胸部平片	纵隔移位	是，否	\	A
辅助检查	影像学检查	胸部平片	膈面光整	是，否	\	A
辅助检查	影像学检查	胸部平片	两膈低平	是，否	\	A
辅助检查	影像学检查	胸部平片	肋膈角	锐利，变钝，其他	\	A
辅助检查	影像学检查	胸部平片	膈肌升高	是，否	\	A

数据集名称	模块名称	子模块名称	数据元名称	值域	单位	数据等级
辅助检查	影像学检查	胸部CT平扫/增强	胸部CT平扫/增强检查	是，否	\	A
辅助检查	影像学检查	胸部CT平扫/增强	胸廓对称	是，否	\	A
辅助检查	影像学检查	胸部CT平扫/增强	前后径增大	有，无	\	A
辅助检查	影像学检查	胸部CT平扫/增强	胸膜增厚	有，无	\	A
辅助检查	影像学检查	胸部CT平扫/增强	肺透亮度增高	有，无	\	A
辅助检查	影像学检查	胸部CT平扫/增强	肺纹理	增多，减少，增粗	\	A
辅助检查	影像学检查	胸部CT平扫/增强	气管	狭窄，阻塞	\	A
辅助检查	影像学检查	胸部CT平扫/增强	支气管狭窄	有，无	\	A
辅助检查	影像学检查	胸部CT平扫/增强	支气管狭窄部位	\	\	A
辅助检查	影像学检查	胸部CT平扫/增强	支气管阻塞	有，无	\	A
辅助检查	影像学检查	胸部CT平扫/增强	支气管阻塞部位	左上，右上，左中，右中，左下，右下	\	A
辅助检查	影像学检查	胸部CT平扫/增强	小支气管壁	增厚，钙化	\	A
辅助检查	影像学检查	胸部CT平扫/增强	管腔	扩大，狭窄	\	A
辅助检查	影像学检查	胸部CT平扫/增强	肺门肿大淋巴结	有，无	\	A
辅助检查	影像学检查	胸部CT平扫/增强	肺门肿大淋巴结数量	单发，多发	\	A
辅助检查	影像学检查	胸部CT平扫/增强	肺门肿大淋巴结大小	\	mm	A
辅助检查	影像学检查	胸部CT平扫/增强	纵隔肿大淋巴结	有，无	\	A
辅助检查	影像学检查	胸部CT平扫/增强	纵隔肿大淋巴结数量	单发，多发	\	A
辅助检查	影像学检查	胸部CT平扫/增强	纵隔肿大淋巴结大小	\	mm	A
辅助检查	影像学检查	胸部CT平扫/增强	纵隔肿块	有，无	\	A
辅助检查	影像学检查	胸部CT平扫/增强	胸腔积液	有，无	\	A

数据集名称	模块名称	子模块名称	数据元名称	值域	单位	数据等级
辅助检查	影像学检查	胸部 CT 平扫/增强	胸腔积液部位	左肺上叶，右肺上叶，左肺中叶，右肺中叶，左肺下叶，右肺下叶，左肺尖，右肺尖，双肺	\	A
辅助检查	影像学检查	胸部 CT 平扫/增强	胸膜腔的情况	\	\	A
辅助检查	影像学检查	胸部 CT 平扫/增强	肋骨的情况	\	\	A
辅助检查	影像学检查	胸部 CT 平扫/增强	肺门的情况	\	\	A
辅助检查	影像学检查	胸部 CT 平扫/增强	大血管的情况	\	\	A
辅助检查	影像学检查	胸部 CT 平扫/增强	肺部致密影	有，无	\	A
辅助检查	影像学检查	胸部 CT 平扫/增强	肺部致密影部位	左肺上叶，右肺上叶，左肺中叶，右肺中叶，左肺下叶，右肺下叶，左肺尖，右肺尖，双肺	\	A
辅助检查	影像学检查	胸部 CT 平扫/增强	肺部致密影的大小	\	mm	A
辅助检查	影像学检查	胸部 CT 平扫/增强	肺部致密影的性质	\	\	A
辅助检查	影像学检查	胸部 CT 平扫/增强	肺部斑片影	有，无	\	A
辅助检查	影像学检查	胸部 CT 平扫/增强	肺部斑片影部位	左肺上叶，右肺上叶，左肺中叶，右肺中叶，左肺下叶，右肺下叶，左肺尖，右肺尖，双肺	\	A
辅助检查	影像学检查	胸部 CT 平扫/增强	斑片影的大小	\	mm	A
辅助检查	影像学检查	胸部 CT 平扫/增强	斑片影的性质	\	\	A
辅助检查	影像学检查	胸部 CT 平扫/增强	肺部结节影	有，无	\	A
辅助检查	影像学检查	胸部 CT 平扫/增强	肺部结节影部位	左肺上叶，右肺上叶，左肺中叶，右肺中叶，左肺下叶，右肺下叶，左肺尖，右肺尖，双肺	\	A
辅助检查	影像学检查	胸部 CT 平扫/增强	结节影的大小	\	mm	A

数据集名称	模块名称	子模块名称	数据元名称	值域	单位	数据等级
辅助检查	影像学检查	胸部CT平扫/增强	结节影的性质	\	\	A
辅助检查	影像学检查	胸部CT平扫/增强	肺部毛玻璃样影	有，无	\	A
辅助检查	影像学检查	胸部CT平扫/增强	肺部毛玻璃样影的部位	左肺上叶，右肺上叶，左肺中叶，右肺中叶，左肺下叶，右肺下叶，左肺尖，右肺尖，双肺	\	A
辅助检查	影像学检查	胸部CT平扫/增强	肺部毛玻璃样影的大小	\	mm	A
辅助检查	影像学检查	胸部CT平扫/增强	肺部毛玻璃样影的性质	\	\	A
辅助检查	影像学检查	胸部CT平扫/增强	肺部实变影	有，无	\	A
辅助检查	影像学检查	胸部CT平扫/增强	肺部实变影部位	左肺上叶，右肺上叶，左肺中叶，右肺中叶，左肺下叶，右肺下叶，左肺尖，右肺尖，双肺	\	A
辅助检查	影像学检查	胸部CT平扫/增强	肺部实变影的大小	\	mm	A
辅助检查	影像学检查	胸部CT平扫/增强	肺部实变影的性质	\	\	A
辅助检查	影像学检查	胸部CT平扫/增强	肺部囊状扩张	有，无	\	A
辅助检查	影像学检查	胸部CT平扫/增强	肺部囊状扩张部位	左肺上叶，右肺上叶，左肺中叶，右肺中叶，左肺下叶，右肺下叶，左肺尖，右肺尖，双肺	\	A
辅助检查	影像学检查	胸部CT平扫/增强	肺部柱状扩张	有，无	\	A
辅助检查	影像学检查	胸部CT平扫/增强	肺部柱状扩张部位	左肺上叶，右肺上叶，左肺中叶，右肺中叶，左肺下叶，右肺下叶，左肺尖，右肺尖，双肺	\	A
辅助检查	影像学检查	胸部CT平扫/增强	肺部分叶	有，无	\	A

数据集名称	模块名称	子模块名称	数据元名称	值域	单位	数据等级
辅助检查	影像学检查	胸部CT平扫/增强	肺部分叶部位	左肺上叶，右肺上叶，左肺中叶，右肺中叶，左肺下叶，右肺下叶，左肺尖，右肺尖，双肺	\	A
辅助检查	影像学检查	鼻窦CT	鼻窦CT检查	是，否	\	B
辅助检查	影像学检查	鼻窦CT	各个窦腔的情况	\	\	C
辅助检查	影像学检查	鼻窦CT	黏膜增厚	是，否	\	C
辅助检查	影像学检查	鼻窦CT	鼻中隔偏曲	是，否	\	C
辅助检查	影像学检查	鼻窦CT	窦壁骨质破坏	是，否	\	C
辅助检查	影像学检查	鼻窦CT	鼻甲肥大	是，否	\	C
辅助检查	影像学检查	鼻窦CT	鼻甲黏膜肥厚	是，否	\	C
辅助检查	影像学检查	鼻窦CT	颅骨破坏	是，否	\	C
肺功能检查	肺通气功能检查（含流速容量曲线）	\	肺通气功能检查	是，否	\	A
辅助检查	肺通气功能检查（含流速容量曲线）	\	用力肺活量（FVC）	\	L	A
辅助检查	肺通气功能检查（含流速容量曲线）	\	第1秒用力呼气容积（FEV_1）	\	L	A
辅助检查	肺通气功能检查（含流速容量曲线）	\	FEV_1与FVC之比（FEV_1/FVC）	\	%	A
辅助检查	肺通气功能检查（含流速容量曲线）	\	最大呼气中段流量（MMEF75/25）	\	L/s	A

数据集名称	模块名称	子模块名称	数据元名称	值域	单位	数据等级
辅助检查	肺通气功能检查（含流速容量曲线）	\	25%肺活量时的最大呼气流速（MEF25）	\	L/s	A
辅助检查	肺通气功能检查（含流速容量曲线）	\	50%肺活量时的最大呼气流速（MEF50）	\	L/s	A
辅助检查	肺通气功能检查（含流速容量曲线）	\	75%肺活量时的最大呼气流速（MEF75）	\	L/s	A
辅助检查	肺通气功能检查（含流速容量曲线）	\	最高呼气流量（PEF）	\	L/s	A
辅助检查	肺通气功能检查（含流速容量曲线）	\	最高吸气流量（PIF）	\	L/s	A
辅助检查	肺通气功能检查（含流速容量曲线）	\	用力呼气时间（FET）	\	s	A
辅助检查	肺通气功能检查（含流速容量曲线）	\	外推容积（V back extrapolation ex）	\	L	A
辅助检查	肺通气功能检查（含流速容量曲线）	\	50%肺活量时吸气流量（FIF 50）	\	L/s	A
辅助检查	肺通气功能检查（含流速容量曲线）	\	第3秒用力呼气容积（FEV_3）	\	L	A
辅助检查	肺通气功能检查（含流速容量曲线）	\	FEV_3与FVC之比（FEV_3/FVC）	\	%	A
辅助检查	肺通气功能检查（含流速容量曲线）	\	第6秒用力呼气容积（FEV_6）	\	L	A
辅助检查	肺通气功能检查（含流速容量曲线）	\	FEV_1与FEV_6之比（FEV_1/FEV_6）	\	%	A

数据集名称	模块名称	子模块名称	数据元名称	值域	单位	数据等级
辅助检查	肺通气功能检查（含流速容量曲线）	\	最大自主通气量（MVV）	\	L/min	A
辅助检查	肺通气功能检查（含流速容量曲线）	诊断	肺通气功能在正常范围	是，否	\	A
辅助检查	肺通气功能检查（含流速容量曲线）	诊断	通气功能障碍	轻度，中度，中重度，重度	\	A
辅助检查	肺通气功能检查（含流速容量曲线）	诊断	通气功能障碍	限制性，阻塞性，混合性	\	A
辅助检查	肺弥散功能检查	\	肺弥散功能检查	是，否	mmol/(min·kPa)	B
辅助检查	肺弥散功能检查	\	一口气呼吸法肺一氧化碳弥散功能（DLCO SB）	\	mmol/(min·kPa)	B
辅助检查	肺弥散功能检查	\	一氧化碳弥散量与肺泡通气量比值（DLCO/VA）	\	mmol/(min·kPa·L)	B
辅助检查	肺弥散功能检查	\	校正后一口气呼吸法肺一氧化碳弥散功能（DLCOcSB）	\	mmol/(min·kPa)	B
辅助检查	肺弥散功能检查	\	校正后一氧化碳弥散量与肺泡通气量比值（DLCOc/VA）	\	mmol/(min·kPa·L)	B
辅助检查	肺弥散功能检查	\	肺泡通气量（VA）	\	L	B
辅助检查	肺弥散功能检查	\	吸气肺活量（VCIN）	\	L	B
辅助检查	肺弥散功能检查	\	丢弃气量（discard vol）	\	L	B
辅助检查	肺弥散功能检查	\	采样气量（sample vol）	\	L	B
辅助检查	肺弥散功能检查	诊断	弥散功能下降	轻度，中度，重度	\	B

数据集名称	模块名称	子模块名称	数据元名称	值域	单位	数据等级
辅助检查	残气容积测定	\	补呼气量（ERV）	\	L	B
辅助检查	残气容积测定	\	补吸气量（IRV）	\	L	B
辅助检查	残气容积测定	\	深吸气量（IC）	\	L	B
辅助检查	残气容积测定	\	潮气量（VT）	\	L	B
辅助检查	残气容积测定	\	最大肺活量（VC MAC）	\	L	B
辅助检查	残气容积测定	\	一口气法肺总量（TLC-SB）	\	L	B
辅助检查	残气容积测定	\	一口气法残气量（RV-SB）	\	L	B
辅助检查	残气容积测定	\	一口气法残气量与肺总量比值（RV%TLC-SB）	\	%	B
辅助检查	残气容积测定	\	一口气法功能残气量（FRC-SB）	\	L	B
辅助检查	残气容积测定	\	一口气法功能残气量与肺总量比值（FRC%TLC-SB）	\	%	B
辅助检查	残气容积测定	\	肺总量	正常，升高，降低	\	B
辅助检查	残气容积测定	\	残气量	正常，升高，降低	\	B
辅助检查	残气容积测定	\	残总比	正常，升高，降低	\	B
辅助检查	支气管激发试验	\	是否进行了支气管激发试验	是，否	\	B
辅助检查	支气管激发试验	\	激发方式	吸入，运动，其他	\	C
辅助检查	支气管激发试验	\	激发剂种类	醋甲胆碱，组胺，高渗盐水，运动，屋尘螨，冷空气，其他	\	B

数据集名称	模块名称	子模块名称	数据元名称	值域	单位	数据等级
辅助检查	支气管激发试验	\	较基础值下降20%时吸入刺激物的浓度（PC20）	\	mg/ml	B
辅助检查	支气管激发试验	\	较基础值下降20%时吸入刺激物的累积剂量（PD20）	\	mg	B
辅助检查	支气管激发试验	\	最大FEV_1下降率	\	%	B
辅助检查	支气管激发试验	\	最大FVC下降率	\	%	B
辅助检查	支气管激发试验	诊断	支气管激发试验	阴性，阳性	\	B
辅助检查	支气管舒张试验	\	支气管舒张试验	是，否	\	B
辅助检查	支气管舒张试验	\	支气管舒张剂	吸入用硫酸沙丁胺醇，吸入用异丙托溴铵，其他	\	B
辅助检查	支气管舒张试验	\	支气管舒张剂剂量	\	μg, mg	B
辅助检查	支气管舒张试验	\	支气管舒张试验	阴性，阳性	\	B
辅助检查	气道阻力（IOS）	\	气道阻力检查	是，否	\	C
辅助检查	呼气峰流速仪检查	\	呼气峰流速仪检查	是，否	\	C
辅助检查	纤支镜检查	\	纤支镜检查	是，否	\	B
辅助检查	纤支镜检查	\	气管的情况	\	\	C
辅助检查	纤支镜检查	\	隆突的情况	\	\	C
辅助检查	纤支镜检查	\	异物	有，无	\	C
辅助检查	纤支镜检查	\	异物部位	\	\	C
辅助检查	纤支镜检查	\	新生物	有，无	\	C
辅助检查	纤支镜检查	\	新生物部位	\	\	C

数据集名称	模块名称	子模块名称	数据元名称	值域	单位	数据等级
辅助检查	纤支镜检查	\	支气管的情况	\	\	C
辅助检查	纤支镜检查	\	管腔的情况	\	\	C
辅助检查	纤支镜检查	\	黏膜的情况	\	\	C
辅助检查	纤支镜检查	\	充血	是，否	\	C
辅助检查	纤支镜检查	\	充血部位	\	\	C
辅助检查	纤支镜检查	\	表面的情况	\	\	C
辅助检查	纤支镜检查	\	开口的情况	\	\	C
辅助检查	胸腔镜检查	\	胸腔镜检查	是，否	\	C
辅助检查	胸腔镜检查	胸腔	胸腔的情况	\	\	C
辅助检查	胸腔镜检查	胸腔积液	胸腔积液的情况	\	\	C
辅助检查	胸腔镜检查	胸膜	胸膜的情况	\	\	C
辅助检查	胸腔镜检查	\	增生	有，无	\	C
辅助检查	胸腔镜检查	\	结节	有，无	\	C
辅助检查	胸腔镜检查	增厚肋膈角壁层	增厚肋膈角壁层的情况	\	\	C
辅助检查	胸腔镜检查	前胸壁	前胸壁的情况	\	\	C
辅助检查	胸腔镜检查	壁层	壁层的情况	\	\	C
辅助检查	胸腔镜检查	\	新生物	有，无	\	C
辅助检查	纵隔镜检查	\	纵隔镜检查	是，否	\	C
辅助检查	胸部超声	\	胸部超声检查	是，否	\	C
辅助检查	支气管肺泡灌洗检查	\	支气管肺泡灌洗检查	是，否	\	C

数据集名称	模块名称	子模块名称	数据元名称	值域	单位	数据等级
辅助检查	放射性核素肺通气/灌注显像	\	放射性核素肺通气/灌注显像检查	是，否	\	C
辅助检查	肺动脉造影	\	CT肺动脉造影检查	是，否	\	C
辅助检查	肺动脉造影	\	造影剂充盈缺损	是，否	\	C
辅助检查	肺动脉造影	\	造影剂流动缓慢	是，否	\	C
辅助检查	CT肺动脉造影	\	CT肺动脉造影检查	是，否	\	C
辅助检查	肺MRI	\	肺MRI检查	是，否	\	C
辅助检查	MRI肺动脉造影	\	MRI肺动脉造影检查	是，否	\	C
辅助检查	睡眠监测	\	睡眠监测	是，否	\	C
辅助检查	睡眠监测	睡眠结构	睡眠总时间	\	分钟	C
辅助检查	睡眠监测	睡眠结构	睡眠总时间占记录总时间	\	%	C
辅助检查	睡眠监测	睡眠结构	入睡后觉醒次数	\	次	C
辅助检查	睡眠监测	睡眠结构	入睡后觉醒时间	\	分钟	C
辅助检查	睡眠监测	睡眠结构	无效记录时间	\	分钟	C
辅助检查	睡眠监测	睡眠结构	无效记录时间占记录时间	\	%	C
辅助检查	睡眠监测	睡眠结构	NREM睡眠潜伏期	\	分钟	C
辅助检查	睡眠监测	睡眠结构	REM睡眠潜伏期	\	分钟	C
辅助检查	睡眠监测	睡眠结构	末次入睡后觉醒时间	\	\	C
辅助检查	睡眠监测	睡眠结构	入睡后大于5分钟觉醒次数	\	次	C
辅助检查	睡眠监测	呼吸事件	呼吸暂停指数	\	\	C
辅助检查	睡眠监测	呼吸事件	低通气指数	\	\	C

数据集名称	模块名称	子模块名称	数据元名称	值域	单位	数据等级
辅助检查	睡眠监测	呼吸事件	RERA指数	\	\	C
辅助检查	睡眠监测	呼吸事件	呼吸紊乱指数	\	\	C
辅助检查	睡眠监测	血氧饱和度	最低血氧饱和度	\	%	C
辅助检查	睡眠监测	血氧饱和度	平均血氧饱和度	\	%	C
辅助检查	睡眠监测	心率	最大心率	\	次/分	C
辅助检查	睡眠监测	心率	最小心率	\	次/分	C
辅助检查	睡眠监测	心率	平均心率	\	次/分	C
辅助检查	睡眠监测	心率	标准差	\	\	C
辅助检查	睡眠监测	心率	最大、最小心率之差	\	次/分	C
辅助检查	睡眠监测	诊断	睡眠监测诊断	\	\	C
诊疗过程信息	药物治疗	\	给药途径	口服（po），舌下含服（sl），静脉推注（iv），静脉滴注（ivgtt），肌内注射（im），皮下注射（sc），经直肠（pr），鞘内注射，其他	\	A
诊疗过程信息	药物治疗	\	给药频次	1次/日（qd），1次/晚（qn），2次/日（bid），3次/日（tid），1次/12小时（q12h），1次/8小时（q8h），4次/日（qid），其他	\	A
治疗	全身（用药）	糖皮质激素	氢化可的松	是，否	\	A
治疗	全身（用药）	糖皮质激素	可的松	是，否	\	A
治疗	全身（用药）	糖皮质激素	泼尼松	是，否	\	A
治疗	全身（用药）	糖皮质激素	泼尼松龙	是，否	\	A

数据集名称	模块名称	子模块名称	数据元名称	值域	单位	数据等级
治疗	全身（用药）	糖皮质激素	甲泼尼龙	是，否	\	A
治疗	全身（用药）	糖皮质激素	地塞米松	是，否	\	A
治疗	全身（用药）	糖皮质激素	倍他米松	是，否	\	A
治疗	全身（用药）	吸入性糖皮质激素	布地奈德	是，否	\	A
治疗	全身（用药）	吸入性糖皮质激素	氟替卡松	是，否	\	A
治疗	全身（用药）	吸入性糖皮质激素	倍氯米松	是，否	\	A
治疗	全身（用药）	吸入性糖皮质激素	环索奈德	是，否	\	A
治疗	全身（用药）	祛痰药及抗氧化药	羧甲司坦	是，否	\	B
治疗	全身（用药）	祛痰药及抗氧化药	桃金娘科类	是，否	\	B
治疗	全身（用药）	祛痰药及抗氧化药	溴己新	是，否	\	B
治疗	全身（用药）	祛痰药及抗氧化药	氨溴索	是，否	\	B
治疗	全身（用药）	白三烯受体拮抗剂	孟鲁司特钠	是，否	\	B
治疗	全身（用药）	白三烯受体拮抗剂	扎鲁司特	是，否	\	B
治疗	全身（用药）	白三烯受体拮抗剂	异丁司特	是，否	\	B
治疗	全身（用药）	镇咳药	复方甲氧那明	是，否	\	B
治疗	全身（用药）	镇咳药	右美沙芬	是，否	\	B
治疗	全身（用药）	镇咳药	复方甘草合剂	是，否	\	B
治疗	全身（用药）	支气管舒张药	丙卡特罗	是，否	\	A
治疗	全身（用药）	支气管舒张药	氨茶碱	是，否	\	A
治疗	全身（用药）	支气管舒张药	多索茶碱	是，否	\	A

数据集名称	模块名称	子模块名称	数据元名称	值域	单位	数据等级
治疗	全身（用药）	短效抗胆碱能药物	异丙托溴铵	是，否	\	A
治疗	全身（用药）	长效抗胆碱能药物	噻托溴铵	是，否	\	A
治疗	全身（用药）	长效抗胆碱能药物	格隆溴铵	是，否	\	A
治疗	全身（用药）	长效抗胆碱能药物	芜地溴铵	是，否	\	A
治疗	全身（用药）	短效吸入性β$_2$受体激动剂	沙丁胺醇	是，否	\	A
治疗	全身（用药）	短效吸入性β$_2$受体激动剂	特布他林	是，否	\	A
治疗	全身（用药）	短效吸入性β$_2$受体激动剂	菲诺特罗	是，否	\	A
治疗	全身（用药）	短效吸入性β$_2$受体激动剂	奥达特罗	是，否	\	A
治疗	全身（用药）	长效β$_2$受体激动剂	沙美特罗	是，否	\	A
治疗	全身（用药）	长效β$_2$受体激动剂	福莫特罗	是，否	\	A
治疗	全身（用药）	长效β$_2$受体激动剂	茚达特罗	是，否	\	A
治疗	全身（用药）	长效β$_2$受体激动剂	奥达特罗	是，否	\	A
治疗	全身（用药）	抗过敏药	色甘酸钠	是，否	\	A
治疗	全身（用药）	抗过敏药	酮替芬	是，否	\	A
治疗	全身（用药）	抗过敏药	色羟丙钠	是，否	\	A
治疗	全身（用药）	抗过敏药	氯苯那敏	是，否	\	A

数据集名称	模块名称	子模块名称	数据元名称	值域	单位	数据等级
治疗	全身（用药）	抗过敏药	异丙嗪	是，否	\	A
治疗	全身（用药）	抗过敏药	氯雷他定	是，否	\	A
治疗	全身（用药）	抗过敏药	地氯雷他定	是，否	\	A
治疗	全身（用药）	抗过敏药	氮䓬司汀	是，否	\	A
治疗	全身（用药）	抗过敏药	特非那定	是，否	\	A
治疗	全身（用药）	抗过敏药	西替利嗪	是，否	\	A
治疗	全身（用药）	抗过敏药	阿司咪唑	是，否	\	A
治疗	全身（用药）	抗病毒药物	阿昔洛韦	是，否	\	A
治疗	全身（用药）	抗病毒药物	更昔洛韦	是，否	\	A
治疗	全身（用药）	抗真菌药物	两性霉素B	是，否	\	A
治疗	全身（用药）	抗真菌药物	氟康唑	是，否	\	A
治疗	全身（用药）	抗真菌药物	5-氟胞嘧啶	是，否	\	A
治疗	全身（用药）	抗真菌药物	酮康唑	是，否	\	A
治疗	全身（用药）	抗真菌药物	伊曲康唑	是，否	\	A
治疗	全身（用药）	抗真菌药物	克霉唑	是，否	\	A
治疗	全身（用药）	抗真菌药物	咪康唑	是，否	\	A
治疗	全身（用药）	抗真菌药物	制霉菌素	是，否	\	A
治疗	全身（用药）	抗真菌药物	灰黄霉素	是，否	\	A
治疗	全身（用药）	抗真菌药物	特比萘芬	是，否	\	A
治疗	全身（用药）	β-内酰胺类抗生素	青霉素	是，否	\	A

数据集名称	模块名称	子模块名称	数据元名称	值域	单位	数据等级
治疗	全身（用药）	β-内酰胺类抗生素	耐酶青霉素	苯唑西林钠，氯唑西林，双氯西林，其他	\	A
治疗	全身（用药）	β-内酰胺类抗生素	广谱青霉素	氨苄西林，阿莫西林，匹氨西林，其他	\	A
治疗	全身（用药）	β-内酰胺类抗生素	抗铜绿假单胞菌广谱青霉素	羧苄西林，磺苄西林，替卡西林，其他	\	A
治疗	全身（用药）	β-内酰胺类抗生素	头孢菌素类（一代头孢）	头孢氨苄，头孢唑林，头孢羟氨苄，头孢拉定，其他	\	A
治疗	全身（用药）	β-内酰胺类抗生素	头孢菌素类（二代头孢）	头孢呋辛钠，头孢克洛，头孢孟多，其他	\	A
治疗	全身（用药）	β-内酰胺类抗生素	头孢菌素类（三代头孢）	头孢噻肟，头孢曲松，头孢哌酮，其他	\	A
治疗	全身（用药）	β-内酰胺类抗生素	头孢菌素类（四代头孢）	头孢吡肟，头孢克定，头孢匹罗，其他	\	A
治疗	全身（用药）	β-内酰胺类抗生素	非典型β-内酰胺类	头孢西丁，头孢美唑，头孢替坦，其他	\	A
治疗	全身（用药）	氨基糖苷类抗生素	氨基糖苷类抗生素	链霉素，卡那霉素，妥布霉素，其他	\	A
治疗	全身（用药）	大环内酯类抗生素	大环内酯类抗生素	红霉素，克林霉素，阿奇霉素，其他	\	A
治疗	全身（用药）	四环素类	四环素类	四环素，土霉素，多西环素，其他	\	A
治疗	全身（用药）	氯霉素类	氯霉素类	氯霉素，甲砜霉素，其他	\	A
治疗	全身（用药）	林可酰胺类	林可酰胺类	林可霉素，克林霉素，其他	\	A
治疗	全身（用药）	喹诺酮类	喹诺酮类	吡哌酸，诺氟沙星，氧氟沙星，其他	\	A
治疗	全身（用药）	磺胺类抗生素	磺胺类抗生素	磺胺嘧啶，复方磺胺甲噁唑，磺胺甲噁唑，其他	\	A
治疗	全身（用药）	糖肽类	糖肽类	万古霉素，去甲万古霉素，替考拉宁，其他	\	A
治疗	全身（用药）	硝基咪唑类抗生素	硝基咪唑类抗生素	甲硝唑，替硝唑，奥硝唑，其他	\	A
治疗	全身（用药）	抗结核药	异烟肼	是，否	\	A

数据集名称	模块名称	子模块名称	数据元名称	值域	单位	数据等级
治疗	全身（用药）	抗结核药	链霉素	是，否	\	A
治疗	全身（用药）	抗结核药	利福平	是，否	\	A
治疗	全身（用药）	抗结核药	乙胺丁醇	是，否	\	A
治疗	全身（用药）	抗结核药	吡嗪酰胺	是，否	\	A
治疗	全身（用药）	化疗药	顺铂	是，否	\	A
治疗	全身（用药）	化疗药	依托泊苷	是，否	\	A
治疗	全身（用药）	化疗药	卡铂	是，否	\	A
治疗	全身（用药）	化疗药	环磷酰胺	是，否	\	A
治疗	全身（用药）	化疗药	多柔比星（阿霉素）	是，否	\	A
治疗	全身（用药）	化疗药	长春新碱	是，否	\	A
治疗	全身（用药）	化疗药	异环磷酰胺	是，否	\	A
治疗	全身（用药）	化疗药	去甲长春碱	是，否	\	A
治疗	全身（用药）	化疗药	吉西他滨	是，否	\	A
治疗	全身（用药）	化疗药	紫杉醇	是，否	\	A
治疗	全身（用药）	化疗药	丝裂霉素	是，否	\	A
治疗	全身（用药）	溶栓药	尿激酶	是，否	\	A
治疗	全身（用药）	溶栓药	链激酶	是，否	\	A
治疗	全身（用药）	溶栓药	重组组织型纤溶酶原激活剂	是，否	\	A
治疗	全身（用药）	抗凝药	普通肝素	是，否	\	A
治疗	全身（用药）	抗凝药	低分子量肝素	是，否	\	A

数据集名称	模块名称	子模块名称	数据元名称	值域	单位	数据等级
治疗	全身（用药）	抗凝药	磺达肝癸钠	是，否	\	A
治疗	全身（用药）	抗凝药	华法林	是，否	\	A
治疗	全身（用药）	抗凝药	达比加群酯	是，否	\	A
治疗	全身（用药）	抗凝药	利伐沙班	是，否	\	A
治疗	全身（用药）	抗凝药	阿哌沙班	是，否	\	A
治疗	全身（用药）	抗凝药	阿加曲班	是，否	\	A
治疗	全身（用药）	抗凝药	比伐卢定	是，否	\	A
治疗	化疗史	\	化疗史	是，否	\	A
治疗	化疗史	\	化疗疗程	\	次	A
治疗	放疗史	\	放疗史	是，否	\	A
治疗	放疗史	\	放疗疗程	\	次	A
治疗	靶向治疗史	\	靶向治疗史	是，否	\	A
治疗	靶向治疗史	\	治疗疗程	\	次	A
治疗	免疫治疗史	\	免疫治疗史	有，无	\	A
治疗	免疫治疗史	\	治疗药物	\	\	A
治疗	免疫治疗史	\	治疗疗程	\	次	A
诊断	急性上呼吸道感染	\	急性上呼吸道感染	是，否	\	A
诊断	急性上呼吸道感染	\	流行性感冒	是，否	\	A
诊断	急性气管支气管炎	\	急性支气管炎	是，否	\	A
诊断	急性气管支气管炎	\	急性气管支气管炎	是，否	\	A

数据集名称	模块名称	子模块名称	数据元名称	值域	单位	数据等级
诊断	肺部感染性疾病	\	肺炎	是，否	\	A
诊断	肺部感染性疾病	细菌性肺炎	肺炎球菌性肺炎	是，否	\	A
诊断	肺部感染性疾病	细菌性肺炎	肺炎杆菌性肺炎	是，否	\	A
诊断	肺部感染性疾病	细菌性肺炎	绿脓杆菌性肺炎	是，否	\	A
诊断	肺部感染性疾病	细菌性肺炎	葡萄球菌性肺炎	是，否	\	A
诊断	肺部感染性疾病	细菌性肺炎	链球菌性肺炎	是，否	\	A
诊断	肺部感染性疾病	细菌性肺炎	肠球菌性肺炎	是，否	\	A
诊断	肺部感染性疾病	细菌性肺炎	大肠杆菌性肺炎	是，否	\	A
诊断	肺部感染性疾病	其他病原体所致肺炎	肺炎支原体肺炎	是，否	\	A
诊断	肺部感染性疾病	其他病原体所致肺炎	肺炎衣原体肺炎	是，否	\	A
诊断	肺部感染性疾病	其他病原体所致肺炎	病毒性肺炎	是，否	\	A
诊断	肺部感染性疾病	其他病原体所致肺炎	腺病毒肺炎	是，否	\	A
诊断	肺部感染性疾病	其他病原体所致肺炎	呼吸道合胞病毒肺炎	是，否	\	A
诊断	肺部感染性疾病	其他病原体所致肺炎	副流感病毒肺炎	是，否	\	A
诊断	肺部感染性疾病	其他病原体所致肺炎	传染性非典型肺炎	是，否	\	A
诊断	肺部感染性疾病	其他病原体所致肺炎	真菌性肺炎	是，否	\	A
诊断	肺部感染性疾病	其他病原体所致肺炎	肺念珠菌病	是，否	\	A
诊断	肺部感染性疾病	其他病原体所致肺炎	肺曲霉病	是，否	\	A
诊断	肺部感染性疾病	其他病原体所致肺炎	卡氏肺囊虫肺炎	是，否	\	A
诊断	肺部感染性疾病	\	肺脓肿	是，否	\	A

数据集名称	模块名称	子模块名称	数据元名称	值域	单位	数据等级
诊断	支气管扩张	\	支气管扩张	是，否	\	A
诊断	肺结核	\	肺结核	是，否	\	A
诊断	肺结核	原发性肺结核	胸内淋巴结结核	是，否	\	A
诊断	肺结核	血行播散型肺结核	急性血行播散型肺结核	是，否	\	A
诊断	肺结核	血行播散型肺结核	亚急性血行播散型肺结核	是，否	\	A
诊断	肺结核	血行播散型肺结核	慢性血行播散型肺结核	是，否	\	A
诊断	肺结核	继发型肺结核	空洞性肺结核	是，否	\	A
诊断	肺结核	继发型肺结核	浸润型肺结核	是，否	\	A
诊断	肺结核	继发型肺结核	肺结核瘤	是，否	\	A
诊断	肺结核	继发型肺结核	肺干酪性结核	是，否	\	A
诊断	肺结核	结核性胸膜炎	结核性胸膜炎	是，否	\	A
诊断	肺结核	结核性胸膜炎	结核性脓胸	是，否	\	A
诊断	肺结核	结核性胸膜炎	结核性渗出性胸膜炎	是，否	\	A
诊断	肺结核	其他肺外肺结核	淋巴结结核	是，否	\	A
诊断	慢性阻塞性肺疾病	\	肺气肿	是，否	\	A
诊断	慢性阻塞性肺疾病	\	肺大疱	是，否	\	A
诊断	慢性阻塞性肺疾病	\	慢性支气管炎	是，否	\	A
诊断	慢性阻塞性肺疾病	\	阻塞性肺气肿	是，否	\	A
诊断	慢性阻塞性肺疾病	\	慢性阻塞性肺疾病	是，否	\	A
诊断	支气管哮喘	\	支气管哮喘	是，否	\	A

数据集名称	模块名称	子模块名称	数据元名称	值域	单位	数据等级
诊断	肺血栓栓塞症	\	肺血栓栓塞症	是，否	\	A
诊断	肺动脉高压	\	原发性肺动脉高压	是，否	\	A
诊断	肺动脉高压	\	继发性肺动脉高压	是，否	\	A
诊断	肺动脉高压	\	肺源性心脏病	是，否	\	A
诊断	间质性肺疾病	\	肺尘埃沉着病	是，否	\	A
诊断	间质性肺疾病	\	煤硅肺病	是，否	\	A
诊断	间质性肺疾病	\	石棉沉着病	是，否	\	A
诊断	间质性肺疾病	\	硅沉着病	是，否	\	A
诊断	间质性肺疾病	\	硅肺性肺纤维化	是，否	\	A
诊断	间质性肺疾病	\	石匠哮喘	是，否	\	A
诊断	间质性肺疾病	\	矾土肺	是，否	\	A
诊断	间质性肺疾病	\	铍中毒	是，否	\	A
诊断	间质性肺疾病	\	铍肺	是，否	\	A
诊断	间质性肺疾病	\	石墨尘肺	是，否	\	A
诊断	间质性肺疾病	\	铁沉着病	是，否	\	A
诊断	间质性肺疾病	\	锡沉着病	是，否	\	A
诊断	间质性肺疾病	\	棉屑沉着病	是，否	\	A
诊断	间质性肺疾病	\	亚麻清铲工病	是，否	\	A
诊断	间质性肺疾病	\	大麻沉着病	是，否	\	A
诊断	间质性肺疾病	\	农民肺	是，否	\	A

数据集名称	模块名称	子模块名称	数据元名称	值域	单位	数据等级
诊断	间质性肺疾病	\	蔗尘肺	是，否	\	A
诊断	间质性肺疾病	\	饲鸟者肺	是，否	\	A
诊断	间质性肺疾病	\	软木沉着病	是，否	\	A
诊断	间质性肺疾病	\	麦芽工人肺	是，否	\	A
诊断	间质性肺疾病	\	蘑菇工人肺	是，否	\	A
诊断	间质性肺疾病	\	剥枫树皮者肺	是，否	\	A
诊断	间质性肺疾病	\	空调器和加湿器肺	是，否	\	A
诊断	间质性肺疾病	\	放射性肺纤维化	是，否	\	A
诊断	间质性肺疾病	\	急性药物性间质性肺疾病	是，否	\	A
诊断	间质性肺疾病	\	慢性药物性间质性肺疾病	是，否	\	A
诊断	间质性肺疾病	\	药物间质性肺炎	是，否	\	A
诊断	间质性肺疾病	\	间质性肺病	是，否	\	A
诊断	间质性肺疾病	\	肺泡蛋白沉积症	是，否	\	A
诊断	间质性肺疾病	\	肺纤维化	是，否	\	A
诊断	间质性肺疾病	\	肺肉芽肿	是，否	\	A
诊断	间质性肺疾病	\	哈曼-里奇综合征	是，否	\	A
诊断	结节病	\	结节病	是，否	\	A
诊断	胸膜疾病	\	脓胸	是，否	\	A
诊断	胸膜疾病	气胸	自发性气胸	是，否	\	A
诊断	胸膜疾病	气胸	包裹性气胸	是，否	\	A

数据集名称	模块名称	子模块名称	数据元名称	值域	单位	数据等级
诊断	胸膜疾病	气胸	张力性气胸	是，否	\	A
诊断	胸膜疾病	\	血胸	是，否	\	A
诊断	胸膜疾病	\	血气胸	是，否	\	A
诊断	胸膜疾病	\	胸腔积液	是，否	\	A
诊断	胸膜疾病	\	胸膜粘连	是，否	\	A
诊断	肺肿瘤	\	肺恶性肿瘤	是，否	\	A
诊断	肺肿瘤	\	肺恶性淋巴瘤	是，否	\	A
诊断	肺肿瘤	\	肺原位癌	是，否	\	A
诊断	肺肿瘤	\	肺良性肿瘤	是，否	\	A
诊断	气管肿瘤	\	气管肿瘤	是，否	\	A
诊断	气管肿瘤	\	支气管肿瘤	是，否	\	A
诊断	气管肿瘤	\	气管恶性肿瘤	是，否	\	A
诊断	气管肿瘤	\	支气管恶性肿瘤	是，否	\	A
诊断	气管肿瘤	\	气管原位癌	是，否	\	A
诊断	气管肿瘤	\	支气管原位癌	是，否	\	A
诊断	气管肿瘤	\	气管良性肿瘤	是，否	\	A
诊断	气管肿瘤	\	支气管良性肿瘤	是，否	\	A
诊断	睡眠呼吸暂停综合征	\	睡眠呼吸暂停综合征	是，否	\	A
诊断	呼吸衰竭	\	急性呼吸衰竭	是，否	\	A
诊断	呼吸衰竭	\	慢性呼吸衰竭	是，否	\	A

数据集名称	模块名称	子模块名称	数据元名称	值域	单位	数据等级
诊断	纵隔疾病	纵隔肿瘤	纵隔肿瘤	是，否	\	A
诊断	纵隔疾病	\	急性纵隔炎	是，否	\	A
诊断	纵隔疾病	\	纵隔感染	是，否	\	A
诊断	纵隔疾病	\	纵隔炎	是，否	\	A
诊断	纵隔疾病	\	纵隔疝	是，否	\	A
诊断	纵隔疾病	\	纵隔囊肿	是，否	\	A
诊断	纵隔疾病	\	纵隔纤维化	是，否	\	A
诊断	纵隔疾病	\	纵隔肿物	是，否	\	A
诊断	纵隔疾病	\	纵隔炎性假瘤	是，否	\	A
诊断	膈疾病	\	膈肌麻痹	是，否	\	A
诊断	呼吸系统	其他	成人呼吸窘迫综合征	是，否	\	A
诊断	呼吸系统	其他	肺水肿	是，否	\	A
诊断	呼吸系统	其他	肺泡蛋白沉积症	是，否	\	A
诊断	呼吸系统	其他	肺坏死	是，否	\	A
诊断	呼吸系统	其他	肺脓肿	是，否	\	A

6. 八大系统数据元——循环系统

模块名称	参考标准
6. 八大系统数据元——循环系统	中华人民共和国卫生行业标准 WS 445.14—2014 电子病历基本数据集 第 14 部分：住院医嘱 《内科学》，第 9 版，人民卫生出版社 《诊断学》，第 9 版，人民卫生出版社 《医学影像学》，第 5 版，高等教育出版社 《疾病和有关健康问题的国际统计编码分类 ICD-10》，第 2 版，人民卫生出版社

数据集名称	模块名称	子模块名称	数据元名称	值域	单位	数据等级
现病史	症状	胸痛	胸痛部位	肋软骨，胸骨后，心前区，剑突下，胸背部，胸侧部，右下胸，右肩部	\	A
现病史	症状	胸痛	胸痛性质	剧烈，轻微，隐痛	\	A
现病史	症状	胸痛	胸痛持续时间	\	秒，分钟，小时，天	A
现病史	症状	胸痛	胸痛诱发因素	紧张，劳累，进食，剧烈运动，咳嗽	\	A
现病史	症状	胸痛	胸痛缓解方式	药物，休息	\	A
现病史	症状	头痛	头痛持续时间	\	秒，分钟，小时，天	A
现病史	症状	头痛	头痛发作规律	是，否	\	A
现病史	症状	头痛	头痛缓解情况	药物，休息	\	A

数据集名称	模块名称	子模块名称	数据元名称	值域	单位	数据等级
现病史	症状	心悸	心悸发病年龄	\	岁	A
现病史	症状	心悸	心悸持续时间	\	秒,分钟,小时,天	A
现病史	症状	心悸	心悸诱发因素	紧张,劳累,进食,剧烈运动,咳嗽	\	A
现病史	症状	心悸	心悸缓解方式	药物,休息	\	A
现病史	症状	心悸伴随症状	心悸伴随心律失常	是,否	\	A
现病史	症状	心悸伴随症状	心悸伴随心动过缓	是,否	\	A
现病史	症状	心悸伴随症状	心悸伴随心动过速	是,否	\	A
现病史	症状	心悸伴随症状	心悸伴随心室肥大	是,否	\	A
现病史	症状	心悸伴随症状	心悸伴随心前区疼痛	是,否	\	A
现病史	症状	晕厥	晕厥时间	\	秒,分钟,小时,天	A
现病史	症状	晕厥	诱发因素	运动,紧张,缺氧	\	A
现病史	症状	心源性晕厥	心源性晕厥	有,无	\	A
现病史	症状	心源性晕厥伴随症状	心源性晕厥伴随心率改变	是,否	\	A
现病史	症状	心源性晕厥伴随症状	心源性晕厥伴随心律改变	是,否	\	A
现病史	症状	意识障碍	意识障碍	有,无	\	A
现病史	症状	意识障碍伴随症状	意识障碍伴随心动过缓	是,否	\	A
现病史	症状	意识障碍伴随症状	意识障碍伴随高血压	是,否	\	A
现病史	症状	意识障碍伴随症状	意识障碍伴随低血压	是,否	\	A
现病史	症状	晕厥	晕厥	有,无	\	A
现病史	症状	晕厥伴随症状	晕厥伴随心悸	是,否	\	A

数据集名称	模块名称	子模块名称	数据元名称	值域	单位	数据等级
现病史	症状	自主神经功能紊乱伴随症状	自主神经系统紊乱伴心悸	是，否	\	A
既往史	循环系统疾病	心力衰竭	心力衰竭	有，无	\	A
既往史	循环系统疾病	心力衰竭	心力衰竭的性质	急性，慢性	\	A
既往史	循环系统疾病	心力衰竭	心力衰竭的治疗	\	\	A
既往史	循环系统疾病	心力衰竭	治疗效果	好转，无效	\	A
既往史	循环系统疾病	心律失常	心律失常	有，无	\	A
既往史	循环系统疾病	心律失常	心律失常种类	窦性心律失常，房性心律失常，室性心律失常，房室交界性心律失常	\	A
既往史	循环系统疾病	心律失常	心律失常患病时长	\	天，周，月，年	A
既往史	循环系统疾病	心律失常	心律失常治疗	药物，手术	\	A
既往史	循环系统疾病	冠心病	冠心病	是，否	\	A
既往史	循环系统疾病	冠心病	冠心病患病时长	\	天，周，月，年	A
既往史	循环系统疾病	冠心病	冠心病治疗	药物，手术	\	A
既往史	循环系统疾病	冠心病	冠心病治疗效果	好转，无效	\	A
既往史	循环系统疾病	高血压	高血压	有，无	\	A
既往史	循环系统疾病	高血压	血压	\	mmHg	A
既往史	循环系统疾病	高血压	原发性高血压	是，否	\	A
既往史	循环系统疾病	高血压	继发性高血压	是，否	\	A
既往史	循环系统疾病	高血压	高血压的治疗（药物）	\	\	A

数据集名称	模块名称	子模块名称	数据元名称	值域	单位	数据等级
既往史	循环系统疾病	高血压	高血压治疗效果	好转，无效	\	A
既往史	循环系统疾病	扩张型心肌病	扩张型心肌病	有，无	\	A
既往史	循环系统疾病	扩张型心肌病	扩张型心肌病患病时长	\	天，周，月，年	A
既往史	循环系统疾病	肥厚型心肌病	肥厚型心肌病	是，否	\	A
既往史	循环系统疾病	肥厚型心肌病	肥厚型心肌病患病时长	\	天，周，月，年	A
既往史	循环系统疾病	先天性心脏病	先天性心脏病	有，无	\	A
既往史	循环系统疾病	先天性心脏病	先天性心脏病种类	房间隔缺损，室间隔缺损，动脉导管未闭，卵圆孔未闭，肺动脉瓣狭窄，二叶主动脉瓣，法洛四联症	\	A
既往史	循环系统疾病	先天性心脏病	先天性心脏病患病时长	\	天，周，月，年	A
既往史	循环系统疾病	先天性心脏病	先天性心脏病治疗	药物，手术	\	A
既往史	循环系统疾病	先天性心脏病	先天性心脏病治疗效果	好转，无效	\	A
既往史	循环系统疾病	心脏瓣膜病	心脏瓣膜病	有，无	\	A
既往史	循环系统疾病	心脏瓣膜病	心脏瓣膜病种类	二尖瓣狭窄，二尖瓣关闭不全，主动脉瓣狭窄，主动脉瓣关闭不全，多瓣膜病	\	A
既往史	循环系统疾病	心脏瓣膜病	心脏瓣膜病患病时长	\	天，周，月，年	A
既往史	循环系统疾病	心脏瓣膜病	心脏瓣膜病的治疗	药物，手术	\	A
既往史	循环系统疾病	心脏瓣膜病	心脏瓣膜病治疗效果	好转，无效	\	A
既往史	循环系统疾病	心包疾病	心包疾病	是，否	\	A
既往史	循环系统疾病	心包疾病	心包疾病种类	急性心包炎，心包积液，缩窄性心包炎	\	A
既往史	循环系统疾病	心包疾病	心包疾病患病时长	\	天，周，月，年	A

数据集名称	模块名称	子模块名称	数据元名称	值域	单位	数据等级
既往史	循环系统疾病	心包疾病	心包疾病的治疗	药物，手术	\	A
既往史	循环系统疾病	心包疾病	心包疾病治疗效果	好转，无效	\	A
既往史	循环系统疾病	感染性心内膜炎	感染性心内膜炎	有，无	\	A
既往史	循环系统疾病	感染性心内膜炎	感染性心内膜炎患病时长	\	天，周，月，年	A
既往史	循环系统疾病	感染性心内膜炎	感染性心内膜炎的治疗	药物，手术	\	A
既往史	循环系统疾病	感染性心内膜炎	感染性心内膜炎治疗效果	好转，无效	\	A
既往史	泌尿系统疾病	基础疾病	心肌梗死	有，无	\	A
体格检查	体征	心脏检查	心前区异常搏动	是，否	\	A
体格检查	体征	心脏检查	心前区隆起	是，否	\	A
体格检查	体征	心脏检查	心前区凹陷	是，否	\	A
体格检查	体征	心脏检查	心尖搏动与锁骨中线内外关系	内，外	\	A
体格检查	体征	心脏检查	心尖搏动与锁骨中线距离	\	cm	A
体格检查	体征	心脏检查	心尖搏动强度	正常，异常	\	A
体格检查	体征	心脏检查	心尖区震颤	是，否	\	A
体格检查	体征	心脏检查	心尖区心包摩擦感	是，否	\	A
体格检查	体征	心脏检查	心界范围	\	cm	A
体格检查	体征	心脏检查	心率次数	\	次/分	A
体格检查	体征	心脏检查	心脏杂音	有，无	\	A

数据集名称	模块名称	子模块名称	数据元名称	值域	单位	数据等级
体格检查	体征	心脏检查	心脏杂音种类	心尖区收缩期杂音，心尖区舒张期杂音，主动脉瓣区收缩期杂音，主动脉瓣区舒张期杂音，胸骨左缘第3、4肋间收缩期杂音，肺动脉瓣区收缩期杂音，肺动脉瓣区舒张期杂音，三尖瓣区收缩期杂音，三尖瓣区舒张期杂音，心底部连续性杂音	\	A
体格检查	体征	心脏检查	心律整齐度	是，否	\	A
检验	检验指标	心肌酶	肌酸激酶（8～60IU/L）	\	IU/L	A
检验	检验指标	心肌酶	肌酸激酶同工酶（0～25IU/L）	\	IU/L	A
检验	检验指标	心肌酶	肌酸激酶异型（0～25IU/L）	\	IU/L	A
检验	检验指标	心肌酶	乳酸脱氢酶（100～240IU/L）	\	IU/L	A
检验	检验指标	心肌酶	乳酸脱氢酶同工酶（0～18IU/L）	\	IU/L	A
检验	检验指标	心肌酶	肌钙蛋白T（0～0.03μg/L）	\	μg/L	A
检验	检验指标	心肌酶	肌红蛋白（20～80μg/L）	\	μg/L	A
检验	检验指标	心肌酶	脂肪酸结合蛋白（<5μg/L）	\	μg/L	C
检验	检验指标	血清脂质	胆固醇（<5.2mmol/L）	\	mmol/L	C
检验	检验指标	血清脂质	三酰甘油（0.56～1.70mmol/L）	\	mmol/L	C

数据集名称	模块名称	子模块名称	数据元名称	值域	单位	数据等级
检验	检验指标	血清脂质	乳糜微粒	阳性，阴性	\	C
检验	检验指标	血清脂质	高密度脂蛋白（1.03～2.07mmol/L）	\	mmol/L	C
检验	检验指标	血清脂质	低密度脂蛋白（＜3.12mmol/L）	\	mmol/L	C
检验	检验指标	血清脂质	载脂蛋白 A（0～300mg/L）	\	mg/L	C
检验	检验指标	血清脂质	载脂蛋白 B（1.01±0.21g/L）	\	g/L	C
检验	检验指标	钠尿肽	B 型钠尿肽（0～38pg/ml）	\	pg/ml	A
检验	检验指标	钠尿肽	B 型钠尿肽前体（0～100pg/ml）	\	pg/ml	A
检验	检验指标	高血压三项	肾素（0.33～5.15ng/ml）	\	ng/ml	A
检验	检验指标	高血压三项	血管紧张素（19～115pg/ml）	\	pg/ml	A
检验	检验指标	高血压三项	醛固酮（0.10～0.87nmol/L）	\	nmol/L	A
检验	检验指标	血清电解质	血钾（3.5～5.5mmol/L）	\	mmol/L	A
检验	检验指标	基因多态性	CYP2C19 基因多态性	\	\	C
检验	检验指标	血浆	内皮素 -1（＜0.01mmol/L）	\	mmol/L	A
检验	检验指标	血浆	一氧化氮（＜0.1mmol/L）	\	mmol/L	A

数据集名称	模块名称	子模块名称	数据元名称	值域	单位	数据等级
检验	检验指标	血浆	白细胞介素6（＜3.5mmol/L）	\	mmol/L	A
检验	检验指标	血浆	C反应蛋白（＜5.0mmol/L）	\	mmol/L	A
检验	检验指标	血浆	可溶性致癌抑制因子2（0.5～10mmol/L）	\	mmol/L	A
检验	检验指标	血浆	和肽素（0.04～0.10mmol/L）	\	mmol/L	A
检验	检验指标	血浆	CD62p（＜1.0mmol/L）	\	mmol/L	A
检验	检验指标	血浆	PAC-1（＜1.0mmol/L）	\	mmol/L	A
辅助检查	影像学检查	普通心电图	诊断	正常心电图，异常心电图	\	A
辅助检查	影像学检查	普通心电图	HR（60～100次/分）	\	次/分	A
辅助检查	影像学检查	普通心电图	PR间期（0.12～0.20s）	\	s	A
辅助检查	影像学检查	普通心电图	QRS（0.06～0.10s）	\	s	A
辅助检查	影像学检查	普通心电图	QT（0.36～0.44s）	\	s	A
辅助检查	影像学检查	普通心电图	P/T	\	\	A
辅助检查	影像学检查	动态心电图	诊断	正常心电图，异常心电图	\	A
辅助检查	影像学检查	动态心电图	24小时心搏总数	\	次	A
辅助检查	影像学检查	动态心电图	平均心率	\	次/分	A
辅助检查	影像学检查	动态心电图	最高心率	\	次/分	A
辅助检查	影像学检查	动态心电图	最低心率	\	次/分	A
辅助检查	影像学检查	动态心电图	最低心率发生时间	\	\	A

数据集名称	模块名称	子模块名称	数据元名称	值域	单位	数据等级
辅助检查	影像学检查	动态心电图	心律失常名称	心动过缓，室性期前收缩，ST-T 改变，其他	\	A
辅助检查	影像学检查	动态心电图	异常心搏总数	\	次	A
辅助检查	影像学检查	动态心电图	异常心搏发生时间	\	\	A
辅助检查	影像学检查	动态心电图	QT 时间（0.36～0.44s）	\	s	A
辅助检查	影像学检查	动态心电图	PR 间期（0.12～0.20s）	\	s	A
辅助检查	影像学检查	心脏彩超(经胸,经食管)	超声提示	狭窄、反流、心壁增厚，其他	\	A
辅助检查	影像学检查	心脏彩超(经胸,经食管)	EF（55%～80%）	\	%	A
辅助检查	影像学检查	心脏彩超(经胸,经食管)	左心室（舒张末）（45～50mm）	\	mm	A
辅助检查	影像学检查	心脏彩超(经胸,经食管)	左心房（＜30mm）	\	mm	A
辅助检查	影像学检查	心脏彩超(经胸,经食管)	右心室大小（7～23mm）	\	mm	A
辅助检查	影像学检查	心脏彩超(经胸,经食管)	右心房大小（33～41mm）	\	mm	A
辅助检查	影像学检查	心脏彩超(经胸,经食管)	肺动脉收缩压（PASP, 15～28mmHg）	\	mmHg	A
辅助检查	影像学检查	心脏彩超(经胸,经食管)	室间隔厚度（6～12mm）	\	mm	A
辅助检查	影像学检查	心脏彩超(经胸,经食管)	反流	是，否	\	A
辅助检查	影像学检查	心脏彩超(经胸,经食管)	反流部位	二尖瓣，三尖瓣，主动脉瓣，其他	\	A
辅助检查	影像学检查	心脏彩超(经胸,经食管)	反流面积	\	cm^2	A

数据集名称	模块名称	子模块名称	数据元名称	值域	单位	数据等级
辅助检查	影像学检查	颈动脉彩超	超声提示	是，否	\	A
辅助检查	影像学检查	颈动脉彩超	右颈动脉中膜厚度	\	mm	A
辅助检查	影像学检查	颈动脉彩超	左颈动脉中膜厚度	\	mm	A
辅助检查	影像学检查	颈动脉彩超	回声斑块	有，无	\	A
辅助检查	影像学检查	颈动脉彩超	范围	\	mm	A
辅助检查	影像学检查	颈动脉彩超	狭窄	是，否	\	A
辅助检查	影像学检查	颈动脉彩超	狭窄率	\	%	A
辅助检查	放射	冠脉CTA	血管名称	左主干（LM），左前降支（LAD），左回旋支（LCX），右冠状动脉（RCA）	\	A
辅助检查	放射	冠脉CTA	管腔狭窄率	\	%	A
辅助检查	放射	冠脉CTA	斑块	有，无	\	A
辅助检查	放射	冠脉CTA	斑块性质	钙化，非钙化，混合	\	A
辅助检查	心肺运动	心肺运动	运动能力	正常，异常	\	A
辅助检查	心肺运动	心肺运动	运动总时间	\	min，s	A
辅助检查	心肺运动	心肺运动	最大负荷	\	METs	A
辅助检查	心肺运动	心肺运动	无氧阈时摄氧量	\	ml/(min·kg)	A
辅助检查	心肺运动	心肺运动	分钟通气量	\	L/min	A
辅助检查	心肺运动	心肺运动	呼吸储备	\	%	A
辅助检查	心肺运动	心肺运动	最大心率	\	次/分	A
辅助检查	心肺运动	心肺运动	心率储备	\	%	A
辅助检查	心肺运动	心肺运动	氧脉搏	\	次/分	A

数据集名称	模块名称	子模块名称	数据元名称	值域	单位	数据等级
辅助检查	心肺运动	心肺运动	静息血压	\	mmHg	C
辅助检查	血压	24小时动态血压（全天）	收缩压最大值	\	mmHg	A
辅助检查	血压	24小时动态血压（全天）	收缩压最小值	\	mmHg	A
辅助检查	血压	24小时动态血压（全天）	收缩压平均值	\	mmHg	A
辅助检查	血压	24小时动态血压（全天）	收缩压标准差	\	\	C
辅助检查	血压	24小时动态血压（全天）	收缩压谷峰比值	\	\	C
辅助检查	血压	24小时动态血压（全天）	舒张压最大值	\	mmHg	A
辅助检查	血压	24小时动态血压（全天）	舒张压最小值	\	mmHg	A
辅助检查	血压	24小时动态血压（全天）	舒张压平均值	\	mmHg	A
辅助检查	血压	24小时动态血压（全天）	舒张压标准差	\	\	C
辅助检查	血压	24小时动态血压（全天）	舒张压谷峰比值	\	\	C
辅助检查	血压	24小时动态血压（全天）	心率最大值	\	次/分	A
辅助检查	血压	24小时动态血压（全天）	心率最小值	\	次/分	A
辅助检查	血压	24小时动态血压（全天）	心率平均值	\	次/分	A
辅助检查	血压	24小时动态血压（全天）	心率标准差	\	\	C
辅助检查	血压	24小时动态血压（全天）	心率谷峰比值	\	\	C
辅助检查	血压	24小时动态血压（全天）	平均动脉压最大值	\	mmHg	A
辅助检查	血压	24小时动态血压（全天）	平均动脉压最小值	\	mmHg	A
辅助检查	血压	24小时动态血压（全天）	平均动脉压平均值	\	mmHg	A
辅助检查	血压	24小时动态血压（全天）	平均动脉压标准差	\	\	C

数据集名称	模块名称	子模块名称	数据元名称	值域	单位	数据等级
辅助检查	血压	24小时动态血压（全天）	平均动脉压谷峰比值	\	\	C
辅助检查	血压	24小时动态血压（全天）	收缩压异常	有，无	\	A
辅助检查	血压	24小时动态血压（全天）	舒张压异常	有，无	\	A
辅助检查	血压	24小时动态血压（全天）	心率异常	有，无	\	A
辅助检查	血压	24小时动态血压（全天）	测量次数	\	次	A
辅助检查	血压	24小时动态血压（全天）	收缩期血压负荷	\	%	A
辅助检查	血压	24小时动态血压（全天）	舒张期血压负荷	\	%	A
辅助检查	血压	24小时动态血压（日间）	收缩压最大值	\	mmHg	A
辅助检查	血压	24小时动态血压（日间）	收缩压最小值	\	mmHg	A
辅助检查	血压	24小时动态血压（日间）	收缩压平均值	\	mmHg	A
辅助检查	血压	24小时动态血压（日间）	收缩压标准差	\	\	C
辅助检查	血压	24小时动态血压（日间）	收缩压谷峰比值	\	\	C
辅助检查	血压	24小时动态血压（日间）	舒张压最大值	\	mmHg	A
辅助检查	血压	24小时动态血压（日间）	舒张压最小值	\	mmHg	A
辅助检查	血压	24小时动态血压（日间）	舒张压平均值	\	mmHg	A
辅助检查	血压	24小时动态血压（日间）	舒张压标准差	\	\	C
辅助检查	血压	24小时动态血压（日间）	舒张压谷峰比值	\	\	C
辅助检查	血压	24小时动态血压（日间）	心率最大值	\	次/分	A
辅助检查	血压	24小时动态血压（日间）	心率最小值	\	次/分	A
辅助检查	血压	24小时动态血压（日间）	心率平均值	\	次/分	A

数据集名称	模块名称	子模块名称	数据元名称	值域	单位	数据等级
辅助检查	血压	24小时动态血压（日间）	心率标准差	\	\	C
辅助检查	血压	24小时动态血压（日间）	心率谷峰比值	\	\	C
辅助检查	血压	24小时动态血压（日间）	平均动脉压最大值	\	mmHg	A
辅助检查	血压	24小时动态血压（日间）	平均动脉压最小值	\	mmHg	A
辅助检查	血压	24小时动态血压（日间）	平均动脉压平均值	\	mmHg	A
辅助检查	血压	24小时动态血压（日间）	平均动脉压标准差	\	\	C
辅助检查	血压	24小时动态血压（日间）	平均动脉压谷峰比值	\	\	C
辅助检查	血压	24小时动态血压（日间）	收缩压异常	有，无	\	A
辅助检查	血压	24小时动态血压（日间）	舒张压异常	有，无	\	A
辅助检查	血压	24小时动态血压（日间）	心率异常	有，无	\	A
辅助检查	血压	24小时动态血压（日间）	测量次数	\	次	A
辅助检查	血压	24小时动态血压（日间）	收缩期血压负荷	\	%	A
辅助检查	血压	24小时动态血压（日间）	舒张期血压负荷	\	%	A
辅助检查	血压	24小时动态血压（夜间）	收缩压最大值	\	mmHg	A
辅助检查	血压	24小时动态血压（夜间）	收缩压最小值	\	mmHg	A
辅助检查	血压	24小时动态血压（夜间）	收缩压平均值	\	mmHg	A
辅助检查	血压	24小时动态血压（夜间）	收缩压标准差	\	\	C
辅助检查	血压	24小时动态血压（夜间）	收缩压谷峰比值	\	\	C
辅助检查	血压	24小时动态血压（夜间）	舒张压最大值	\	mmHg	A
辅助检查	血压	24小时动态血压（夜间）	舒张压最小值	\	mmHg	A

数据集名称	模块名称	子模块名称	数据元名称	值域	单位	数据等级
辅助检查	血压	24小时动态血压（夜间）	舒张压平均值	\	mmHg	A
辅助检查	血压	24小时动态血压（夜间）	舒张压标准差	\	\	C
辅助检查	血压	24小时动态血压（夜间）	舒张压谷峰比值	\	\	C
辅助检查	血压	24小时动态血压（夜间）	心率最大值	\	次/分	A
辅助检查	血压	24小时动态血压（夜间）	心率最小值	\	次/分	A
辅助检查	血压	24小时动态血压（夜间）	心率平均值	\	次/分	A
辅助检查	血压	24小时动态血压（夜间）	心率标准差	\	\	C
辅助检查	血压	24小时动态血压（夜间）	心率谷峰比值	\	\	C
辅助检查	血压	24小时动态血压（夜间）	平均动脉压最大值	\	mmHg	A
辅助检查	血压	24小时动态血压（夜间）	平均动脉压最小值	\	mmHg	A
辅助检查	血压	24小时动态血压（夜间）	平均动脉压平均值	\	mmHg	A
辅助检查	血压	24小时动态血压（夜间）	平均动脉压标准差	\	\	A
辅助检查	血压	24小时动态血压（夜间）	平均动脉压谷峰比值	\	\	A
辅助检查	血压	24小时动态血压（夜间）	收缩压异常	有，无	\	A
辅助检查	血压	24小时动态血压（夜间）	舒张压异常	有，无	\	A
辅助检查	血压	24小时动态血压（夜间）	心率异常	有，无	\	A
辅助检查	血压	24小时动态血压（夜间）	测量次数	\	次	A
辅助检查	血压	24小时动态血压（夜间）	收缩期血压负荷	\	%	A
辅助检查	血压	24小时动态血压（夜间）	舒张期血压负荷	\	%	A
辅助检查	血压	四肢血压	左上臂收缩压	\	mmHg	A

数据集名称	模块名称	子模块名称	数据元名称	值域	单位	数据等级
辅助检查	血压	四肢血压	左上臂舒张压	\	mmHg	A
辅助检查	血压	四肢血压	左上臂平均压	\	mmHg	A
辅助检查	血压	四肢血压	左上臂脉压	\	mmHg	A
辅助检查	血压	四肢血压	右上臂收缩压	\	mmHg	A
辅助检查	血压	四肢血压	右上臂舒张压	\	mmHg	A
辅助检查	血压	四肢血压	右上臂平均压	\	mmHg	A
辅助检查	血压	四肢血压	右上臂脉压	\	mmHg	A
辅助检查	血压	四肢血压	左足踝收缩压	\	mmHg	A
辅助检查	血压	四肢血压	左足踝舒张压	\	mmHg	A
辅助检查	血压	四肢血压	左足踝平均压	\	mmHg	A
辅助检查	血压	四肢血压	左足踝脉压	\	mmHg	A
辅助检查	血压	四肢血压	右足踝收缩压	\	mmHg	A
辅助检查	血压	四肢血压	右足踝舒张压	\	mmHg	A
辅助检查	血压	四肢血压	右足踝平均压	\	mmHg	A
辅助检查	血压	四肢血压	右足踝脉压	\	mmHg	A
辅助检查	造影	CAG	心脏转位	是，否	\	A
辅助检查	造影	CAG	血管名称	左主干（LM），左前降支（LAD），左回旋支（LCX），右冠状动脉（RCA）	\	A
辅助检查	造影	CAG	管腔狭窄率	\	%	A
辅助检查	造影	CAG	斑块	是，否	\	A
辅助检查	造影	PCI	PCI支架数目	\	个	A

数据集名称	模块名称	子模块名称	数据元名称	值域	单位	数据等级
辅助检查	造影	PCI	PCI部位	左主干（LM），左前降支（LAD），左回旋支（LCX），右冠状动脉（RCA）	\	A
辅助检查	造影	PCI	PCI并发症	有，无	\	A
辅助诊断	药物试验	阿托品试验	阿托品剂量	\	mg	A
辅助诊断	药物试验	阿托品试验	心率增快	有，无	\	A
辅助诊断	药物试验	多巴酚丁胺负荷试验	多巴酚丁胺剂量	\	mg	A
辅助诊断	药物试验	多巴酚丁胺负荷试验	心率	\	次/分	A
辅助诊断	药物试验	多巴酚丁胺负荷试验	血压	\	mmHg	A
辅助诊断	药物试验	多巴酚丁胺负荷试验	ST位置	不变，上升，下降	\	A
诊疗过程信息	药物治疗	\	给药途径	口服（po），舌下含服（sl），静脉推注（iv），静脉滴注（ivgtt），肌内注射（im），皮下注射（sc），经直肠（pr），鞘内注射，其他	\	A
诊疗过程信息	药物治疗	\	给药频次	1次/日（qd），1次/晚（qn），2次/日（bid），3次/日（tid），1次/12小时（q12h），1次/8小时（q8h），4次/日（qid），其他	\	A
治疗	药物治疗	利尿药	氢氯噻嗪	是，否	\	A
治疗	药物治疗	利尿药	美托拉宗	是，否	\	A
治疗	药物治疗	利尿药	氯噻酮	是，否	\	A
治疗	药物治疗	利尿药	呋塞米	是，否	\	A
治疗	药物治疗	利尿药	布美他尼	是，否	\	A
治疗	药物治疗	利尿药	螺内酯	是，否	\	A

数据集名称	模块名称	子模块名称	数据元名称	值域	单位	数据等级
治疗	药物治疗	利尿药	氨苯蝶啶	是，否	\	A
治疗	药物治疗	利尿药	阿米洛利	是，否	\	A
治疗	药物治疗	血管扩张药	硝酸甘油	是，否	\	A
治疗	药物治疗	血管扩张药	二硝酸异山梨醇酯	是，否	\	A
治疗	药物治疗	血管扩张药	硝普钠	是，否	\	A
治疗	药物治疗	血管扩张药	酚妥拉明	是，否	\	A
治疗	药物治疗	血管扩张药	哌唑嗪	是，否	\	A
治疗	药物治疗	强心药	地高辛	是，否	\	A
治疗	药物治疗	血管紧张素转换酶抑制药	卡托普利	是，否	\	A
治疗	药物治疗	血管紧张素转换酶抑制药	依那普利	是，否	\	A
治疗	药物治疗	血管紧张素转换酶抑制药	福辛普利	是，否	\	A
治疗	药物治疗	血管紧张素转换酶抑制药	赖诺普利	是，否	\	A
治疗	药物治疗	血管紧张素转换酶抑制药	喹那普利	是，否	\	A
治疗	药物治疗	β受体阻滞剂	比索洛尔	是，否	\	A
治疗	药物治疗	β受体阻滞剂	卡维地洛	是，否	\	A
治疗	药物治疗	β受体阻滞剂	美托洛尔	是，否	\	A
治疗	药物治疗	β受体阻滞剂	普萘洛尔	是，否	\	A
治疗	药物治疗	β受体阻滞剂	艾司洛尔	是，否	\	A
治疗	药物治疗	醛固酮拮抗剂	螺内酯	是，否	\	A
治疗	药物治疗	钠通道阻滞剂	奎尼丁	是，否	\	A

数据集名称	模块名称	子模块名称	数据元名称	值域	单位	数据等级
治疗	药物治疗	钠通道阻滞剂	普鲁卡因胺	是,否	\	A
治疗	药物治疗	钠通道阻滞剂	丙吡胺	是,否	\	A
治疗	药物治疗	钠通道阻滞剂	利多卡因	是,否	\	A
治疗	药物治疗	钠通道阻滞剂	美西律	是,否	\	A
治疗	药物治疗	钠通道阻滞剂	莫雷西嗪	是,否	\	A
治疗	药物治疗	钠通道阻滞剂	普罗帕酮	是,否	\	A
治疗	药物治疗	钙通道阻滞剂	维拉帕米	是,否	\	A
治疗	药物治疗	钙通道阻滞剂	氟桂利嗪	是,否	\	A
治疗	药物治疗	钙通道阻滞剂	地尔硫䓬	是,否	\	A
治疗	药物治疗	钙通道阻滞剂	硝苯地平	是,否	\	A
治疗	药物治疗	钙通道阻滞剂	氨氯地平	是,否	\	A
治疗	药物治疗	钙通道阻滞剂	尼卡地平	是,否	\	A
治疗	药物治疗	钙通道阻滞剂	非洛地平	是,否	\	A
治疗	药物治疗	钙通道阻滞剂	尼群地平	是,否	\	A
治疗	药物治疗	降脂药	洛伐他汀	是,否	\	A
治疗	药物治疗	降脂药	普伐他汀	是,否	\	A
治疗	药物治疗	降脂药	辛伐他汀	是,否	\	A
治疗	药物治疗	降脂药	氟伐他汀	是,否	\	A
治疗	药物治疗	抗血小板药	阿司匹林	是,否	\	A
治疗	药物治疗	抗血小板药	氯吡格雷	是,否	\	A

数据集名称	模块名称	子模块名称	数据元名称	值域	单位	数据等级
治疗	药物治疗	抗血小板药	双嘧达莫	是，否	\	A
治疗	药物治疗	抗凝治疗	肝素	是，否	\	A
治疗	药物治疗	抗凝治疗	低分子量肝素	是，否	\	A
治疗	药物治疗	抗凝治疗	华法林	是，否	\	A
治疗	药物治疗	抗凝治疗	达比加群	是，否	\	A
治疗	药物治疗	抗凝治疗	利伐沙班	是，否	\	A
治疗	药物治疗	抗凝治疗	阿哌沙班	是，否	\	A
治疗	药物治疗	抗凝治疗	依度沙班	是，否	\	A
治疗	药物治疗	溶栓	重组组织型纤溶酶原激活剂（rtPA）	是，否	\	A
治疗	药物治疗	溶栓	尿激酶	是，否	\	A
治疗	药物治疗	止血药	氨基己酸	是，否	\	A
治疗	药物治疗	止血药	氨甲苯酸	是，否	\	A
治疗	药物治疗	止血药	巴曲酶	是，否	\	A
治疗	药物治疗	其他	吗啡	是，否	\	A
治疗	药物治疗	其他	不饱和脂肪酸	是，否	\	A
治疗	药物治疗	其他	ATP	是，否	\	A
治疗	药物治疗	其他	辅酶A	是，否	\	A
治疗	药物治疗	其他	辅酶Q10	是，否	\	A
诊断	诊断描述	心脏瓣膜病	风湿性二尖瓣狭窄	是，否	\	A
诊断	诊断描述	心脏瓣膜病	风湿性二尖瓣关闭不全	是，否	\	A

数据集名称	模块名称	子模块名称	数据元名称	值域	单位	数据等级
诊断	诊断描述	心脏瓣膜病	二尖瓣狭窄伴有关闭不全	是，否	\	A
诊断	诊断描述	心脏瓣膜病	风湿性主动脉瓣狭窄	是，否	\	A
诊断	诊断描述	心脏瓣膜病	风湿性主动脉瓣关闭不全	是，否	\	A
诊断	诊断描述	心脏瓣膜病	风湿性主动脉瓣狭窄伴有关闭不全	是，否	\	A
诊断	诊断描述	心脏瓣膜病	风湿性三尖瓣关闭不全	是，否	\	A
诊断	诊断描述	心脏瓣膜病	风湿性多个心脏瓣膜疾病	是，否	\	A
诊断	诊断描述	高血压	临界性高血压	是，否	\	A
诊断	诊断描述	高血压	恶性高血压	是，否	\	A
诊断	诊断描述	高血压	高血压1级	是，否	\	A
诊断	诊断描述	高血压	高血压2级	是，否	\	A
诊断	诊断描述	高血压	高血压3级	是，否	\	A
诊断	诊断描述	高血压	良性高血压	是，否	\	A
诊断	诊断描述	高血压	原发性高血压	是，否	\	A
诊断	诊断描述	高血压	肾性高血压	是，否	\	A
诊断	诊断描述	高血压	肾血管性高血压	是，否	\	A
诊断	诊断描述	心绞痛	不稳定型心绞痛	是，否	\	A
诊断	诊断描述	心绞痛	稳定型心绞痛	是，否	\	A
诊断	诊断描述	心绞痛	急性ST段抬高型前壁心肌梗死	是，否	\	A

数据集名称	模块名称	子模块名称	数据元名称	值域	单位	数据等级
诊断	诊断描述	心绞痛	急性ST段抬高型前间壁心肌梗死	是，否	\	A
诊断	诊断描述	心绞痛	急性前壁心肌梗死	是，否	\	A
诊断	诊断描述	心绞痛	急性ST段抬高型广泛前壁心肌梗死	是，否	\	A
诊断	诊断描述	心绞痛	急性广泛前壁心肌梗死	是，否	\	A
诊断	诊断描述	心绞痛	急性ST段抬高型下壁心肌梗死	是，否	\	A
诊断	诊断描述	心绞痛	急性ST段抬高型下侧壁心肌梗死	是，否	\	A
诊断	诊断描述	心绞痛	急性下壁心肌梗死	是，否	\	A
诊断	诊断描述	心绞痛	急性ST段抬高型正后壁心肌梗死	是，否	\	A
诊断	诊断描述	心绞痛	急性非ST段抬高型心肌梗死	是，否	\	A
诊断	诊断描述	心绞痛	冠状动脉支架内血栓形成	是，否	\	A
诊断	诊断描述	心绞痛	冠状动脉粥样硬化	是，否	\	A
诊断	诊断描述	心绞痛	冠状动脉粥样硬化性心脏病	是，否	\	A
诊断	诊断描述	心绞痛	陈旧性心肌梗死	是，否	\	A
诊断	诊断描述	心律失常	一度房室传导阻滞	是，否	\	A
诊断	诊断描述	心律失常	二度房室传导阻滞	是，否	\	A
诊断	诊断描述	心律失常	二度Ⅰ型房室传导阻滞	是，否	\	A

数据集名称	模块名称	子模块名称	数据元名称	值域	单位	数据等级
诊断	诊断描述	心律失常	二度Ⅱ型房室传导阻滞	是，否	\	A
诊断	诊断描述	心律失常	三度房室传导阻滞	是，否	\	A
诊断	诊断描述	心律失常	右束支传导阻滞	是，否	\	A
诊断	诊断描述	心律失常	不完全性右束支传导阻滞	是，否	\	A
诊断	诊断描述	心律失常	完全性右束支传导阻滞	是，否	\	A
诊断	诊断描述	心律失常	窦房传导阻滞	是，否	\	A
诊断	诊断描述	心律失常	预激综合征	是，否	\	A
诊断	诊断描述	心律失常	隐性预激综合征	是，否	\	A
诊断	诊断描述	心律失常	房室结双径路	是，否	\	A
诊断	诊断描述	心律失常	阿-斯综合征	是，否	\	A
诊断	诊断描述	心律失常	心搏骤停	是，否	\	A
诊断	诊断描述	心律失常	室上性心动过速	是，否	\	A
诊断	诊断描述	心律失常	室性心动过速	是，否	\	A
诊断	诊断描述	心律失常	心房颤动和心房扑动	是，否	\	A
诊断	诊断描述	心律失常	心室颤动	是，否	\	A
诊断	诊断描述	心律失常	Brugada综合征	是，否	\	A
诊断	诊断描述	心律失常	房性期前收缩	是，否	\	A
诊断	诊断描述	心律失常	交界性期前收缩	是，否	\	A
诊断	诊断描述	心律失常	室性期前收缩	是，否	\	A
诊断	诊断描述	心功能不全	右心衰竭	是，否	\	A

数据集名称	模块名称	子模块名称	数据元名称	值域	单位	数据等级
诊断	诊断描述	心功能不全	全心衰竭	是，否	\	A
诊断	诊断描述	心功能不全	左心衰竭	是，否	\	A
诊断	诊断描述	心功能不全	心功能Ⅰ级	是，否	\	A
诊断	诊断描述	心功能不全	心功能Ⅱ级	是，否	\	A
诊断	诊断描述	心功能不全	心功能Ⅲ级	是，否	\	A
诊断	诊断描述	心功能不全	心功能Ⅳ级	是，否	\	A

7. 八大系统数据元——神经系统

模块名称	参考标准
7. 八大系统数据元——神经系统	中华人民共和国卫生行业标准 WS 445.14—2014 电子病历基本数据集 第 14 部分：住院医嘱 《内科学》，第 9 版，人民卫生出版社 《神经病学》，第 9 版，人民卫生出版社 《医学影像学》，第 5 版，高等教育出版社 《超声医学》，人民卫生出版社 《新编药物学》，第 18 版，人民卫生出版社 《疾病和有关健康问题的国际统计编码分类 ICD-10》，第 2 版，人民卫生出版社

数据集名称	模块名称	子模块名称	数据元名称	值域	单位	数据等级
现病史	症状	起病相关情况	首次发作年龄	\	岁	A
现病史	症状	起病相关情况	发作频率	\	次/天，次/月，次/年	A
现病史	症状	起病相关情况	发作持续时间	\	秒，分，小时	A
现病史	症状	抽搐	抽搐发病性质	间歇性，持续性，一过性，其他	\	A
现病史	症状	抽搐	发作前先兆、前驱症状	是，否	\	A
现病史	症状	抽搐	意识丧失	是，否	\	A
现病史	症状	抽搐	回忆（发作过程）	是，否	\	A
现病史	症状	抽搐	抽搐部位	全身，手部，肢体，手指，腕，下肢，口角，眼眶	\	A

数据集名称	模块名称	子模块名称	数据元名称	值域	单位	数据等级
现病史	症状	抽搐	抽搐性质	僵直，强直，阵挛，扑翼样震颤，角弓反张	\	A
现病史	症状	抽搐伴随症状	抽搐伴出汗	有，无	\	A
现病史	症状	抽搐伴随症状	抽搐伴心慌	有，无	\	A
现病史	症状	抽搐伴随症状	抽搐伴瞳孔散大	有，无	\	A
现病史	症状	抽搐伴随症状	抽搐相关（瞳孔对光反射）	灵敏，减弱，消失	\	A
现病史	症状	抽搐伴随症状	抽搐相关（脸色）	苍白，潮红，发绀	\	A
现病史	症状	抽搐伴随症状	抽搐伴失禁	有，无	\	A
现病史	症状	抽搐伴随症状	抽搐相关（伤害身体）	咬破舌，跌破头部，擦伤，骨折	\	A
现病史	症状	头痛	头痛发作持续时间	\	秒，分，小时	A
现病史	症状	头痛	头痛形式	间歇性，持续性，周期性，一过性，发作性，突然发生，缓慢加重，凌晨，睡眠	\	A
现病史	症状	头痛	头痛程度	轻，中，重	\	A
现病史	症状	头痛	头痛部位	单侧，双侧，额部，枕部，颞部	\	A
现病史	症状	头痛	头痛性质	搏动性，针刺样，闷痛，紧箍感，胀痛，钝痛，跳痛，雷击样，爆裂样，刀割样，烧灼样	\	A
现病史	症状	头痛	加重/减轻诱因	咳嗽，喷嚏，摇头，俯身，坐位，立位，季节，气候，饮食，睡眠，月经周期，咀嚼，洗脸，吞咽，用力	\	A
现病史	症状	头痛伴随症状	头痛伴剧烈呕吐	有，无	\	A
现病史	症状	头痛伴随症状	头痛伴眩晕	有，无	\	A
现病史	症状	头痛伴随症状	头痛伴精神症状	有，无	\	A
现病史	症状	头痛伴随症状	头痛伴意识障碍	有，无	\	A

数据集名称	模块名称	子模块名称	数据元名称	值域	单位	数据等级
现病史	症状	头痛伴随症状	头痛伴视力障碍	视物模糊，失明，视野缺损，复视，眼球震颤	\	A
现病史	症状	头痛伴随症状	头痛伴脑膜刺激征	有，无	\	A
现病史	症状	头痛伴随症状	头痛伴癫痫发作	有，无	\	A
现病史	症状	眩晕	发作持续时间	\	秒，分，小时	A
现病史	症状	眩晕	发病性质	间歇性，持续性，一过性，发作性，其他	\	A
现病史	症状	眩晕	眩晕程度	轻度，中度，重度	\	A
现病史	症状	眩晕	眩晕性质	旋转（感），摇晃（感），移动（感）/位置变化，头重脚轻，眼花	\	A
现病史	症状	眩晕	加重/减轻诱因	咳嗽，喷嚏，摇头，俯身，坐位，立位	\	A
现病史	症状	眩晕伴随症状	眩晕伴恶心、呕吐	有，无	\	A
现病史	症状	眩晕伴随症状	眩晕伴耳鸣	有，无	\	A
现病史	症状	眩晕伴随症状	眩晕伴出汗	有，无	\	A
现病史	症状	眩晕伴随症状	眩晕伴心悸	有，无	\	A
现病史	症状	眩晕伴随症状	眩晕伴血压/脉搏改变	有，无	\	A
现病史	症状	眩晕伴随症状	眩晕伴听力下降/减退	有，无	\	A
现病史	症状	眩晕伴随症状	眩晕伴共济失调	有，无	\	A
现病史	症状	眩晕伴随症状	眩晕伴眼球震颤	有，无	\	A
现病史	主诉	晕厥	晕厥（诱因）	疼痛，情绪紧张，恐惧，轻微出血，排尿，咳嗽	\	A
现病史	症状	晕厥	晕厥发作持续时间	\	秒，分	A

数据集名称	模块名称	子模块名称	数据元名称	值域	单位	数据等级
现病史	症状	晕厥	晕厥	有，无	\	A
现病史	症状	晕厥伴随症状	晕厥伴随抽搐	有，无	\	A
现病史	症状	晕厥伴随症状	晕厥伴随头痛	有，无	\	A
现病史	症状	晕厥伴随症状	晕厥伴随意识丧失	有，无	\	A
现病史	主诉	意识障碍	意识障碍（服用药物/食物）	吗啡，巴比妥，有机磷杀虫剂，颠茄类，蘑菇，毒蕈，酒精，氰化物	\	A
现病史	主诉	意识障碍	意识障碍（诱因）	一氧化碳，毒蛇咬伤，中暑，日射病，热射病，触电，高山病	\	A
现病史	症状	起病相关情况	意识障碍发作持续时间	\	天，小时，分钟，秒	A
现病史	症状	意识障碍	嗜睡	有，无	\	A
现病史	症状	意识障碍	意识模糊	有，无	\	A
现病史	症状	意识障碍	昏睡	有，无	\	A
现病史	症状	意识障碍	谵妄	有，无	\	A
现病史	症状	意识障碍	昏迷	轻度，中度，重度	\	A
现病史	症状	意识障碍伴随症状	意识障碍伴随瞳孔散大	有，无	\	A
现病史	症状	意识障碍伴随症状	意识障碍伴随瞳孔缩小	有，无	\	A
现病史	症状	意识障碍伴随症状	意识障碍伴随脑膜刺激征	有，无	\	A
现病史	症状	意识障碍伴随症状	意识障碍伴随瘫痪	有，无	\	A
现病史	症状	晕厥	晕厥	有，无	\	A
现病史	症状	晕厥伴随症状	晕厥伴随抽搐	有，无	\	A
现病史	症状	晕厥伴随症状	晕厥伴随头痛	有，无	\	A
现病史	症状	抑郁	情绪低落	有，无	\	B

数据集名称	模块名称	子模块名称	数据元名称	值域	单位	数据等级
现病史	症状	抑郁	兴趣缺乏	有，无	\	B
现病史	症状	抑郁	快感缺失	有，无	\	B
现病史	症状	抑郁	思维迟缓	有，无	\	B
现病史	症状	抑郁	运动性迟滞	有，无	\	B
现病史	症状	抑郁	运动性迟滞的种类	木僵，亚木僵	\	B
现病史	症状	抑郁	运动性激越	有，无	\	B
现病史	症状	抑郁	运动性激越的种类	烦躁不安，紧张，攻击行为	\	B
现病史	症状	抑郁	自责或自罪	有，无	\	B
现病史	症状	抑郁	自杀观念或行动	有，无	\	B
现病史	症状	抑郁	幻觉	有，无	\	B
现病史	症状	抑郁	妄想	有，无	\	B
现病史	症状	躯体症状	睡眠障碍	有，无	\	B
现病史	症状	躯体症状	睡眠障碍的种类	嗜睡，失眠，入睡困难，易醒，早醒，多梦	\	B
现病史	症状	躯体症状	食欲缺乏	有，无	\	A
现病史	症状	躯体症状	体重下降	有，无	\	A
现病史	症状	躯体症状	性欲减退	有，无	\	A
现病史	症状	躯体症状	便秘	有，无	\	A
现病史	症状	躯体症状	躯体疼痛	有，无	\	A

数据集名称	模块名称	子模块名称	数据元名称	值域	单位	数据等级
现病史	症状	躯体症状	疲惫乏力	有，无	\	A
现病史	症状	伴随症状（自主神经功能紊乱）	尿意频繁	有，无	\	A
现病史	症状	瘫痪	瘫痪形式	急性，慢性，波动，进展	\	A
现病史	症状	瘫痪	瘫痪部位	左侧，右侧，下肢，上肢，远端，近端，偏瘫，单瘫，部分（肌群），高位，低位，节段	\	A
现病史	症状	瘫痪	瘫痪性质	痉挛性，弛缓性	\	A
现病史	症状	瘫痪	瘫痪表现	坐，立，行走，进食，言语，呼吸，上下楼，精细动作	\	A
现病史	症状	瘫痪伴随症状	瘫痪伴随感觉异常/减退	有，无	\	A
现病史	症状	瘫痪伴随症状	瘫痪伴随疼痛	有，无	\	A
现病史	症状	瘫痪伴随症状	瘫痪伴随抽搐	有，无	\	A
现病史	症状	瘫痪伴随症状	瘫痪伴随肌肉萎缩	有，无	\	A
现病史	症状	瘫痪伴随症状	瘫痪伴随括约肌功能障碍	大便失禁，尿失禁，大小便失禁	\	A
现病史	症状	瘫痪伴随症状	瘫痪伴随阳痿	有，无	\	A
既往史	手术史	\	头部外伤手术	有，无	\	A
既往史	手术史	\	脑肿瘤手术	有，无	\	A
既往史	感染史	\	脑炎	有，无	\	A
既往史	中毒史	\	中毒史	有，无	\	A
既往史	过敏史	\	过敏史	有，无	\	A
既往史	内科疾病	基础疾病	颈椎病	有，无	\	A

数据集名称	模块名称	子模块名称	数据元名称	值域	单位	数据等级
既往史	内科疾病	基础疾病	腰椎管狭窄	有，无	\	A
既往史	内科疾病	基础疾病	紫癜	有，无	\	A
既往史	内科疾病	基础疾病	脑栓塞	有，无	\	A
既往史	内科疾病	基础疾病	脑出血	有，无	\	A
既往史	内科疾病	基础疾病	老年痴呆	有，无	\	A
体格检查	意识状态检查	意识障碍评分	glasgow 评分	\	分	A
体格检查	意识状态检查	意识障碍评分	glasgow-pittsburgh 评分	\	分	A
体格检查	意识状态检查	眼征	瞳孔	左侧，右侧，散大，缩小，针尖样，固定	mm	A
体格检查	意识状态检查	眼征	瞳孔大小 左侧 / 右侧	\	mm / mm	A
体格检查	意识状态检查	眼征	瞳孔对称性	对称，不对称/不等大	\	A
体格检查	意识状态检查	眼征	瞳孔直接/间接对光反射	灵敏，消失	\	A
体格检查	意识状态检查	眼征	眼底	视神经盘水肿，出血	\	B
体格检查	意识状态检查	眼征	眼球	突出，凹陷	\	B
体格检查	意识状态检查	眼征	眼球运动	同向性偏斜，垂直性运动障碍，分离性运动，眼球浮动	\	B
体格检查	意识状态检查	疼痛刺激	按压/疼痛刺激	无反应，单侧，不对称，去皮质强直（上肢屈曲、下肢伸直），去大脑强直（四肢伸直、肌张力增高、角弓反张），膝部屈曲	\	B
体格检查	意识状态检查	瘫痪体征	面瘫	一侧，鼻唇沟变浅，口角低垂，睑裂增宽	\	B
体格检查	意识状态检查	瘫痪体征	坠落试验	阳性，阴性	\	B

数据集名称	模块名称	子模块名称	数据元名称	值域	单位	数据等级
体格检查	意识状态检查	脑干反射	睫脊反射	阳性，阴性	\	B
体格检查	意识状态检查	脑干反射	角膜反射	存在，消失	\	B
体格检查	意识状态检查	脑干反射	头眼反射	存在，消失	\	B
体格检查	意识状态检查	脑干反射	眼前庭反射	存在，消失	\	B
体格检查	意识状态检查	脑膜刺激征	屈颈试验/颈强直	阳性，阴性	\	A
体格检查	意识状态检查	脑膜刺激征	Kernig征（克尼格征）	阳性，阴性	\	A
体格检查	意识状态检查	脑膜刺激征	Brudzinski征（布鲁津斯基征）	阳性，阴性	\	A
体格检查	意识状态检查	其他	咳嗽/吞咽反射	减弱，消失	\	A
体格检查	意识状态检查	其他	自主运动	有，无	\	A
体格检查	意识状态检查	其他	失禁	有，无	\	A
体格检查	精神状态和高级皮质功能检查	认知功能（记忆力）	瞬时记忆障碍	有，无	\	B
体格检查	精神状态和高级皮质功能检查	认知功能（记忆力）	短时记忆障碍	有，无	\	B
体格检查	精神状态和高级皮质功能检查	认知功能（记忆力）	长时记忆障碍	有，无	\	B
体格检查	精神状态和高级皮质功能检查	认知功能（计算力）	计算力障碍	有，无	\	B
体格检查	精神状态和高级皮质功能检查	认知功能（定向力）	时间定向力障碍	有，无	\	B
体格检查	精神状态和高级皮质功能检查	认知功能（定向力）	地点定向力障碍	有，无	\	B

数据集名称	模块名称	子模块名称	数据元名称	值域	单位	数据等级
体格检查	精神状态和高级皮质功能检查	认知功能（定向力）	人物定向力障碍	有，无	\	B
体格检查	精神状态和高级皮质功能检查	认知功能	失语	有，无	\	C
体格检查	精神状态和高级皮质功能检查	认知功能	失用	有，无	\	C
体格检查	精神状态和高级皮质功能检查	认知功能	失认	有，无	\	C
体格检查	精神状态和高级皮质功能检查	认知功能（视空间技能和执行技能）	视空间技能障碍	有，无	\	C
体格检查	精神状态和高级皮质功能检查	认知功能（视空间技能和执行技能）	执行技能障碍	有，无	\	C
体格检查	脑神经检查	嗅神经	嗅觉丧失/减退	有，无	\	B
体格检查	脑神经检查	嗅神经	嗅觉过敏	有，无	\	B
体格检查	脑神经检查	嗅神经	幻嗅	有，无	\	B
体格检查	脑神经检查	视神经	视力	正常，障碍，0.X，1.X，减退，失明	\	A
体格检查	脑神经检查	视神经	视野	正常，缺损	\	A
体格检查	脑神经检查	视神经	视神经盘水肿	有，无	\	A
体格检查	脑神经检查	视神经	视神经萎缩	有，无	\	A
体格检查	脑神经检查	动眼神经、滑车神经和展神经	同眼征	有，无	\	B
体格检查	脑神经检查	三叉神经	感觉缺失	洋葱样，痛觉，温度觉，触觉，振动觉	\	B
体格检查	脑神经检查	三叉神经	咀嚼肌无力/萎缩	有，无	\	B

数据集名称	模块名称	子模块名称	数据元名称	值域	单位	数据等级
体格检查	脑神经检查	三叉神经	下颌反射亢进	有，无	\	B
体格检查	脑神经检查	三叉神经	角膜反射消失	一侧，双侧	\	A
体格检查	脑神经检查	面神经	周围性面瘫	鼻唇沟变浅，瞬目减慢，皱纹减少，眼睑闭合不全，睫毛征阳性，面肌痉挛	\	A
体格检查	脑神经检查	面神经	中枢性面瘫	面肌瘫痪	\	A
体格检查	脑神经检查	位听神经（蜗神经）	Rinne试验（林纳试验）	阳性，阴性	\	C
体格检查	脑神经检查	位听神经（蜗神经）	Weber试验（韦伯试验）	阳性，阴性	\	C
体格检查	脑神经检查	位听神经（蜗神经）	耳鸣	有，无	\	C
体格检查	脑神经检查	位听神经（蜗神经）	耳聋	传导性，感音性	\	C
体格检查	脑神经检查	位听神经（前庭神经）	前庭功能障碍	眩晕，呕吐，眼球震颤，平衡障碍	\	C
体格检查	脑神经检查	位听神经（前庭神经）	冷热水试验	阳性，阴性	\	C
体格检查	脑神经检查	位听神经（前庭神经）	转椅试验	阳性，阴性	\	C
体格检查	脑神经检查	舌咽神经	延髓麻痹	一侧，双侧，腭/舌/声带麻痹，声音嘶哑，饮水呛咳	\	B
体格检查	脑神经检查	舌咽神经	咽反射	存在，亢进	\	B
体格检查	脑神经检查	舌咽神经	味觉	正常，缺失	\	B
体格检查	脑神经检查	迷走神经	眼心反射	亢进，减退，消失	\	B
体格检查	脑神经检查	迷走神经	颈动脉窦反射	正常，过敏	\	B
体格检查	脑神经检查	副神经	转颈	正常，无力	\	B
体格检查	脑神经检查	副神经	耸肩	正常，无力	\	B
体格检查	脑神经检查	副神经	胸锁乳突肌	正常，萎缩，斜颈	\	B
体格检查	脑神经检查	副神经	斜方肌	正常，萎缩，垂肩	\	B

数据集名称	模块名称	子模块名称	数据元名称	值域	单位	数据等级
体格检查	脑神经检查	舌下神经	舌下神经麻痹	伸舌偏斜,舌肌萎缩,肌束颤动,吞咽困难,构音障碍	\	B
体格检查	运动系统检查	肌容积	肌肉	正常,肌萎缩,假性肥大,束颤	\	A
体格检查	运动系统检查	肌张力	肌张力	减低,增高	\	A
体格检查	运动系统检查	肌力	肌力(0~5级)	\	级	A
体格检查	运动系统检查	肌力	上肢平伸试验	阳性,阴性	\	B
体格检查	运动系统检查	肌力	Barre分指试验(巴利分指试验)	阳性,阴性	\	B
体格检查	运动系统检查	肌力	小指征	阳性,阴性	\	B
体格检查	运动系统检查	肌力	下肢轻瘫试验	阳性,阴性	\	B
体格检查	运动系统检查	不自主运动	不自主运动	舞蹈样动作,手足徐动,肌束颤动,肌痉挛,震颤,肌张力障碍	\	B
体格检查	运动系统检查	共济运动	指鼻试验	阳性,阴性	\	B
体格检查	运动系统检查	共济运动	反击征	阳性,阴性	\	B
体格检查	运动系统检查	共济运动	跟-膝-胫试验	阳性,阴性	\	B
体格检查	运动系统检查	共济运动	轮替试验	阳性,阴性	\	B
体格检查	运动系统检查	共济运动	起坐试验	阳性,阴性	\	B
体格检查	运动系统检查	共济运动	闭目难立征(龙贝格征)	阳性,阴性	\	B
体格检查	运动系统检查	姿势与步态	步态	痉挛性偏瘫步态,慌张步态,摇摆步态,跨阈步态,共济失调步态	\	B
体格检查	感觉系统检查	浅感觉	痛觉	正常,障碍,亢进,减退	\	B
体格检查	感觉系统检查	浅感觉	触觉	正常,障碍,亢进,减退	\	B

数据集名称	模块名称	子模块名称	数据元名称	值域	单位	数据等级
体格检查	感觉系统检查	浅感觉	温度觉	正常，障碍，亢进，减退	\	B
体格检查	感觉系统检查	深感觉	运动觉	正常，障碍，亢进，减退	\	B
体格检查	感觉系统检查	深感觉	位置觉	正常，障碍，亢进，减退	\	B
体格检查	感觉系统检查	深感觉	振动觉	正常，障碍，亢进，减退	\	B
体格检查	感觉系统检查	复合（皮质）感觉	定位觉	正常，障碍，亢进，减退	\	B
体格检查	感觉系统检查	复合（皮质）感觉	两点辨别觉	正常，障碍，亢进，减退	\	B
体格检查	感觉系统检查	复合（皮质）感觉	图形觉	正常，障碍，亢进，减退	\	B
体格检查	感觉系统检查	复合（皮质）感觉	实体觉	正常，障碍，亢进，减退	\	B
体格检查	反射检查	深反射	肱二头肌反射	正常，障碍，亢进，减退	\	B
体格检查	反射检查	深反射	肱三头肌反射	正常，障碍，亢进，减退	\	B
体格检查	反射检查	深反射	桡骨膜反射	正常，障碍，亢进，减退	\	B
体格检查	反射检查	深反射	膝反射	正常，障碍，亢进，减退	\	B
体格检查	反射检查	深反射	踝反射	正常，障碍，亢进，减退	\	B
体格检查	反射检查	深反射	阵挛	正常，障碍，亢进，减退	\	B
体格检查	反射检查	深反射	Hoffmann征（霍夫曼征）	阳性，阴性	\	B
体格检查	反射检查	深反射	Rossolimo征（罗索利莫征）	阳性，阴性	\	B
体格检查	反射检查	浅反射	腹壁反射	正常，障碍，亢进，减退	\	B
体格检查	反射检查	浅反射	提睾反射	正常，障碍，亢进，减退	\	B
体格检查	反射检查	浅反射	肛门反射	正常，障碍，亢进，减退	\	B
体格检查	反射检查	浅反射	跖反射	正常，障碍，亢进，减退	\	B

数据集名称	模块名称	子模块名称	数据元名称	值域	单位	数据等级
体格检查	反射检查	病理反射	Babinski征（巴宾斯基征）	阳性，阴性	\	B
体格检查	反射检查	病理反射	Chaddock征（查多克征）	阳性，阴性	\	B
体格检查	反射检查	病理反射	Oppenheim征（奥本海姆征）	阳性，阴性	\	B
体格检查	反射检查	病理反射	Scheffer征	阳性，阴性	\	B
体格检查	反射检查	病理反射	Pussep征（普谢普征）	阳性，阴性	\	B
体格检查	反射检查	病理反射	强握反射	阳性，阴性	\	B
体格检查	反射检查	病理反射	脊髓自主反射	阳性，阴性	\	B
体格检查	反射检查	自主神经反射	竖毛试验	阳性，阴性	\	B
体格检查	反射检查	自主神经反射	皮肤划痕试验	阳性，阴性	\	B
体格检查	反射检查	自主神经反射	眼心反射	阳性，阴性	\	B
体格检查	反射检查	自主神经反射	卧立位试验	阳性，阴性	\	B
体格检查	反射检查	自主神经反射	汗腺分泌发汗试验	阳性，阴性	\	B
检验	脑脊液	腰椎穿刺侧卧位	压力	\	mmHg	A
检验	脑脊液	生化检查	性状	无色透明，血性，粉红色，黄色，云雾状，微绿色	\	B
检验	脑脊液	生化检查	白细胞总数（WBC）	\	$\times 10^6/L$	A
检验	脑脊液	生化检查	红细胞总数（RBC）	\	$\times 10^6/L$	A
检验	脑脊液	生化检查	蛋白（CFS-TP）	\	g/L	A
检验	脑脊液	生化检查	糖（GLU）	\	mmol/L	A

数据集名称	模块名称	子模块名称	数据元名称	值域	单位	数据等级
检验	脑脊液	生化检查	氯（Cl）	\	mmol/L	A
检验	脑脊液	特殊检查	细胞	中性粒细胞，淋巴细胞，吞噬细胞，嗜酸性粒细胞，其他	\	B
检验	脑脊液	特殊检查	细胞	增多	\	B
检验	脑脊液	特殊检查	蛋白电泳	前白蛋白，白蛋白，α₁球蛋白，α₂球蛋白，β₁球蛋白，β₂球蛋白，γ球蛋白，其他	\	B
检验	脑脊液	特殊检查	蛋白电泳	增高	\	B
检验	脑脊液	特殊检查	免疫球蛋白（IgG）	\	mg/L	B
检验	脑脊液	特殊检查	免疫球蛋白（IgM）	\	mg/L	B
检验	脑脊液	特殊检查	寡克隆区带/OB	阴性，阳性	\	B
检验	脑脊液	病原学检查	病毒	单纯疱疹病毒（HSV），巨细胞病毒（CMV），风疹病毒（RV），EB病毒（EBV）	\	B
检验	脑脊液	病原学检查	病毒	阴性，阳性	\	B
检验	脑脊液	病原学检查	隐球菌脑脊液墨汁染色	阴性，阳性	\	B
检验	脑脊液	病原学检查	结核杆菌	阴性，阳性	\	B
检验	脑脊液	病原学检查	寄生虫	囊虫特异性抗体，血吸虫特异性抗体，其他	\	B
检验	脑脊液	病原学检查	寄生虫	阴性，阳性	\	B
辅助检查	影像学检查	头颅平片	骨折、缺损	有，无	\	B
辅助检查	影像学检查	头颅CT	异常密度（肿瘤、出血、梗死）	有，无	\	A

数据集名称	模块名称	子模块名称	数据元名称		值域	单位	数据等级
辅助检查	影像学检查	头颅CT	异常密度		低密度，高密度，不均匀混合密度	\	A
辅助检查	影像学检查	头颅CT	异常密度大小		\	mm	A
辅助检查	影像学检查	头颅CT	异常密度部位	左	额叶，颞叶，顶叶，枕叶，丘脑，小脑，脑桥，脑干，蛛网膜，硬膜	\	A
				右			
辅助检查	影像学检查	头颅CT	脑动脉狭窄/闭塞	左	基底动脉，前动脉，中动脉，后动脉	\	A
				右			
辅助检查	影像学检查	头颅CT	脑动脉囊/瘤状突起	左	基底动脉，前动脉，中动脉，后动脉	\	A
				右			
辅助检查	影像学检查	头颅CT	脑动脉充盈缺损	左	基底动脉，前动脉，中动脉，后动脉	\	A
				右			
辅助检查	影像学检查	头颅CT	烟雾病		有，无	\	A
辅助检查	影像学检查	头颅CT	脑室扩张(脑积水)	左	侧脑室，第三脑室，第四脑室	\	A
				右			
辅助检查	影像学检查	头颅CT	脑疝		大脑镰，小脑幕	\	A
辅助检查	影像学检查	颈椎/胸椎/腰椎(髓)CT	异常密度（肿瘤、出血、梗死）		有，无	\	A
辅助检查	影像学检查	颈椎/胸椎/腰椎(髓)CT	异常密度		低密度，高密度，不均匀混合密度	\	A
辅助检查	影像学检查	颈椎/胸椎/腰椎(髓)CT	异常信号大小		\	mm	A
辅助检查	影像学检查	颈椎/胸椎/腰椎(髓)CT	异常信号部位		节段（颈椎 $C_2 \sim C_7$/胸椎 $T_1 \sim T_{12}$/腰椎 $L_1 \sim L_5$/骶椎 $S_1 \sim S_4$），腰髓，胸髓，颈髓，硬膜囊，脊膜囊，椎间孔，马尾，椎旁，终丝，骶管	\	A

数据集名称	模块名称	子模块名称	数据元名称		值域	单位	数据等级
辅助检查	影像学检查	头颅MR	异常信号（肿瘤、出血、梗死）		有，无	\	A
辅助检查	影像学检查	头颅MR	异常信号		高信号，低信号	\	A
辅助检查	影像学检查	头颅MR	异常信号大小		\	mm	A
辅助检查	影像学检查	头颅MR	异常信号部位	左	额叶，颞叶，顶叶，枕叶，丘脑，小脑，脑干，脑桥，蛛网膜，硬膜	\	A
				右			
辅助检查	影像学检查	头颅MR	脑动脉狭窄/闭塞部位	左	基底动脉，前动脉，中动脉，后动脉	\	A
				右			
辅助检查	影像学检查	头颅MR	脑动脉囊/瘤状突起	左	基底动脉，前动脉，中动脉，后动脉	\	A
				右			
辅助检查	影像学检查	头颅MR	脑动脉充盈缺损	左	基底动脉，前动脉，中动脉，后动脉	\	A
				右			
辅助检查	影像学检查	头颅MR	烟雾病		有，无	\	A
辅助检查	影像学检查	头颅MR	脑室扩张（脑积水）	左	侧脑室，第三脑室，第四脑室	\	A
				右			
辅助检查	影像学检查	头颅MR	脑疝		大脑镰，小脑幕	\	A
辅助检查	影像学检查	颈椎/胸椎/腰椎（髓）CT	异常信号部位		节段（颈椎$C_2 \sim C_7$/胸椎$T_1 \sim T_{12}$/腰椎$L_1 \sim L_5$/骶椎$S_1 \sim S_4$），腰髓，胸髓，颈髓，硬膜囊，脊膜囊，椎间孔，马尾，椎旁，终丝，骶管	\	A
辅助检查	影像学检查	颈椎/胸椎/腰椎（髓）MR	异常信号（肿瘤、出血、梗死）		有，无	\	A

数据集名称	模块名称	子模块名称	数据元名称	值域		单位	数据等级
辅助检查	影像学检查	颈椎/胸椎/腰椎（髓）MR	异常信号	高信号，低信号		\	A
辅助检查	影像学检查	颈椎/胸椎/腰椎（髓）MR	异常信号大小	\		mm	A
辅助检查	影像学检查	颈椎/胸椎/腰椎（髓）MR	异常信号部位	节段C/T/L，腰髓，胸髓，颈髓，硬膜囊，脊膜囊，椎间孔，马尾，椎旁，终丝，骶管		\	A
辅助检查	影像学检查	全脑血管造影（DSA）	脑血管异常	有，无		\	B
辅助检查	影像学检查	全脑血管造影（DSA）	脑血管异常	动脉瘤，动静脉畸形，动脉狭窄，静脉窦血栓，动脉夹层		\	B
辅助检查	放射性核素检查	PET	异常代谢	有，无		\	B
辅助检查	放射性核素检查	PET	异常代谢（描述）	低代谢，高代谢，代谢增加，代谢活跃		\	B
辅助检查	放射性核素检查	PET	异常代谢（部位）	头颈部，胸部，腹部，盆腔，骨骼及四肢		\	B
辅助检查	头颈部血管超声	颈动脉超声	异常回声	有，无		\	B
辅助检查	头颈部血管超声	颈动脉超声	异常回声	低回声，高回声，混合回声		\	B
辅助检查	头颈部血管超声	颈动脉超声	异常回声	狭窄，闭塞		\	B
辅助检查	头颈部血管超声	颈动脉超声	异常回声位置	左	颈动脉，椎动脉	\	B
				右			
辅助检查	头颈部血管超声	经颅多普勒	异常血流	有，无		\	B
辅助检查	头颈部血管超声	经颅多普勒	异常血流（描述）	涡流，血流异常，血流消失		\	B
辅助检查	头颈部血管超声	经颅多普勒	异常血流部位	左	颞动脉，枕动脉，眼动脉，大脑中动脉，大脑前动脉，大脑后动脉，颈内动脉虹吸部，椎动脉，基底动脉	\	B
				右			

数据集名称	模块名称	子模块名称	数据元名称	值域	单位	数据等级
辅助检查	神经电生理检查	脑电图	脑电图单位	\	μV, mV, Hz	B
辅助检查	神经电生理检查	脑磁图	癫痫样放电	是, 否	\	B
辅助检查	神经电生理检查	脑磁图	脑磁图数值	\	μV, mV, Hz	B
辅助检查	神经电生理检查	诱发电位	躯体感觉诱发电位（SEP）	潜伏期, 波幅, 波形, 异常, 延长, 分化不良, 消失, P100	\	B
辅助检查	神经电生理检查	诱发电位	躯体感觉诱发电位（SEP）	\	μV, mV, Hz	B
辅助检查	神经电生理检查	诱发电位	视觉诱发电位（VEP）	潜伏期, 波幅, 波形, 异常, 延长, 分化不良, 消失, P100	\	B
辅助检查	神经电生理检查	诱发电位	视觉诱发电位（VEP）	\	μV, mV, Hz	B
辅助检查	神经电生理检查	诱发电位	脑干听觉诱发电位（BAEP）	潜伏期, 波幅, 波形, 异常, 延长, 分化不良, 消失, 波间期	\	B
辅助检查	神经电生理检查	诱发电位	脑干听觉诱发电位（BAEP）	\	μV, mV, Hz	B
辅助检查	神经电生理检查	诱发电位	动作诱发电位（MEP）	潜伏期, 波幅, 波形, 异常, 延长, 分化不良, 消失, CMCT	\	B
辅助检查	神经电生理检查	诱发电位	动作诱发电位（MEP）	\	μV, mV, Hz	B
辅助检查	神经电生理检查	诱发电位	事件相关诱发电位（ERP）	潜伏期, 波幅, 波形, 异常, 延长, 分化不良, 消失, P300	\	C
辅助检查	神经电生理检查	诱发电位	事件相关诱发电位（ERP）	\	μV, mV, Hz	C
辅助检查	神经电生理检查	肌电图（EMG）	插入电位	减少, 消失, 延长, 增多	\	C
辅助检查	神经电生理检查	肌电图（EMG）	插入电位	\	μV, mV, Hz	C
辅助检查	神经电生理检查	肌电图（EMG）	自发电位	纤颤电位, 正锐波, 束颤电位, 复合重复放电, 肌颤搐, 波幅, 频率, 时限	\	C

数据集名称	模块名称	子模块名称	数据元名称	值域	单位	数据等级
辅助检查	神经电生理检查	肌电图（EMG）	自发电位	\	ms, μV, mV, Hz	C
辅助检查	神经电生理检查	肌电图（EMG）	肌强直放电频率	\	/Hz	C
辅助检查	神经电生理检查	肌电图（EMG）	肌强直放电波幅	\	μV, mV	C
辅助检查	神经电生理检查	肌电图（EMG）	MUAP 时限	\	/ms	C
辅助检查	神经电生理检查	肌电图（EMG）	MUAP 波幅	\	μV, mV	C
辅助检查	神经电生理检查	肌电图（EMG）	募集相	单纯相，病理干扰相，混合相	\	C
辅助检查	神经电生理检查	神经传导速度（NCV）	感觉神经传导速度/运动神经传导速度（MCV/SCV）	\	ms	C
辅助检查	神经电生理检查	神经传导速度（NCV）	F 波出现率（%）	\	%	C
辅助检查	神经电生理检查	神经传导速度（NCV）	H 反射	正常，消失	\	C
辅助检查	神经电生理检查	神经传导速度（NCV）	重复神经电刺激（RNES）频率	\	/Hz	C
辅助检查	神经电生理检查	神经传导速度（NCV）	重复神经电刺激（RNES）波幅	\	μV, mV	C
辅助检查	脑、神经、肌肉活组织检查	\	脑活组织检查情况异常	是，否	\	B
辅助检查	脑、神经、肌肉活组织检查	\	神经活组织检查情况异常	是，否	\	B
辅助检查	脑、神经、肌肉活组织检查	\	肌肉活组织检查情况异常	是，否	\	B

数据集名称	模块名称	子模块名称	数据元名称	值域	单位	数据等级
辅助检查	基因诊断技术	\	单基因遗传病情况异常	是，否	\	C
辅助检查	基因诊断技术	\	多基因遗传病情况异常	是，否	\	C
辅助检查	基因诊断技术	\	线粒体遗传病情况异常	是，否	\	C
辅助检查	基因诊断技术	\	染色体遗传病情况异常	是，否	\	C
辅助检查	基因诊断技术	\	体细胞遗传病情况异常	是，否	\	C
神经心理学检查	认知功能评定	总体认知功能评定	简易精神状态评价量表（MMSE）	\	分	C
神经心理学检查	认知功能评定	总体认知功能评定	蒙特利尔认知评估量表（MoCA）	\	分	C
神经心理学检查	认知功能评定	总体认知功能评定	Mattis痴呆评估量表（DRS）	\	分	C
神经心理学检查	认知功能评定	总体认知功能评定	艾登布鲁克认知测试修订版（ACE-R）	\	分	C
神经心理学检查	认知功能评定	总体认知功能评定	阿尔兹海默病评估量表认知部分（ADAS-cog）	\	分	C
神经心理学检查	认知功能评定	总体认知功能评定	临床痴呆评定量表（CDR）	\	分	C
神经心理学检查	认知功能评定	总体认知功能评定	全科医生认知评价量表（GPCOG）	\	分	C
神经心理学检查	认知功能评定	总体认知功能评定	老年认知功能减退知情者问卷（IQCODE）	\	分	C
神经心理学检查	认知功能评定	记忆功能评定	Rey听觉词语测验（RAVLT）	\	分	C

数据集名称	模块名称	子模块名称	数据元名称	值域	单位	数据等级
神经心理学检查	认知功能评定	记忆功能评定	California 词语学习测验	\	分	C
神经心理学检查	认知功能评定	记忆功能评定	韦氏记忆量表（WMS）	\	分	C
神经心理学检查	认知功能评定	失语症	汉语失语成套测试 ABC	\	分	C
神经心理学检查	认知功能评定	失语症	波士顿诊断性失语症检查汉语版	\	分	C
神经心理学检查	认知功能评定	视觉失认症	物体失认	有，无	\	C
神经心理学检查	认知功能评定	视觉失认症	面孔失认	有，无	\	C
神经心理学检查	认知功能评定	视觉失认症	颜色失认	有，无	\	C
神经心理学检查	认知功能评定	视觉失认症	空间失认	有，无	\	C
神经心理学检查	认知功能评定	失用症	床边检查	阳性，阴性	\	C
神经心理学检查	认知功能评定	失用症	动作模仿	阳性，阴性	\	C
神经心理学检查	认知功能评定	失用症	实物操作	阳性，阴性	\	C
神经心理学检查	认知功能评定	忽视症	线段划消	阳性，阴性	\	C

数据集名称	模块名称	子模块名称	数据元名称	值域	单位	数据等级
神经心理学检查	认知功能评定	忽视症	自发画钟	阳性，阴性	\	C
神经心理学检查	认知功能评定	忽视症	线段等分	阳性，阴性	\	C
神经心理学检查	认知功能评定	忽视症	临摹画花	阳性，阴性	\	C
神经心理学检查	认知功能评定	执行功能	威斯康星卡片分类测验（WCST）	\	分	C
神经心理学检查	认知功能评定	执行功能	Stroop 测试	\	分	C
神经心理学检查	认知功能评定	执行功能	语言流畅性测验	\	分	C
神经心理学检查	认知功能评定	执行功能	数字广度测验	\	分	C
神经心理学检查	认知功能评定	执行功能	伦敦塔测验（TOL）	\	分	C
神经心理学检查	认知功能评定	视空间能力检查	画钟试验（CDT）	\	分	C
神经心理学检查	非认知功能评定量表	\	神经精神症状问卷（NPI）	\	分	C
神经心理学检查	非认知功能评定量表	\	日常生活活动量表（ADL）	\	分	C
神经心理学检查	非认知功能评定量表	\	社会功能调查表（FAQ）	\	分	C

数据集名称	模块名称	子模块名称	数据元名称	值域	单位	数据等级
神经心理学检查	非认知功能评定量表	\	Hachinski缺血量表（HIS）	\	分	C
神经心理学检查	非认知功能评定量表	\	抑郁自评量表（SDS）	\	分	C
神经心理学检查	非认知功能评定量表	\	焦虑自评量表（SAS）	\	分	C
神经心理学检查	非认知功能评定量表	\	汉密尔顿抑郁量表（HAMD）	\	分	C
神经心理学检查	非认知功能评定量表	\	汉密尔顿焦虑量表（HAMA）	\	分	C
神经心理学检查	非认知功能评定量表	\	匹兹堡睡眠质量指数量表（PSQI）	\	分	C
诊疗过程信息	药物治疗	\	给药途径	口服（po），舌下含服（sl），静脉推注（iv），静脉滴注（ivgtt），肌内注射（im），皮下注射（sc），经直肠（pr），鞘内注射，其他	\	A
诊疗过程信息	药物治疗	\	给药频次	1次/日（qd），1次/晚（qn），2次/日（bid），3次/日（tid），1次/12小时（q12h），1次/8小时（q8h），4次/日（qid），其他	\	A
治疗	药物治疗	麦角类制剂	麦角胺	是，否	\	B
治疗	药物治疗	麦角类制剂	二氢麦角胺	是，否	\	B
治疗	药物治疗	麦角类制剂	溴隐亭	是，否	\	B
治疗	药物治疗	麦角类制剂	卡麦角林	是，否	\	B

数据集名称	模块名称	子模块名称	数据元名称	值域	单位	数据等级
治疗	药物治疗	麦角类制剂	培高利特	是，否	\	B
治疗	药物治疗	麦角类制剂	麦角乙脲	是，否	\	B
治疗	药物治疗	非麦角类	普拉克索	是，否	\	B
治疗	药物治疗	非麦角类	罗匹尼罗	是，否	\	B
治疗	药物治疗	非麦角类	吡贝地尔	是，否	\	B
治疗	药物治疗	非麦角类	罗替高汀	是，否	\	B
治疗	药物治疗	非麦角类	阿扑吗啡	是，否	\	B
治疗	药物治疗	曲普坦类	舒马曲普坦	是，否	\	B
治疗	药物治疗	曲普坦类	那曲曲普坦	是，否	\	B
治疗	药物治疗	曲普坦类	利扎曲普坦	是，否	\	B
治疗	药物治疗	曲普坦类	佐米曲普坦	是，否	\	B
治疗	药物治疗	曲普坦类	阿莫曲普坦	是，否	\	B
治疗	药物治疗	NSAID 类	布洛芬	是，否	\	B
治疗	药物治疗	NSAID 类	双氯芬酸	是，否	\	B
治疗	药物治疗	NSAID 类	洛索洛芬	是，否	\	B
治疗	药物治疗	NSAID 类	塞来昔布	是，否	\	B
治疗	药物治疗	NSAID 类	依托考昔	是，否	\	B
治疗	药物治疗	NSAID 类	美洛昔康	是，否	\	B
治疗	药物治疗	NSAID 类	对乙酰氨基酚	是，否	\	B
治疗	药物治疗	NSAID 类	吲哚美辛	是，否	\	B

数据集名称	模块名称	子模块名称	数据元名称	值域	单位	数据等级
治疗	药物治疗	MAO-B 抑制剂	司来吉兰	是，否	\	B
治疗	药物治疗	MAO-B 抑制剂	雷沙吉兰	是，否	\	B
治疗	药物治疗	COMT 抑制剂	恩他卡朋	是，否	\	B
治疗	药物治疗	COMT 抑制剂	托卡朋	是，否	\	B
治疗	药物治疗	弱阿片类	曲马多	是，否	\	B
治疗	药物治疗	阿片类	吗啡	是，否	\	B
治疗	药物治疗	阿片类	芬太尼	是，否	\	B
治疗	药物治疗	阿片类	羟考酮	是，否	\	B
治疗	药物治疗	阿片类	丁丙诺啡	是，否	\	B
治疗	药物治疗	β受体阻滞剂	普萘洛尔	是，否	\	B
治疗	药物治疗	β受体阻滞剂	美托洛尔	是，否	\	B
治疗	药物治疗	钙通道阻滞剂	维拉帕米	是，否	\	B
治疗	药物治疗	钙通道阻滞剂	氟桂利嗪	是，否	\	B
治疗	药物治疗	GABA 受体激动剂	加巴喷丁	是，否	\	B
治疗	药物治疗	GABA 受体激动剂	普瑞巴林	是，否	\	B
治疗	药物治疗	5-HT/NE 再摄取抑制剂	阿米替林	是，否	\	B
治疗	药物治疗	5-HT/NE 再摄取抑制剂	度洛西汀	是，否	\	B
治疗	药物治疗	5-HT/NE 再摄取抑制剂	氟西汀	是，否	\	B
治疗	药物治疗	5-HT/NE 再摄取抑制剂	帕罗西汀	是，否	\	B
治疗	药物治疗	5-HT/NE 再摄取抑制剂	西酞普兰	是，否	\	B

数据集名称	模块名称	子模块名称	数据元名称	值域	单位	数据等级
治疗	药物治疗	5-HT/NE 再摄取抑制剂	舍曲林	是，否	\	B
治疗	药物治疗	抗癫痫药	丙戊酸	是，否	\	B
治疗	药物治疗	抗癫痫药	托吡酯	是，否	\	B
治疗	药物治疗	抗癫痫药	卡马西平	是，否	\	B
治疗	药物治疗	抗癫痫药	奥卡西平	是，否	\	B
治疗	药物治疗	抗癫痫药	苯妥英钠	是，否	\	B
治疗	药物治疗	抗癫痫药	拉莫三嗪	是，否	\	B
治疗	药物治疗	抗血小板药	阿司匹林	是，否	\	B
治疗	药物治疗	抗血小板药	氯吡格雷	是，否	\	B
治疗	药物治疗	抗血小板药	双嘧达莫	是，否	\	B
治疗	药物治疗	抗凝治疗	肝素	是，否	\	B
治疗	药物治疗	抗凝治疗	低分子量肝素	是，否	\	B
治疗	药物治疗	抗凝治疗	华法林	是，否	\	B
治疗	药物治疗	抗凝治疗	达比加群	是，否	\	B
治疗	药物治疗	抗凝治疗	利伐沙班	是，否	\	B
治疗	药物治疗	抗凝治疗	阿哌沙班	是，否	\	B
治疗	药物治疗	抗凝治疗	依度沙班	是，否	\	B
治疗	药物治疗	溶栓	重组组织型纤溶酶原激活剂（rtPA）	是，否	\	B
治疗	药物治疗	溶栓	尿激酶	是，否	\	B
治疗	药物治疗	止血药	氨基己酸	是，否	\	B

数据集名称	模块名称	子模块名称	数据元名称	值域	单位	数据等级
治疗	药物治疗	止血药	氨甲苯酸	是，否	\	B
治疗	药物治疗	止血药	巴曲酶	是，否	\	B
治疗	药物治疗	降颅压	甘露醇	是，否	\	B
治疗	药物治疗	降颅压	呋塞米	是，否	\	B
治疗	药物治疗	降颅压	白蛋白	是，否	\	B
治疗	药物治疗	乙酰胆碱酯酶抑制剂	多奈哌齐	是，否	\	B
治疗	药物治疗	乙酰胆碱酯酶抑制剂	卡巴拉汀	是，否	\	B
治疗	药物治疗	乙酰胆碱酯酶抑制剂	石杉碱甲	是，否	\	B
治疗	药物治疗	乙酰胆碱酯酶抑制剂	利斯的明	是，否	\	B
治疗	药物治疗	乙酰胆碱酯酶抑制剂	加兰他敏	是，否	\	B
治疗	药物治疗	乙酰胆碱酯酶抑制剂	溴吡斯的明	是，否	\	B
治疗	药物治疗	NMDA受体拮抗剂	美金刚	是，否	\	B
治疗	药物治疗	抗精神病药	利培酮	是，否	\	B
治疗	药物治疗	抗精神病药	奥氮平	是，否	\	B
治疗	药物治疗	抗精神病药	喹硫平	是，否	\	B
治疗	药物治疗	抗精神病药	氯氮平	是，否	\	B
治疗	药物治疗	抗精神病药	氟哌啶醇	是，否	\	B
治疗	药物治疗	抗精神病药	硫利达嗪	是，否	\	B
治疗	药物治疗	苯二氮䓬类	地西泮	是，否	\	B
治疗	药物治疗	苯二氮䓬类	阿普唑仑	是，否	\	B

数据集名称	模块名称	子模块名称	数据元名称	值域	单位	数据等级
治疗	药物治疗	苯二氮䓬类	氯硝西泮	是，否	\	B
治疗	药物治疗	抗氧化剂	泛醌	是，否	\	B
治疗	药物治疗	抗氧化剂	艾地苯醌	是，否	\	B
治疗	药物治疗	抗胆碱药	奥昔布宁	是，否	\	B
治疗	药物治疗	抗胆碱药	索利那新	是，否	\	B
治疗	药物治疗	抗胆碱药	托特罗定	是，否	\	B
治疗	药物治疗	抗胆碱药	非索罗定	是，否	\	B
治疗	药物治疗	中枢性钾通道抑制剂	达方吡啶	是，否	\	B
治疗	药物治疗	抗痉挛药	巴氯芬	是，否	\	B
治疗	药物治疗	抗痉挛药	多沙唑嗪	是，否	\	B
治疗	药物治疗	抗痉挛药	坦索罗辛	是，否	\	B
治疗	药物治疗	抗痉挛药	替扎尼定	是，否	\	B
治疗	药物治疗	阻止铜吸收	锌	是，否	\	B
治疗	药物治疗	阻止铜吸收	四硫钼酸铵	是，否	\	B
治疗	药物治疗	促进排铜	D-青霉胺	是，否	\	B
治疗	药物治疗	促进排铜	三乙基四胺	是，否	\	B
治疗	药物治疗	促进排铜	二巯丁二酸钠	是，否	\	B
治疗	药物治疗	\	利鲁唑	是，否	\	B
治疗	药物治疗	\	依达拉奉	是，否	\	B
治疗	药物治疗	\	奥拉西坦	是，否	\	B

数据集名称	模块名称	子模块名称	数据元名称	值域	单位	数据等级
治疗	药物治疗	\	曲司氯铵	是，否	\	B
治疗	药物治疗	\	莫达非尼	是，否	\	B
治疗	药物治疗	\	左旋多巴	是，否	\	B
治疗	药物治疗	\	达灵复	是，否	\	B
治疗	药物治疗	\	金刚烷胺	是，否	\	B
治疗	药物治疗	\	苯海索	是，否	\	B
治疗	药物治疗	\	免疫球蛋白	是，否	\	B
治疗	药物治疗	\	维生素B	是，否	\	B
治疗	药物治疗	\	ATP	是，否	\	B
治疗	药物治疗	\	辅酶A	是，否	\	B
治疗	药物治疗	\	辅酶Q10	是，否	\	B
治疗	药物治疗	肾上腺皮质激素	地塞米松	是，否	\	B
治疗	药物治疗	肾上腺皮质激素	甲泼尼龙	是，否	\	B
治疗	药物治疗	肾上腺皮质激素	泼尼松	是，否	\	B
治疗	药物治疗	免疫修饰治疗药	β-干扰素	是，否	\	B
治疗	药物治疗	免疫修饰治疗药	醋酸格拉默	是，否	\	B
治疗	药物治疗	免疫修饰治疗药	那他珠单抗	是，否	\	B
治疗	药物治疗	免疫修饰治疗药	米托蒽醌	是，否	\	B
治疗	药物治疗	免疫修饰治疗药	芬戈莫德	是，否	\	B
治疗	药物治疗	免疫修饰治疗药	特立氟胺	是，否	\	B

数据集名称	模块名称	子模块名称	数据元名称	值域	单位	数据等级
治疗	药物治疗	免疫修饰治疗药	硫唑嘌呤	是，否	\	B
治疗	药物治疗	免疫修饰治疗药	富马酸二甲酯	是，否	\	B
治疗	药物治疗	免疫修饰治疗药	利妥昔单抗	是，否	\	B
治疗	药物治疗	免疫修饰治疗药	奥他丽珠单抗	是，否	\	B
治疗	药物治疗	免疫修饰治疗药	阿仑单抗	是，否	\	B
治疗	药物治疗	免疫修饰治疗药	甲氨蝶呤	是，否	\	B
治疗	药物治疗	免疫修饰治疗药	吗替麦考酚酯	是，否	\	B
治疗	药物治疗	免疫修饰治疗药	环孢素A	是，否	\	B
诊断	脑部疾病	感染	脑膜炎	有，无	\	A
诊断	脑部疾病	感染	脑脓肿	有，无	\	A
诊断	脑部疾病	感染	脑结核瘤	有，无	\	A
诊断	脑部疾病	感染	脑灰质炎	有，无	\	A
诊断	脑部疾病	外伤	颅脑外伤	有，无	\	A
诊断	脑部疾病	肿瘤	原发肿瘤	有，无	\	A
诊断	脑部疾病	肿瘤	脑转移瘤	有，无	\	A
诊断	脑部疾病	血管疾病	脑出血	有，无	\	A
诊断	脑部疾病	血管疾病	蛛网膜下腔出血	有，无	\	A
诊断	脑部疾病	血管疾病	高血压脑病	有，无	\	A
诊断	脑部疾病	血管疾病	脑栓塞	有，无	\	A
诊断	脑部疾病	血管疾病	脑血栓形成	有，无	\	A

数据集名称	模块名称	子模块名称	数据元名称	值域	单位	数据等级
诊断	脑部疾病	血管疾病	脑缺氧	有，无	\	A
诊断	脑部疾病	寄生虫病	脑型疟疾	有，无	\	A
诊断	脑部疾病	寄生虫病	脑血吸虫病	有，无	\	A
诊断	脑部疾病	寄生虫病	脑棘球蚴病	有，无	\	A
诊断	脑部疾病	寄生虫病	脑囊虫病	有，无	\	A
诊断	脑部疾病	其他	先天性脑发育障碍	有，无	\	A
诊断	脑部疾病	其他	结节性硬化	有，无	\	A
诊断	脑部疾病	其他	播散性硬化	有，无	\	A
诊断	脑部疾病	其他	胆红素脑病（核黄疸）	有，无	\	A
诊断	全身性疾病	感染	中耳炎	有，无	\	A
诊断	全身性疾病	感染	狂犬病	有，无	\	A
诊断	全身性疾病	感染	破伤风	有，无	\	A
诊断	全身性疾病	中毒	肝性脑病	有，无	\	A
诊断	全身性疾病	中毒	中毒（外源性）	有，无	\	A
诊断	全身性疾病	心血管	高血压脑病	有，无	\	A
诊断	全身性疾病	代谢障碍	代谢障碍	有，无	\	A
诊断	全身性疾病	风湿病	脑血管炎	有，无	\	A
诊断	颅内病变	感染	脑膜炎	有，无	\	A
诊断	颅外病变	颅骨病变	颅骨肿瘤	有，无	\	A
诊断	颅外病变	神经痛	三叉神经痛	有，无	\	A

数据集名称	模块名称	子模块名称	数据元名称	值域	单位	数据等级
诊断	颅外病变	神经痛	舌咽神经痛	有，无	\	A
诊断	颅外病变	神经痛	枕神经痛	有，无	\	A
诊断	周围性眩晕（耳性眩晕）	\	梅尼埃病	有，无	\	A
诊断	周围性眩晕（耳性眩晕）	\	迷路炎	有，无	\	A
诊断	周围性眩晕（耳性眩晕）	\	前庭神经元炎	有，无	\	A
诊断	中枢性眩晕（脑性眩晕）	颅内血管性疾病	脑动脉粥样硬化	有，无	\	A
诊断	中枢性眩晕（脑性眩晕）	颅内血管性疾病	椎-基底动脉供血不足	有，无	\	A
诊断	中枢性眩晕（脑性眩晕）	颅内血管性疾病	锁骨下动脉偷漏综合征	有，无	\	A
诊断	中枢性眩晕（脑性眩晕）	颅内血管性疾病	延髓外侧综合征	有，无	\	A
诊断	中枢性眩晕（脑性眩晕）	颅内血管性疾病	高血压脑病	有，无	\	A
诊断	中枢性眩晕（脑性眩晕）	颅内血管性疾病	小脑出血	有，无	\	A
诊断	中枢性眩晕（脑性眩晕）	颅内血管性疾病	脑干出血	有，无	\	A

数据集名称	模块名称	子模块名称	数据元名称	值域	单位	数据等级
诊断	中枢性眩晕（脑性眩晕）	颅内占位性病变	听神经瘤	有,无	\	A
诊断	中枢性眩晕（脑性眩晕）	颅内占位性病变	小脑肿瘤	有,无	\	A
诊断	中枢性眩晕（脑性眩晕）	颅内占位性病变	第四脑室肿瘤	有,无	\	A
诊断	中枢性眩晕（脑性眩晕）	颅内感染性疾病	小脑脓肿	有,无	\	A
诊断	中枢性眩晕（脑性眩晕）	颅内脱髓鞘疾病及变性疾病	多发性硬化	有,无	\	A
诊断	中枢性眩晕（脑性眩晕）	颅内脱髓鞘疾病及变性疾病	脊髓空洞症	有,无	\	A
诊断	中枢性眩晕（脑性眩晕）	\	癫痫	有,无	\	A
诊断	中枢性眩晕（脑性眩晕）	\	脑震荡	有,无	\	A
诊断	中枢性眩晕（脑性眩晕）	\	脑挫伤	有,无	\	A
诊断	中枢性眩晕（脑性眩晕）	\	脑寄生虫	有,无	\	A
诊断	眼源性眩晕	眼病	先天性视力减退	有,无	\	A
诊断	眼源性眩晕	眼病	屈光不正	有,无	\	A

数据集名称	模块名称	子模块名称	数据元名称	值域	单位	数据等级
诊断	眼源性眩晕	眼病	眼肌麻痹	有，无	\	A
诊断	眼源性眩晕	眼病	青光眼	有，无	\	A
诊断	眼源性眩晕	眼病	视网膜色素变性	有，无	\	A
诊断	眼源性眩晕	\	屏幕性眩晕	有，无	\	A
诊断	神经精神性眩晕	\	神经官能症	有，无	\	A
诊断	神经精神性眩晕	\	更年期综合征	有，无	\	A
诊断	神经精神性眩晕	\	抑郁症	有，无	\	A
诊断	血管舒缩障碍	\	单纯性晕厥/血管抑制性晕厥/血管迷走性晕厥	有，无	\	A
诊断	血管舒缩障碍	\	直立性低血压	有，无	\	A
诊断	血管舒缩障碍	\	颈动脉窦综合征	有，无	\	A
诊断	血管舒缩障碍	\	排尿性晕厥	有，无	\	A
诊断	血管舒缩障碍	\	痛性晕厥	有，无	\	A
诊断	脑源性晕厥	\	脑动脉粥样硬化	有，无	\	A
诊断	脑源性晕厥	\	短暂性脑缺血发作	有，无	\	A
诊断	脑源性晕厥	\	偏头痛	有，无	\	A
诊断	脑源性晕厥	\	多发性大动脉炎（无脉症）	有，无	\	A
诊断	脑源性晕厥	\	慢性铅中毒性脑病	有，无	\	A
诊断	心源性晕厥	\	心源性晕厥	有，无	\	A
诊断	血液成分异常	\	过度通气综合征	有，无	\	A
诊断	血液成分异常	\	哭泣性晕厥	有，无	\	A

数据集名称	模块名称	子模块名称	数据元名称	值域	单位	数据等级
诊断	血液成分异常	\	高原晕厥	有，无	\	A
诊断	血液成分异常	\	低血糖	有，无	\	A
诊断	血液成分异常	\	重度贫血	有，无	\	A
诊断	重症急性感染	颅脑感染	脑炎	有，无	\	A
诊断	重症急性感染	颅脑感染	脑膜脑炎	有，无	\	A
诊断	重症急性感染	颅脑感染	脑型疟疾	有，无	\	A
诊断	颅脑非感染疾病	脑血管疾病	脑缺血	有，无	\	A
诊断	颅脑非感染疾病	脑血管疾病	脑出血	有，无	\	A
诊断	颅脑非感染疾病	脑血管疾病	蛛网膜下腔出血	有，无	\	A
诊断	颅脑非感染疾病	脑血管疾病	脑栓塞	有，无	\	A
诊断	颅脑非感染疾病	脑血管疾病	脑血栓形成	有，无	\	A
诊断	颅脑非感染疾病	脑血管疾病	高血压脑病	有，无	\	A
诊断	颅脑非感染疾病	脑占位病变	脑肿瘤	有，无	\	A
诊断	颅脑非感染疾病	脑占位病变	脑脓肿	有，无	\	A
诊断	颅脑非感染疾病	颅脑损伤	脑震荡	有，无	\	A
诊断	颅脑非感染疾病	颅脑损伤	脑挫裂伤	有，无	\	A
诊断	颅脑非感染疾病	颅脑损伤	外伤性颅内血肿	有，无	\	A
诊断	颅脑非感染疾病	颅脑损伤	颅骨骨折	有，无	\	A
诊断	颅脑非感染疾病	\	癫痫	有，无	\	A
诊断	内分泌代谢障碍	\	肝性脑病	有，无	\	A

数据集名称	模块名称	子模块名称	数据元名称	值域	单位	数据等级
诊断	内分泌代谢障碍	\	肺性脑病	有，无	\	A
诊断	水、电解质紊乱	\	低钠血症	有，无	\	A
诊断	水、电解质紊乱	\	低氯性酸中毒	有，无	\	A
诊断	水、电解质紊乱	\	高氯性酸中毒	有，无	\	A
诊断	外源性中毒	\	中毒	有，无	\	A
诊断	物理性及缺氧损害	\	中暑、日射病、热射病、触电、高山病	有，无	\	A

8. 八大系统数据元——泌尿系统

模块名称	参考标准
8. 八大系统数据元——泌尿系统	中华人民共和国卫生行业标准 WS 445.14—2014 电子病历基本数据集 第 14 部分：住院医嘱 《外科学》，第 9 版，人民卫生出版社 《内科学》，第 9 版，人民卫生出版社 《新编药物学》，第 18 版，人民卫生出版社 《疾病和有关健康问题的国际统计编码分类 ICD-10》，第 2 版，人民卫生出版社 《国际疾病分类第九版临床修订本手术与操作 ICD-9-CM-3》，2011 版，人民军医出版社

数据集名称	模块名称	子模块名称	数据元名称	值域	单位	数据等级
基本信息	一般情况	\	入院时间	\	年，月，日，时	A
基本信息	一般情况	\	发病时间	\	年，月，日，时	A
现病史	症状	发病相关情况	发病性质（总体特征）	急性，亚急性，慢性，季节性	\	A
现病史	症状	发病相关情况	发病性质（短期特征）	间歇性，持续性，一过性，阵发性，其他	\	A
现病史	症状	发病相关情况	咳嗽、打喷嚏、大笑或快速动作	有，无	\	A
现病史	症状	主要症状	排尿困难	有，无	\	A
现病史	症状	排尿困难伴随症状	排尿困难伴尿道刺激征	有，无	\	A
现病史	症状	排尿困难伴随症状	排尿困难伴射尿无力	有，无	\	A

数据集名称	模块名称	子模块名称	数据元名称	值域	单位	数据等级
现病史	症状	排尿困难伴随症状	排尿困难伴随尿流变细	有，无	\	A
现病史	症状	排尿困难伴随症状	排尿困难伴随尿失禁	有，无	\	A
现病史	症状	排尿困难伴随症状	排尿困难伴随下腹部放射性绞痛	有，无	\	A
现病史	症状	排尿困难伴随症状	排尿困难伴随血尿	有，无	\	A
现病史	症状	排尿困难伴随症状	排尿困难伴随脊髓损伤	有，无	\	A
现病史	症状	排尿困难伴随症状	排尿困难伴随发热	有，无	\	A
现病史	症状	主要症状	多尿	有，无	\	A
现病史	症状	多尿伴随症状	多尿伴随大量浑浊尿液	有，无	\	A
现病史	症状	多尿伴随症状	多尿伴随胸痛	有，无	\	A
现病史	症状	多尿伴随症状	多尿伴随渴烦	有，无	\	A
现病史	症状	多尿伴随症状	多尿伴随多饮	有，无	\	A
现病史	症状	多尿伴随症状	多尿伴随水肿	有，无	\	A
现病史	症状	多尿伴随症状	多尿伴随尿不尽	有，无	\	A
现病史	症状	主要症状	尿失禁	有，无	\	A
现病史	症状	尿失禁伴随症状	尿失禁伴随膀胱刺激征	有，无	\	A
现病史	症状	尿失禁伴随症状	尿失禁伴随脓尿	有，无	\	A
现病史	症状	尿失禁伴随症状	尿失禁伴随排便功能紊乱	有，无	\	A
现病史	症状	尿失禁伴随症状	50岁以上男性	是，否	\	A
现病史	症状	尿失禁伴随症状	尿失禁伴随进行性排尿困难	有，无	\	A
现病史	症状	尿失禁伴随症状	尿失禁伴随前列腺增生	有，无	\	A

数据集名称	模块名称	子模块名称	数据元名称	值域	单位	数据等级
现病史	症状	尿失禁伴随症状	尿失禁伴随前列腺癌	有，无	\	A
现病史	症状	尿失禁伴随症状	尿失禁伴随肢体瘫软	有，无	\	A
现病史	症状	尿失禁伴随症状	尿失禁伴随肌张力增高	有，无	\	A
现病史	症状	尿失禁伴随症状	尿失禁伴随腱反射亢进	有，无	\	A
现病史	症状	尿失禁伴随症状	尿失禁伴随病理反射	有，无	\	A
现病史	症状	尿失禁伴随症状	尿失禁伴随气促	有，无	\	A
现病史	症状	尿失禁伴随症状	尿失禁伴随慢性咳嗽	有，无	\	A
现病史	症状	主要症状	乏力/肌无力	有，无	\	A
现病史	症状	主要症状	少尿	有，无	\	A
现病史	症状	主要症状	无尿	有，无	\	A
现病史	症状	少尿、无尿伴随症状	少尿、无尿伴随肾绞痛	有，无	\	A
现病史	症状	少尿、无尿伴随症状	少尿、无尿伴随心悸	有，无	\	A
现病史	症状	少尿、无尿伴随症状	少尿、无尿伴随气促	有，无	\	A
现病史	症状	少尿、无尿伴随症状	少尿、无尿伴随胸闷	有，无	\	A
现病史	症状	少尿、无尿伴随症状	少尿、无尿伴随肾病综合征	有，无	\	A
现病史	症状	少尿、无尿伴随症状	少尿、无尿伴随肝肾综合征	有，无	\	A
现病史	症状	少尿、无尿伴随症状	少尿、无尿伴随肾炎综合征	有，无	\	A
现病史	症状	少尿、无尿伴随症状	少尿、无尿伴随发热	有，无	\	A
现病史	症状	少尿、无尿伴随症状	少尿、无尿伴随腰痛	有，无	\	A
现病史	症状	少尿、无尿伴随症状	少尿、无尿伴随尿道刺激征	有，无	\	A

数据集名称	模块名称	子模块名称	数据元名称	值域	单位	数据等级
现病史	症状	少尿、无尿伴随症状	少尿、无尿伴随排尿困难	有，无	\	A
现病史	症状	少尿、无尿伴随症状	尿道刺激征加剧（夜间或晨起时）	有，无	\	A
现病史	症状	主要症状	尿液颜色变化	\	\	A
现病史	症状	主要症状	新鲜尿液气味	\	\	A
现病史	症状	主要症状	腹部包块	有，无	\	A
现病史	症状	主要症状	头痛	有，无	\	A
现病史	症状	主要症状	心悸	有，无	\	A
现病史	症状	主要症状	低血压	有，无	\	A
现病史	症状	主要症状	休克	有，无	\	A
现病史	症状	主要症状	周期性瘫痪	有，无	\	A
现病史	症状	主要症状	发现肌酐升高	有，无	\	A
现病史	症状	主要症状	肾功能不全	有，无	\	A
现病史	症状	肾功能不全伴随症状	肾功能不全伴随发热	有，无	\	A
现病史	症状	肾功能不全伴随症状	肾功能不全伴随消瘦	有，无	\	A
现病史	症状	肾功能不全伴随症状	肾功能不全伴随尿中带泡沫	有，无	\	A
现病史	症状	肾功能不全伴随症状	肾功能不全伴随乏力	有，无	\	A
现病史	症状	肾功能不全伴随症状	肾功能不全伴随纳差	有，无	\	A
现病史	症状	肾功能不全伴随症状	肾功能不全伴随呕吐	有，无	\	A
现病史	症状	主要症状	下肢水肿	有，无	\	A
现病史	症状	主要症状	血尿	有，无	\	A

数据集名称	模块名称	子模块名称	数据元名称	值域	单位	数据等级
现病史	症状	血尿伴随症状	血尿伴随肾绞痛	有，无	\	A
现病史	症状	血尿伴随症状	血尿伴随尿流中断	有，无	\	A
现病史	症状	血尿伴随症状	血尿伴随尿频、尿急、尿痛	有，无	\	A
现病史	症状	血尿伴随症状	血尿伴随水肿	有，无	\	A
现病史	症状	血尿伴随症状	血尿伴随高血压	有，无	\	A
现病史	症状	血尿伴随症状	血尿伴随蛋白尿	有，无	\	A
现病史	症状	血尿伴随症状	血尿伴随肾肿块	有，无	\	A
现病史	症状	血尿伴随症状	血尿伴随乳糜尿	有，无	\	A
现病史	症状	血尿伴随症状	血尿伴随尿细流	有，无	\	A
现病史	症状	主要症状	尿量减少	有，无	\	A
现病史	症状	主要症状	尿频、尿急、尿痛	有，无	\	A
现病史	症状	尿频伴随症状	尿频伴随尿道炎	有，无	\	A
现病史	症状	尿频伴随症状	尿频伴随膀胱炎	有，无	\	A
现病史	症状	尿频、尿急伴随症状	尿频、尿急伴随血尿	有，无	\	A
现病史	症状	尿频、尿急伴随症状	尿频、尿急伴随午后低热	有，无	\	A
现病史	症状	尿频、尿急伴随症状	尿频、尿急伴随乏力	有，无	\	A
现病史	症状	尿频、尿急伴随症状	尿频、尿急伴随盗汗	有，无	\	A
现病史	症状	尿频、尿急、尿痛伴随症状	尿频、尿急、尿痛伴随尿细线	有，无	\	A
现病史	症状	尿频、尿急、尿痛伴随症状	尿频、尿急、尿痛伴随进行性排尿困难	有，无	\	A
现病史	症状	尿频、尿急、尿痛伴随症状	尿频、尿急、尿痛伴随尿流突然中断	有，无	\	A

数据集名称	模块名称	子模块名称	数据元名称	值域	单位	数据等级
体格检查	体征	泌尿系统	双肾区红肿	有,无	\	A
体格检查	体征	泌尿系统	双肾区隆起	有,无	\	A
体格检查	体征	泌尿系统	双肾区叩痛	有,无	\	A
体格检查	体征	泌尿系统	双侧肋脊角	有,无	\	A
体格检查	体征	泌尿系统	肋腰点压痛	有,无	\	A
体格检查	体征	泌尿系统	双侧上中段输尿管点压痛	有,无	\	A
体格检查	体征	泌尿系统	膀胱区压痛	有,无	\	A
体格检查	体征	泌尿系统	阴囊透光试验（+）	有,无	\	A
检验	检验指标	尿常规	尿 pH 升高	有,无	\	A
检验	检验指标	尿常规	尿 pH 降低	有,无	\	A
检验	检验指标	尿常规	尿蛋白定性	−，微量，+，++，+++，++++	\	A
检验	检验指标	尿常规	尿蛋白定量（0～80mg/24h）	\	mg/24h	A
检验	检验指标	尿常规	亚硝酸盐	阳性,阴性	\	A
检验	检验指标	尿常规	尿酮体	阳性,阴性	\	A
检验	检验指标	尿常规	尿葡萄糖定性（0.56～5.0mmol/24h）	\	mmol/24h	A
检验	检验指标	尿常规	尿胆原（≤10mg/L）	\	mg/L	A
检验	检验指标	尿常规	尿胆红素（≤2mg/L）	\	mg/L	A
检验	检验指标	尿常规	白细胞酯酶	阳性,阴性	\	A
检验	检验指标	尿常规	隐血	阳性,阴性	\	A
检验	检验指标	尿常规	pH（4.5～8.0）	\	\	A

数据集名称	模块名称	子模块名称	数据元名称	值域	单位	数据等级
检验	检验指标	尿常规	红细胞（0～5个/μl）	\	个/μl	A
检验	检验指标	尿常规	白细胞或脓细胞（0～10个/μl）	\	个/μl	A
检验	检验指标	尿常规	尿素（250～570mmol/24h）	\	mmol/24h	A
检验	检验指标	尿常规	内生肌酐清除率（80～12ml）	\	ml	A
检验	检验指标	尿常规	尿微量白蛋白（<20mg/24h）	\	mg/24h	A
检验	检验指标	尿常规	血尿素（1.8～7.1mmol/L）	\	mmol/L	A
检验	检验指标	尿常规	尿比重（1.015～1.025）	\	\	A
检验	检验指标	前列腺液	磷脂酰胆碱小体	有，无	\	A
检验	检验指标	前列腺液	红细胞（个/HPF）（<5）	\	\	A
检验	检验指标	前列腺液	白细胞（个/HPF）（<10）	\	\	A
检验	检验指标	前列腺液	前列腺颗粒细胞（<1）	\	\	A
检验	检验指标	前列腺液	滴虫	有，无	\	A
检验	检验指标	前列腺液	淀粉样小体	有，无	\	A
检验	检验指标	前列腺液	管型	有，无	\	A
检验	检验指标	血常规	WBC>9.5×10^9	是，否	/L	A
检验	检验指标	血常规	WBC<3.5×10^9	是，否	/L	A
检验	检验指标	血常规	RBC>5.8×10^{12}	是，否	/L	A
检验	检验指标	血常规	RBC<4.2×10^{12}	是，否	/L	A
检验	检验指标	尿三杯试验	起始端血尿	是，否	\	A
检验	检验指标	尿三杯试验	终末端血尿	是，否	\	A

数据集名称	模块名称	子模块名称	数据元名称	值域	单位	数据等级
检验	检验指标	尿三杯试验	全程血尿	是，否	\	A
检验	检验指标	生化	尿素氮（3.2～7.1mmol/L）	\	mmol/L	A
检验	检验指标	生化	血肌酐浓度（88.4～176.8μmol/L）	\	μmol/L	A
检验	检验指标	生化	血清 K^+ 浓度（3.5～5.5mmol/L）	\	mmol/L	A
检验	检验指标	生化	血清 Na^+ 浓度（135～145mmol/L）	\	mmol/L	A
检验	检验指标	生化	血清 Ca^{2+} 浓度（2.25～2.75mmol/L）	\	mmol/L	A
检验	检验指标	生化	血清 Mg^{2+} 浓度（0.8～1.0mmol/L）	\	mmol/L	A
检验	检验指标	生化	血清磷浓度（0.74～1.39mmol/L）	\	mmol/L	A
检验	检验指标	生化	血白蛋白浓度（＜30g/L）	\	g/L	A
检验	检验指标	生化	血清二氧化碳结合力（成人22～29mmol/L；儿童18～27mmol/L）	\	mmol/L	A
检验	检验指标	生化	尿微量转铁蛋白浓度（0～5mg/L）	\	mg/L	A
检验	检验指标	生化	血清乳酸脱氢酶水平（150～450U/L）	\	U/L	A
检验	检验指标	肾小球功能检测	尿 $α_1$ 微球蛋白（＜15mg/24h）	\	mg/24h	A
检验	检验指标	肾小球功能检测	血 $β_2$ 微球蛋白（1～2mg/L）	\	mg/L	A
检验	检验指标	肾小管功能检测	尿 $β_2$ 微球蛋白（＜0.3mg/L）	\	mg/L	A
检验	检验指标	肾小管功能检测	血清胱抑素C测定（0.6～2.5mg/L）	\	mg/L	A
检验	检验指标	肾小管功能检测	视黄醇结合蛋白（45U/L）	\	U/L	A
检验	检验指标	肾小管功能检测	促红细胞生成（10～30Mu/L）	\	Mu/L	A
检验	检验指标	肾小管功能检测	甲状旁腺激素（10～30ng/L）	\	ng/L	A
检验	检验指标	肾小管功能检测	尿乙酰-β-D-氨基葡萄糖苷酶（N-acetyl-β-D-glucosamidase，NAG）	\	\	A

数据集名称	模块名称	子模块名称	数据元名称	值域	单位	数据等级
检验	检验指标	尿细菌定量培养	尿细菌定量培养（≥10^5/ml）	\	/ml	A
检验	检验指标	尿液镜检	尿液镜检（≥20个）	\	个	A
检验	检验指标	肾小球功能检测	肾小球滤过率[（100±20）ml/min]	\	ml/min	A
检验	检验指标	肾小球功能检测	血肌酐（80～120ml/min）	\	ml/min	A
辅助检查	影像学检查	尿流报告	最大尿流率	\	ml/s	A
辅助检查	影像学检查	尿流报告	排尿时间	\	s	A
辅助检查	影像学检查	尿流报告	尿流时间	\	s	A
辅助检查	影像学检查	尿流报告	达峰时间	\	s	A
辅助检查	影像学检查	尿流报告	尿流量	\	ml	A
辅助检查	影像学检查	尿流报告	2秒时的尿流量	\	ml	A
辅助检查	影像学检查	尿流报告	加速度	\	\	A
辅助检查	影像学检查	泌尿系统平片（KUB）	肾长度（12～13cm）	\	cm	A
辅助检查	影像学检查	泌尿系统平片（KUB）	结石形态	圆形，卵圆形，桑葚形或鹿角状高密度影	\	A
辅助检查	影像学检查	泌尿系统平片（KUB）	边缘不齐呈虫蚀状	肾实质，肾盂，输尿管，膀胱	\	A
辅助检查	影像学检查	泌尿系统平片（KUB）	广泛破坏变形	肾，输尿管，膀胱	\	A
辅助检查	影像学检查	泌尿系统平片（KUB）	输尿管形态	边缘不齐，僵直或多发性不规则狭窄与扩张，笔杆状串珠状改变	\	A
辅助检查	影像学检查	泌尿系统平片（KUB）	容积缩小的部位	肾，输尿管，膀胱	\	A
辅助检查	影像学检查	泌尿系统平片（KUB）	膀胱挛缩的部位	肾，输尿管，膀胱	\	A

数据集名称	模块名称	子模块名称	数据元名称	值域	单位	数据等级
辅助检查	影像学检查	泌尿系统平片（KUB）	肾宽度（5～6cm）	\	cm	A
辅助检查	影像学检查	泌尿系统平片（KUB）	高密度影的部位	肾，输尿管，膀胱	\	A
辅助检查	影像学检查	泌尿系统平片（KUB）	结节致密影的部位	肾，输尿管，膀胱	\	A
辅助检查	影像学检查	尿路造影	显影均匀的部位	肾，输尿管，膀胱	\	A
辅助检查	影像学检查	尿路造影	边缘光滑的部位	肾，输尿管，膀胱	\	A
辅助检查	影像学检查	尿路造影	实质均匀	是，否	\	A
辅助检查	影像学检查	选择性肾动脉造影	肾血管形态	肾动脉主干及分支显影，自主干到分支逐渐变细，走行自然，边缘光滑	\	A
辅助检查	影像学检查	B超	肾结石形态	圆形，椭圆形或豆状，卵圆形，桑葚形或鹿角状高密度	\	A
辅助检查	影像学检查	B超	光滑清晰的高回声的部位	肾被膜，肾实质，肾窦，膀胱壁	\	A
辅助检查	影像学检查	B超	弱回声的部位	肾，输尿管，膀胱	\	B
辅助检查	影像学检查	B超	均匀性液性无回声区的部位	肾，输尿管，膀胱	\	A
辅助检查	影像学检查	B超	点状或团状强回声的部位	肾，输尿管，膀胱	\	A
辅助检查	影像学检查	B超	膀胱厚度（1～3mm）	\	mm	A
辅助检查	影像学检查	B超	前列腺横径	\	mm	A
辅助检查	影像学检查	B超	前列腺前后径	\	mm	A
辅助检查	影像学检查	B超	前列腺上下径	\	mm	A
辅助检查	影像学检查	B超	回声欠均匀	有，无	\	A
辅助检查	影像学检查	B超	斑片状强回声	有，无	\	A

数据集名称	模块名称	子模块名称	数据元名称	值域	单位	数据等级
辅助检查	影像学检查	B超	异常血流信号	有，无	\	A
辅助检查	影像学检查	泌尿系统CT	扩张的部位	输尿管，肾盂，膀胱	\	A
辅助检查	影像学检查	泌尿系统CT	积水的部位	输尿管，肾盂，膀胱	\	A
辅助检查	影像学检查	泌尿系统CT	充盈缺损的部位	输尿管，肾盂，膀胱	\	A
辅助检查	影像学检查	泌尿系统CT	软组织密度的部位	肾，输尿管，膀胱	\	A
辅助检查	影像学检查	泌尿系统CT	边缘光滑的部位	肾，输尿管，膀胱	\	A
辅助检查	影像学检查	泌尿系统CT	走行区域内高密度影的部位	输尿管，肾盂，膀胱	\	B
辅助检查	影像学检查	泌尿系统CT	低密度灶、多囊性低密度影的部位	肾实质，肾盂，输尿管，膀胱	\	B
辅助检查	影像学检查	泌尿系统CT	结核性空洞的部位	肾实质	\	B
辅助检查	影像学检查	泌尿系统CT	壁增厚的部位	输尿管，膀胱	\	B
辅助检查	影像学检查	泌尿系统CT	腔缩小的部位	膀胱，输尿管，肾盂	\	B
辅助检查	影像学检查	泌尿系统CT	结石形态	圆形，卵圆形，桑葚形或鹿角状高密度影	\	B
辅助检查	影像学检查	静脉泌尿系统造影	结石形态	圆形，卵圆形，桑葚形或鹿角状高密度影	\	B
辅助检查	影像学检查	静脉泌尿系统造影	充盈欠佳/缺损的部位	肾，输尿管，膀胱	\	B
辅助检查	影像学检查	静脉泌尿系统造影	腰大肌、腹脂线模糊	是，否	\	B
辅助检查	影像学检查	静脉泌尿系统造影	扩张的部位	输尿管，肾盂，膀胱	\	B
辅助检查	影像学检查	静脉泌尿系统造影	积水的部位	输尿管，肾盂，膀胱	\	B
辅助检查	影像学检查	静脉泌尿系统造影	充盈缺损的部位	输尿管，肾盂，膀胱	\	B

数据集名称	模块名称	子模块名称	数据元名称	值域	单位	数据等级
辅助检查	影像学检查	盆腔MR（前列腺）	前列腺中央叶且信号混杂	是，否	\	B
辅助检查	影像学检查	盆腔MR（前列腺）	前列腺向上突入膀胱	是，否	\	B
辅助检查	影像学检查	盆腔MR（前列腺）	不规则小斑片	是，否	\	B
辅助检查	影像学检查	盆腔MR（前列腺）	结节化增强	是，否	\	B
辅助检查	影像学检查	盆腔MR（前列腺）	轮廓欠清晰/模糊的部位	肾，输尿管，膀胱	\	B
辅助检查	影像学检查	盆腔MR（前列腺）	回声变薄的部位	肾，输尿管，膀胱	\	B
辅助检查	影像学检查	盆腔MR（前列腺）	扩张的部位	输尿管，肾盂，膀胱	\	B
辅助检查	影像学检查	盆腔MR（前列腺）	积水的部位	输尿管，肾盂，膀胱	\	B
辅助检查	影像学检查	盆腔MR（前列腺）	充盈缺损的部位	输尿管，肾盂，膀胱	\	B
辅助检查	影像学检查	盆腔MR（前列腺）	结构模糊的部位	输尿管，肾盂，膀胱	\	B
辅助检查	影像学检查	肾MR	干酪样脓肿的部位	肾实质，输尿管，膀胱	\	B
辅助检查	影像学检查	肾CT、肾MR、肾超声	肾缺如	是，否	\	B
辅助检查	影像学检查	肾CT、肾MR、肾超声	马蹄肾	是，否	\	B
辅助检查	影像学检查	肾CT、肾MR、肾超声	异位肾	是，否	\	B
辅助检查	影像学检查	同位素肾图/放射性核素检查	肾下垂	是，否	\	B
辅助检查	影像学检查	同位素肾图/放射性核素检查	游走肾	是，否	\	B
辅助检查	影像学检查	同位素肾图/放射性核素检查	放射性分布稀疏	是，否	\	B
辅助检查	影像学检查	同位素肾图/放射性核素检查	失去正常形态	是，否	\	B
辅助检查	影像学检查	同位素肾图/放射性核素检查	肾脏轮廓不清	是，否	\	B
辅助检查	影像学检查	同位素肾图/放射性核素检查	边缘不整齐	是，否	\	B

数据集名称	模块名称	子模块名称	数据元名称	值域	单位	数据等级
辅助检查	影像学检查	同位素肾图/放射性核素检查	放射性分布不均匀	是，否	\	B
辅助检查	影像学检查	同位素肾图/放射性核素检查	斑片状或圆形缺损	是，否	\	B
辅助检查	影像学检查	同位素肾图/放射性核素检查	肾小球滤过率（90～120ml/min）	\	ml/min	B
诊疗过程信息	药物治疗	\	给药途径	口服（po），舌下含服（sl），静脉推注（iv），静脉滴注（ivgtt），肌内注射（im），皮下注射（sc），经直肠（pr），鞘内注射，其他	\	A
诊疗过程信息	药物治疗	\	给药频次	1次/日（qd），1次/晚（qn），2次/日（bid），3次/日（tid），1次/12小时（q12h），1次/8小时（q8h），4次/日（qid），其他	\	A
治疗	项目名称	利尿药	呋塞米	是，否	\	A
治疗	项目名称	利尿药	依他尼酸	是，否	\	A
治疗	项目名称	利尿药	布美他尼	是，否	\	A
治疗	项目名称	利尿药	氢氯噻嗪（双氢克尿塞）	是，否	\	A
治疗	项目名称	利尿药	氯酞酮	是，否	\	A
治疗	项目名称	利尿药	螺内酯	是，否	\	A
治疗	项目名称	利尿药	阿米洛利	是，否	\	A
治疗	项目名称	利尿药	氨苯蝶啶	是，否	\	A
治疗	项目名称	利尿药	乙酰唑胺	是，否	\	A

数据集名称	模块名称	子模块名称	数据元名称	值域	单位	数据等级
治疗	项目名称	脱水药	甘露醇	是，否	\	A
治疗	项目名称	脱水药	山梨醇	是，否	\	A
治疗	项目名称	脱水药	高渗葡萄糖	是，否	\	A
治疗	项目名称	膀胱灌注治疗肿瘤药	丝裂霉素	是，否	\	A
治疗	项目名称	膀胱灌注治疗肿瘤药	噻替派	是，否	\	A
治疗	项目名称	膀胱灌注治疗肿瘤药	喜树碱	是，否	\	A
治疗	项目名称	膀胱灌注治疗肿瘤药	氟尿嘧啶	是，否	\	A
治疗	项目名称	膀胱灌注治疗肿瘤药	多柔比星	是，否	\	A
治疗	项目名称	膀胱灌注治疗肿瘤药	顺铂	是，否	\	A
治疗	项目名称	膀胱灌注治疗肿瘤药	卡介苗	是，否	\	A
治疗	项目名称	膀胱灌注治疗肿瘤药	白细胞介素-2	是，否	\	A
治疗	项目名称	膀胱灌注治疗肿瘤药	艾迪注射液（斑蝥、人参、黄芪、刺五加）	是，否	\	A
治疗	项目名称	膀胱灌注治疗肿瘤药	顺铂	是，否	\	A
治疗	项目名称	膀胱灌注治疗肿瘤药	羟基喜树碱	是，否	\	A
治疗	项目名称	尿路解痉药	黄酮哌酯（泌尿灵）	是，否	\	A
治疗	项目名称	尿路解痉药	奥昔布宁（尿多灵）	是，否	\	A
治疗	项目名称	尿路解痉药	膀胱灵	是，否	\	A
治疗	项目名称	尿路解痉药	酒石酸托特罗定（舍尼亭）	是，否	\	A
治疗	项目名称	尿路解痉药	曲司氯铵	是，否	\	A
治疗	项目名称	治疗尿石症药物	醋羟胺酸	是，否	\	A

数据集名称	模块名称	子模块名称	数据元名称	值域	单位	数据等级
治疗	项目名称	治疗尿石症药物	枸橼酸氢钾钠颗粒	是，否	\	A
治疗	项目名称	治疗尿石症药物	消石灵	是，否	\	A
治疗	项目名称	治疗尿石症药物	露化尿石	是，否	\	A
治疗	项目名称	治疗尿石症药物	利石素	是，否	\	A
治疗	项目名称	治疗尿石症药物	优克隆	是，否	\	A
治疗	项目名称	治疗尿石症药物	乙氧肟酸	是，否	\	A
治疗	项目名称	前列腺药物	酚苄明	是，否	\	A
治疗	项目名称	前列腺药物	哌唑嗪	是，否	\	A
治疗	项目名称	前列腺药物	特拉唑嗪	是，否	\	A
治疗	项目名称	前列腺药物	坦索罗辛（哈乐）	是，否	\	A
治疗	项目名称	前列腺药物	非那雄胺（保列治，非那甾胺）	是，否	\	A
治疗	项目名称	前列腺癌药物	戈舍瑞林	是，否	\	A
治疗	项目名称	前列腺癌药物	炔雌醇	是，否	\	A
治疗	项目名称	前列腺癌药物	醋酸甲地孕酮	是，否	\	A
治疗	项目名称	前列腺癌药物	氟他胺	是，否	\	A
治疗	项目名称	前列腺癌药物	尼鲁米特	是，否	\	A
治疗	项目名称	前列腺癌药物	比卡鲁胺	是，否	\	A
治疗	项目名称	前列腺癌药物	酮康唑	是，否	\	A
治疗	项目名称	肾癌治疗药物	优福定	是，否	\	A
治疗	项目名称	肾癌治疗药物	博来霉素	是，否	\	A

数据集名称	模块名称	子模块名称	数据元名称	值域	单位	数据等级
治疗	项目名称	肾癌治疗药物	多柔比星	是，否	\	A
治疗	项目名称	肾癌治疗药物	氟尿嘧啶	是，否	\	A
治疗	项目名称	肾癌治疗药物	环磷酰胺	是，否	\	A
治疗	项目名称	肾癌治疗药物	顺铂	是，否	\	A
治疗	项目名称	肾上腺疾病的治疗药物	氨鲁米特	是，否	\	A
治疗	项目名称	肾上腺疾病的治疗药物	美替拉酮	是，否	\	A
治疗	项目名称	肾上腺疾病的治疗药物	酮康唑	是，否	\	A
治疗	项目名称	肾上腺疾病的治疗药物	密妥坦	是，否	\	A
治疗	项目名称	肾上腺疾病的治疗药物	赛庚啶	是，否	\	A
治疗	项目名称	肾上腺疾病的治疗药物	溴隐亭	是，否	\	A
治疗	项目名称	肾上腺疾病的治疗药物	酚妥拉明	是，否	\	A
治疗	项目名称	肾上腺疾病的治疗药物	普萘洛尔	是，否	\	A
治疗	项目名称	肾上腺疾病的治疗药物	美托洛尔	是，否	\	A
治疗	项目名称	肾上腺疾病的治疗药物	α-甲基对位酪氨酸	是，否	\	A
治疗	项目名称	肾上腺疾病的治疗药物	酚苄明（长效酚妥拉明）	是，否	\	A
治疗	项目名称	肾功能不全的治疗药物	甲泼尼龙	是，否	\	A
治疗	项目名称	肾功能不全的治疗药物	氢化可的松	是，否	\	A
治疗	项目名称	肾功能不全的治疗药物	泼尼松	是，否	\	A
治疗	项目名称	肾功能不全的治疗药物	地塞米松	是，否	\	A
治疗	项目名称	肾功能不全的治疗药物	倍他米松	是，否	\	A

数据集名称	模块名称	子模块名称	数据元名称	值域	单位	数据等级
治疗	项目名称	肾功能不全的治疗药物	环孢素	是，否	\	A
治疗	项目名称	肾功能不全的治疗药物	藤霉素	是，否	\	A
治疗	项目名称	肾功能不全的治疗药物	6-巯基嘌呤	是，否	\	A
治疗	项目名称	肾功能不全的治疗药物	硫唑嘌呤	是，否	\	A
治疗	项目名称	肾功能不全的治疗药物	抗淋巴细胞球蛋白	是，否	\	A
治疗	项目名称	肾功能不全的治疗药物	环磷酰胺	是，否	\	A
治疗	项目名称	肾功能不全的治疗药物	甲氨蝶呤	是，否	\	A
治疗	项目名称	肾功能不全的治疗药物	西罗莫司	是，否	\	A
治疗	项目名称	肾功能不全的治疗药物	脱氧精瓜素	是，否	\	A
治疗	项目名称	肾功能不全的治疗药物	吗替麦考酚酯	是，否	\	A
治疗	项目名称	肾性高血压的治疗药物	卡托普利	是，否	\	A
治疗	项目名称	肾性高血压的治疗药物	依那普利	是，否	\	A
治疗	项目名称	肾性高血压的治疗药物	贝那普利	是，否	\	A
治疗	项目名称	肾性高血压的治疗药物	培哚普利	是，否	\	A
治疗	项目名称	肾性高血压的治疗药物	阿拉普利	是，否	\	A
治疗	项目名称	肾性高血压的治疗药物	莫维普利	是，否	\	A
治疗	项目名称	肾性高血压的治疗药物	佐芬普利	是，否	\	A
治疗	项目名称	肾性高血压的治疗药物	缬沙坦	是，否	\	A
治疗	项目名称	肾性高血压的治疗药物	坎地沙坦	是，否	\	A
治疗	项目名称	肾性高血压的治疗药物	厄贝沙坦	是，否	\	A

数据集名称	模块名称	子模块名称	数据元名称	值域	单位	数据等级
治疗	项目名称	肾性高血压的治疗药物	替米沙坦	是，否	\	A
治疗	项目名称	肾性贫血的治疗药物	重组人促红细胞生成素	是，否	\	A
治疗	项目名称	肾性贫血的治疗药物	脯氨酰羟化酶抑制剂	是，否	\	A
治疗	项目名称	肾性贫血的治疗药物	蔗糖铁	是，否	\	A
治疗	项目名称	肾性贫血的治疗药物	硫酸亚铁	是，否	\	A
治疗	项目名称	缺钙的治疗药物	骨化三醇	是，否	\	A
治疗	项目名称	缺钙的治疗药物	西纳卡塞	是，否	\	A
治疗	项目名称	降磷的治疗药物	碳酸钙	是，否	\	A
治疗	项目名称	降磷的治疗药物	司维拉姆	是，否	\	A
治疗	项目名称	降磷的治疗药物	醋酸钙	是，否	\	A
治疗	项目名称	促进毒素排出的药物	氧化淀粉	是，否	\	A
治疗	项目名称	促进毒素排出的药物	活性炭	是，否	\	A
治疗	项目名称	促进毒素排出的药物	大黄	是，否	\	A
治疗	项目名称	肾移植药物	他克莫司	是，否	\	A
治疗	项目名称	肾移植药物	环孢素	是，否	\	A
治疗	项目名称	肾移植药物	吗替麦考酚酯	是，否	\	A
治疗	项目名称	肾移植药物	硫唑嘌呤	是，否	\	A
治疗	项目名称	肾移植药物	西罗莫司	是，否	\	A
治疗	项目名称	肾移植药物	甲泼尼松龙	是，否	\	A
治疗	项目名称	肾移植药物	抗胸腺细胞球蛋白	是，否	\	A

数据集名称	模块名称	子模块名称	数据元名称	值域	单位	数据等级
治疗	项目名称	肾移植药物	抗淋巴细胞球蛋白	是，否	\	A
治疗	项目名称	肾移植药物	兔抗人胸腺细胞免疫球蛋白	是，否	\	A
治疗	项目名称	肾移植药物	抗CD25单克隆抗体	是，否	\	A
治疗	项目名称	肾替代治疗	腹膜透析	是，否	\	A
治疗	项目名称	肾替代治疗	血液透析	是，否	\	A
治疗	项目名称	手术	经皮穿刺肾镜下肾结石碎石取石术	\	\	A
治疗	项目名称	手术	肾上腺部分切除术	\	\	A
治疗	项目名称	手术	肾上腺自体移植术	\	\	A
治疗	项目名称	手术	肾动脉球囊扩张术	\	\	A
治疗	项目名称	手术	肾癌根治术	\	\	A
治疗	项目名称	手术	肾部分切除术	\	\	A
治疗	项目名称	手术	腹腔镜下肾切除术	\	\	A
治疗	项目名称	手术	移植肾切除术	\	\	A
治疗	项目名称	手术	肾自体移植术	\	\	A
治疗	项目名称	手术	经尿道输尿管病损钬激光切除术	\	\	A
治疗	项目名称	手术	输尿管-直肠吻合术	\	\	A
治疗	项目名称	手术	输尿管-回肠吻合术	\	\	A
治疗	项目名称	手术	输尿管-乙状结肠吻合术	\	\	A
治疗	项目名称	手术	输尿管阴道瘘修补术	\	\	A
治疗	项目名称	手术	输尿管成形术	\	\	A

数据集名称	模块名称	子模块名称	数据元名称	值域	单位	数据等级
治疗	项目名称	手术	经尿道膀胱肿瘤钬激光切除术	\	\	A
治疗	项目名称	手术	经尿道膀胱病损钬激光切除术	\	\	A
治疗	项目名称	手术	经尿道膀胱肿瘤电气化术	\	\	A
治疗	项目名称	手术	经尿道膀胱病损电气化术	\	\	A
治疗	项目名称	手术	膀胱全部切除术	\	\	A
治疗	项目名称	手术	膀胱阴道瘘修补术	\	\	A
治疗	项目名称	手术	膀胱尿道成形术	\	\	A
治疗	项目名称	手术	回肠代膀胱术	\	\	A
治疗	项目名称	手术	直肠代膀胱术	\	\	A
治疗	项目名称	手术	全尿道切除术	\	\	A
治疗	项目名称	手术	经尿道尿道病损切除术	\	\	A
治疗	项目名称	手术	尿道阴道瘘修补术	\	\	A
治疗	项目名称	手术	经尿道前列腺电气化术	\	\	A
治疗	项目名称	手术	经尿道前列腺等离子切除术	\	\	A
治疗	项目名称	手术	前列腺根治切除术	\	\	A
治疗	项目名称	手术	经尿道前列腺钬激光切除术	\	\	A
治疗	项目名称	手术	精囊切除术	\	\	A
治疗	项目名称	手术	阴茎全部切除术	\	\	A
治疗	项目名称	手术	复杂的男性盆腔肿瘤切除术	\	\	A
治疗	项目名称	手术	腹腔镜下肾上腺肿瘤切除术	\	\	A

数据集名称	模块名称	子模块名称	数据元名称	值域	单位	数据等级
治疗	项目名称	手术	经皮肾镜狄激光碎石取石术	\	\	A
治疗	项目名称	手术	腹腔镜下肾实质切开取石术	\	\	A
治疗	项目名称	手术	腹腔镜下肾盂输尿管成形术	\	\	A
治疗	项目名称	手术	腹腔镜下肾脏切除术	\	\	A
治疗	项目名称	手术	腹腔镜下肾癌根治术	\	\	A
治疗	项目名称	手术	腹腔镜下腹膜后淋巴结清扫术	\	\	A
治疗	项目名称	手术	肾上腺肿瘤切除术	\	\	A
治疗	项目名称	手术	肾上腺病损切除术	\	\	A
治疗	项目名称	手术	肾上腺囊肿切除术	\	\	A
治疗	项目名称	手术	肾上腺切除术	\	\	A
治疗	项目名称	手术	肾上腺探查术	\	\	A
治疗	项目名称	手术	肾动脉栓塞术	\	\	A
治疗	项目名称	手术	肾探查术	\	\	A
治疗	项目名称	手术	肾切开取石术	\	\	A
治疗	项目名称	手术	腹腔镜下肾囊肿去顶减压术	\	\	A
治疗	项目名称	手术	经皮肾造口结石切除术	\	\	A
治疗	项目名称	手术	肾盂切开取石术	\	\	A
治疗	项目名称	手术	肾活检	\	\	A
治疗	项目名称	手术	肾病损切除术	\	\	A
治疗	项目名称	手术	肾肿瘤切除术	\	\	A

数据集名称	模块名称	子模块名称	数据元名称	值域	单位	数据等级
治疗	项目名称	手术	肾输尿管切除术	\	\	A
治疗	项目名称	手术	肾蒂扭转复位术	\	\	A
治疗	项目名称	手术	肾盂——输尿管吻合术	\	\	A
治疗	项目名称	手术	肾盂输尿管成形术	\	\	A
治疗	项目名称	手术	肾盂成形术	\	\	A
治疗	项目名称	手术	肾包膜切除术	\	\	A
治疗	项目名称	手术	输尿管取石术	\	\	A
治疗	项目名称	手术	输尿管弹道碎石术	\	\	A
治疗	项目名称	手术	输尿管镜钬激光碎石术	\	\	A
治疗	项目名称	手术	输尿管切开引流术	\	\	A
治疗	项目名称	手术	输尿管镜下钬激光切开术	\	\	A
治疗	项目名称	手术	输尿管-膀胱吻合术	\	\	A
治疗	项目名称	手术	膀胱病损切除术	\	\	A
治疗	项目名称	手术	膀胱悬吊术	\	\	A
治疗	项目名称	手术	膀胱颈切开术	\	\	A
治疗	项目名称	手术	尿道造口术	\	\	A
治疗	项目名称	手术	尿道肿瘤切除术	\	\	A
治疗	项目名称	手术	尿道上裂修补术	\	\	A
治疗	项目名称	手术	耻骨弓下尿道修补术	\	\	A
治疗	项目名称	手术	尿道后电切开术	\	\	A

数据集名称	模块名称	子模块名称	数据元名称	值域	单位	数据等级
治疗	项目名称	手术	尿失禁修补术	\	\	A
治疗	项目名称	手术	前列腺切除术，耻骨上经膀胱	\	\	A
治疗	项目名称	手术	腹腔镜下精索静脉高位结扎术	\	\	A
治疗	项目名称	手术	阴茎病损切除术	\	\	A
治疗	项目名称	手术	阴茎肿瘤切除术	\	\	A
治疗	项目名称	手术	B超定位下经皮肾盂穿刺造瘘术	\	\	A
治疗	项目名称	手术	腹腔镜下输尿管切开取石术	\	\	A
治疗	项目名称	手术	阴茎背静脉曲张结扎术	\	\	A
治疗	项目名称	手术	肾囊肿去顶减压术	\	\	A
治疗	项目名称	手术	肾包膜切开血肿清除术	\	\	A
治疗	项目名称	手术	输尿管探查术	\	\	A
治疗	项目名称	手术	输尿管病损切除术	\	\	A
治疗	项目名称	手术	输尿管囊肿切除术	\	\	A
治疗	项目名称	手术	膀胱切开异物取出术	\	\	A
治疗	项目名称	手术	膀胱内口切开术	\	\	A
治疗	项目名称	手术	经耻骨，膀胱镜下取石术	\	\	A
治疗	项目名称	手术	膀胱镜下输尿管扩张术	\	\	A
治疗	项目名称	手术	睾丸病损切除术	\	\	A
治疗	项目名称	手术	根治性睾丸切除术	\	\	A
治疗	项目名称	手术	精索静高位结扎术	\	\	A

数据集名称	模块名称	子模块名称	数据元名称	值域	单位	数据等级
治疗	项目名称	手术	输精管病损切除术	\	\	A
治疗	项目名称	手术	阴茎病损激光切除术	\	\	A
治疗	项目名称	手术	肾动脉造影术	\	\	A
治疗	项目名称	手术	B超引导下肾囊肿穿刺术	\	\	A
治疗	项目名称	手术	耻骨上膀胱造口术	\	\	A
治疗	项目名称	手术	鞘膜部分切除术	\	\	A
治疗	项目名称	手术	附睾囊肿切除术	\	\	A
治疗	项目名称	手术	精索囊肿切除术	\	\	A
治疗	项目名称	手术	输精管结扎术	\	\	A
治疗	项目名称	手术	包皮环切术	\	\	A
诊断	泌尿系统	泌尿系统结石	肾结石	有，无	\	A
诊断	泌尿系统	泌尿系统结石	输尿管结石	有，无	\	A
诊断	泌尿系统	泌尿系统结石	膀胱结石	有，无	\	A
诊断	泌尿系统	泌尿系统结石	尿道结石	有，无	\	A
诊断	泌尿系统	\	前列腺增生	有，无	\	A
诊断	泌尿系统	泌尿系统梗阻	尿潴留	有，无	\	A
诊断	泌尿系统	泌尿系统梗阻	肾积水	有，无	\	A
诊断	泌尿系统	泌尿系统畸形	多囊肾	有，无	\	A
诊断	泌尿系统	泌尿系统畸形	孤立肾	有，无	\	A
诊断	泌尿系统	泌尿系统畸形	异位肾	有，无	\	A

数据集名称	模块名称	子模块名称	数据元名称	值域	单位	数据等级
诊断	泌尿系统	泌尿系统畸形	先天性巨输尿管	有,无	\	A
诊断	泌尿系统	泌尿系统畸形	膀胱外翻	有,无	\	A
诊断	泌尿系统	泌尿系统畸形	尿道上裂	有,无	\	A
诊断	泌尿系统	泌尿系统畸形	尿道下裂	有,无	\	A
诊断	泌尿系统	泌尿系统畸形	隐睾	有,无	\	A
诊断	泌尿系统	泌尿系统畸形	包茎	有,无	\	A
诊断	泌尿系统	泌尿系统畸形	包皮过长	有,无	\	A
诊断	泌尿系统	泌尿系统外伤	肾挫伤	有,无	\	A
诊断	泌尿系统	泌尿系统外伤	肾部分裂伤	有,无	\	A
诊断	泌尿系统	泌尿系统外伤	肾全层裂伤	有,无	\	A
诊断	泌尿系统	泌尿系统外伤	肾蒂血管外伤	有,无	\	A
诊断	泌尿系统	泌尿系统外伤	输尿管损伤	有,无	\	A
诊断	泌尿系统	泌尿系统外伤	输尿管狭窄	有,无	\	A
诊断	泌尿系统	泌尿系统外伤	尿瘘	有,无	\	A
诊断	泌尿系统	泌尿系统外伤	膀胱破裂	有,无	\	A
诊断	泌尿系统	泌尿系统外伤	尿道狭窄	有,无	\	A
诊断	泌尿系统	泌尿系统感染	肾结核	有,无	\	A
诊断	泌尿系统	泌尿系统感染	输尿管结核	有,无	\	A
诊断	泌尿系统	泌尿系统感染	膀胱结核	有,无	\	A
诊断	泌尿系统	泌尿系统感染	尿道结核	有,无	\	A

数据集名称	模块名称	子模块名称	数据元名称	值域	单位	数据等级
诊断	泌尿系统	泌尿系统感染	肾盂肾炎	有，无	\	A
诊断	泌尿系统	泌尿系统感染	肾积脓	有，无	\	A
诊断	泌尿系统	泌尿系统感染	肾皮质多发性脓肿	有，无	\	A
诊断	泌尿系统	泌尿系统感染	肾周围炎	有，无	\	A
诊断	泌尿系统	泌尿系统感染	急性细菌性膀胱炎	有，无	\	A
诊断	泌尿系统	泌尿系统感染	慢性细菌性膀胱炎	有，无	\	A
诊断	泌尿系统	泌尿系统感染	尿道炎	有，无	\	A
诊断	泌尿系统	泌尿系统感染	急性细菌性前列腺炎	有，无	\	A
诊断	泌尿系统	泌尿系统感染	附睾炎	有，无	\	A
诊断	泌尿系统	泌尿系统感染	慢性前列腺炎	有，无	\	A
诊断	泌尿系统	泌尿系统肿瘤	肾细胞癌	有，无	\	A
诊断	泌尿系统	泌尿系统肿瘤	肾母细胞癌	有，无	\	A
诊断	泌尿系统	泌尿系统肿瘤	肾血管平滑肌脂肪瘤	有，无	\	A
诊断	泌尿系统	泌尿系统肿瘤	膀胱鳞癌	有，无	\	A
诊断	泌尿系统	泌尿系统肿瘤	膀胱腺癌	有，无	\	A
诊断	泌尿系统	泌尿系统肿瘤	前列腺癌	有，无	\	A
诊断	泌尿系统	泌尿系统肿瘤	阴茎癌	有，无	\	A
诊断	泌尿系统	泌尿系统肿瘤	阴囊佩吉特病	有，无	\	A
诊断	泌尿系统	其他	肾下垂	有，无	\	A
诊断	泌尿系统	其他	肾血管性高血压	有，无	\	A

数据集名称	模块名称	子模块名称	数据元名称	值域	单位	数据等级
诊断	泌尿系统	其他	精索静脉曲张	有，无	\	A
诊断	泌尿系统	其他	鞘膜积液	有，无	\	A
诊断	泌尿系统	其他	压力性尿失禁	有，无	\	A
诊断	泌尿系统	肾功能	急性肾功能不全	有，无	\	A
诊断	泌尿系统	肾功能	急性肾衰竭	有，无	\	A
诊断	泌尿系统	肾功能	男性肾功能不全	有，无	\	A
诊断	泌尿系统	肾功能损害	慢性肾衰竭	有，无	\	A
诊断	泌尿系统	肾功能损害	尿毒症	有，无	\	A
诊断	泌尿系统	肾功能损害	肾病综合征	有，无	\	A
诊断	泌尿系统	肾功能损害	肾炎综合征	有，无	\	A
诊断	泌尿系统	肾功能损害	急性肾小球肾炎	有，无	\	A
诊断	泌尿系统	肾功能损害	急进型肾小球肾炎	有，无	\	A
诊断	泌尿系统	肾功能损害	狼疮肾	有，无	\	A
诊断	泌尿系统	肾功能损害	IgA 肾病	有，无	\	A
诊断	泌尿系统	肾功能损害	糖尿病肾病	有，无	\	A
诊断	泌尿系统	肾功能损害	急性间质性肾炎	有，无	\	A

9. 八大系统数据元——血液系统

模块名称	参考标准
9. 八大系统数据元——血液系统	中华人民共和国卫生行业标准 WS 445.14—2014 电子病历基本数据集 第 14 部分：住院医嘱 《内科学》，第 9 版，人民卫生出版社 《诊断学》，第 9 版，人民卫生出版社 《疾病和有关健康问题的国际统计编码分类 ICD-10》，第 2 版，人民卫生出版社 《国际疾病分类第九版临床修订本手术与操作 ICD-9-CM-3》，2011 版，人民军医出版社

数据集名称	模块名称	子模块名称	数据元名称	值域	单位	数据等级
现病史	症状	起病相关情况	发病性质（总体特征）	急性，慢性	\	A
现病史	症状	起病相关情况	贫血发病性质（短期特征）	大细胞性，正常细胞性，小细胞低色素性	\	A
现病史	症状	气促	活动后气促	有，无	\	A
现病史	症状	气促	气短	有，无	\	A
现病史	症状	气促	端坐呼吸	有，无	\	A
现病史	症状	淋巴结肿大	淋巴结肿大	有，无	\	A
现病史	症状	骨痛	骨痛	有，无	\	A
现病史	症状	乏力	全身乏力	有，无	\	A

数据集名称	模块名称	子模块名称	数据元名称	值域	单位	数据等级
现病史	症状	乏力伴随症状	乏力伴随苍白	有，无	\	A
现病史	症状	乏力伴随症状	乏力伴随头痛	有，无	\	A
现病史	症状	乏力伴随症状	乏力伴随眩晕	有，无	\	A
现病史	症状	乏力伴随症状	乏力伴随委靡	有，无	\	A
现病史	症状	乏力伴随症状	乏力伴随晕厥	有，无	\	A
现病史	症状	乏力伴随症状	乏力伴随失眠	有，无	\	A
现病史	症状	乏力伴随症状	乏力伴随多梦	有，无	\	A
现病史	症状	乏力伴随症状	乏力伴随耳鸣	有，无	\	A
现病史	症状	乏力伴随症状	乏力伴随眼花	有，无	\	A
现病史	症状	乏力伴随症状	乏力伴随注意力不集中	有，无	\	A
现病史	症状	乏力伴随症状	乏力伴随食欲减退	有，无	\	A
现病史	症状	乏力伴随症状	乏力伴随烦躁	有，无	\	A
现病史	症状	乏力伴随症状	乏力伴随易怒	有，无	\	A
现病史	症状	乏力伴随症状	乏力伴随儿童生长发育迟缓	有，无	\	A
现病史	症状	乏力伴随症状	乏力伴随儿童智力低下	有，无	\	A
现病史	症状	乏力伴随症状	乏力伴随口腔炎	有，无	\	A
现病史	症状	乏力伴随症状	乏力伴随舌炎	有，无	\	A
现病史	症状	乏力伴随症状	乏力伴随舌乳头萎缩	有，无	\	A
现病史	症状	乏力伴随症状	乏力伴随口角皲裂	有，无	\	A
现病史	症状	乏力伴随症状	乏力伴随吞咽困难	有，无	\	A

数据集名称	模块名称	子模块名称	数据元名称	值域	单位	数据等级
现病史	症状	乏力伴随症状	乏力伴随恶心	有，无	\	A
现病史	症状	乏力伴随症状	乏力伴随腹胀	有，无	\	A
现病史	症状	乏力伴随症状	乏力伴随腹泻	有，无	\	A
现病史	症状	乏力伴随症状	乏力伴随便秘	有，无	\	A
现病史	症状	乏力伴随症状	乏力伴随肢体麻木	有，无	\	A
现病史	症状	乏力伴随症状	乏力伴随味觉下降	有，无	\	A
现病史	症状	乏力伴随症状	乏力伴随视力下降	有，无	\	A
现病史	症状	乏力伴随症状	乏力伴随抑郁	有，无	\	A
现病史	症状	乏力伴随症状	乏力伴随谵妄	有，无	\	A
现病史	症状	乏力伴随症状	乏力伴随精神错乱	有，无	\	A
现病史	症状	乏力伴随症状	乏力伴随人格变态	有，无	\	A
现病史	症状	乏力伴随症状	乏力伴随瘙痒	有，无	\	A
现病史	症状	乏力伴随症状	乏力伴随带状疱疹	有，无	\	A
现病史	症状	乏力伴随症状	乏力伴随多汗	有，无	\	A
现病史	症状	乏力伴随症状	乏力伴随盗汗	有，无	\	A
现病史	症状	乏力伴随症状	乏力伴随异食癖	有，无	\	A
现病史	症状	乏力伴随症状	乏力伴随易感染	有，无	\	A
现病史	症状	乏力伴随症状	乏力伴随毛发干枯	有，无	\	A
现病史	症状	乏力伴随症状	乏力伴随皮肤干燥	有，无	\	A
现病史	症状	乏力伴随症状	乏力伴随指（趾）甲变化	正常，缺乏光泽，脆薄易裂，凹下呈勺状	\	A

数据集名称	模块名称	子模块名称	数据元名称	值域	单位	数据等级
现病史	症状	乏力伴随症状	乏力伴随黑矇	有，无	\	A
现病史	症状	乏力伴随症状	乏力伴随发热	有，无	\	A
现病史	症状	出血	出血	有，无	\	A
现病史	症状	出血	皮肤黏膜发癥	有，无	\	A
现病史	症状	出血	皮肤黏膜瘀斑	有，无	\	A
现病史	症状	出血	血尿	有，无	\	A
现病史	症状	出血	呕血	有，无	\	A
现病史	症状	出血	便血	有，无	\	A
现病史	症状	出血伴随症状	出血伴随腰背酸痛	有，无	\	A
现病史	症状	出血伴随症状	出血伴随四肢酸痛	有，无	\	A
现病史	症状	出血伴随症状	出血伴随异常扩张的毛细血管团	有，无	\	A
现病史	症状	出血	服药种类	华法林，肝素	\	A
现病史	症状	溶血	溶血	有，无	\	A
现病史	症状	溶血	黄染	有，无	\	A
现病史	症状	溶血	黄染的部位	皮肤，黏膜，巩膜	\	A
现病史	症状	溶血	服药种类	伯氨喹，奎宁，阿司匹林，对乙酰氨基酚，呋喃唑酮，磺胺，噻唑酮，氨苯砜，噻唑砜，苯肼，萘	\	A
现病史	症状	溶血	进食蚕豆	是，否	\	A
现病史	症状	溶血伴随症状	溶血伴随贫血	有，无	\	A

数据集名称	模块名称	子模块名称	数据元名称	值域	单位	数据等级
现病史	症状	溶血伴随症状	溶血伴随黄疸	有，无	\	A
现病史	症状	溶血伴随症状	溶血伴随脾大	有，无	\	A
现病史	症状	溶血伴随症状	溶血伴随血红蛋白尿	有，无	\	A
现病史	症状	溶血伴随症状	溶血伴随肢体湿冷	有，无	\	A
现病史	症状	溶血伴随症状	溶血伴随少尿	有，无	\	A
现病史	症状	溶血伴随症状	溶血伴随发绀	有，无	\	A
现病史	症状	溶血伴随症状	溶血伴随高热	有，无	\	A
现病史	症状	溶血伴随症状	溶血伴随寒战	有，无	\	A
现病史	症状	溶血伴随症状	溶血伴随心悸	有，无	\	A
现病史	症状	溶血伴随症状	溶血伴随气短	有，无	\	A
现病史	症状	溶血伴随症状	溶血伴随血管神经性水肿	有，无	\	A
现病史	症状	溶血伴随症状	溶血伴随全身皮疹	有，无	\	A
现病史	症状	溶血伴随症状	溶血伴随喉头水肿	有，无	\	A
现病史	症状	溶血伴随症状	溶血伴随支气管痉挛	有，无	\	A
现病史	症状	溶血伴随症状	溶血伴随过敏性休克	有，无	\	A
现病史	症状	血栓	血栓	有，无	\	A
现病史	症状	血栓伴随症状	血栓伴随心绞痛	有，无	\	A
现病史	症状	血栓伴随症状	血栓伴随心肌梗死	有，无	\	A
现病史	症状	血栓伴随症状	血栓伴随心力衰竭	有，无	\	A
现病史	症状	血栓伴随症状	血栓伴随心源性休克	有，无	\	A

数据集名称	模块名称	子模块名称	数据元名称	值域	单位	数据等级
现病史	症状	血栓伴随症状	血栓伴随心律失常	有,无	\	A
现病史	症状	血栓伴随症状	血栓伴随肿胀	有,无	\	A
现病史	症状	血栓伴随症状	血栓伴随疼痛	有,无	\	A
现病史	症状	血栓伴随症状	血栓伴随皮肤颜色改变	有,无	\	A
现病史	症状	血栓伴随症状	血栓伴随胸痛	有,无	\	A
既往史	血液系统疾病	\	恶性肿瘤	是,否	\	A
既往史	血液系统疾病	\	抗磷脂综合征	有,无	\	A
既往史	血液系统疾病	\	血液透析	是,否	\	A
既往史	血液系统疾病	\	疟疾	是,否	\	A
既往史	血液系统疾病	\	黑热病	是,否	\	A
既往史	血液系统疾病	\	DIC	是,否	\	A
既往史	血液系统疾病	\	败血症	是,否	\	A
既往史	血液系统疾病	\	蚕豆病	是,否	\	A
既往史	血液系统疾病	\	血管炎	是,否	\	A
既往史	血液系统疾病	\	血栓性血小板减少性紫癜	是,否	\	A
既往史	血液系统疾病	\	溶血尿毒症综合征	是,否	\	A
体格检查	常规体格检查	\	皮肤黏膜	正常,苍白,黄疸,出血点,结节,瘀斑,紫癜,皮肤绿色瘤,蜘蛛痣	\	A
体格检查	常规体格检查	\	舌	正常,舌乳头萎缩,舌面"牛肉样舌"	\	A

数据集名称	模块名称	子模块名称	数据元名称	值域	单位	数据等级
体格检查	常规体格检查	\	胸骨压痛	有，无	\	A
体格检查	常规体格检查	\	浅表淋巴结肿大	有，无	\	A
体格检查	常规体格检查	\	肝大	有，无	\	A
体格检查	常规体格检查	\	脾大	有，无	\	A
体格检查	常规体格检查	\	腹部肿块	有，无	\	A
体格检查	常规体格检查	\	指/趾甲	正常，缺乏光泽，脆薄易裂，凹下呈勺状，变平	\	A
体格检查	常规体格检查	\	对称性远端肢体麻木	有，无	\	A
体格检查	常规体格检查	\	深感觉障碍	有，无	\	A
体格检查	常规体格检查	\	共济失调	有，无	\	A
体格检查	常规体格检查	\	步态不稳	有，无	\	A
体格检查	常规体格检查	\	肌力	正常，肌张力增加，腱反射亢进	\	C
体格检查	常规体格检查	\	视力	下降，黑矇	\	C
检验	检验指标	血常规	平均红细胞体积（MCV）	\	fl	A
检验	检验指标	血常规	平均红细胞血红蛋白量（MCH）	\	pg	A
检验	检验指标	血常规	平均红细胞血红蛋白浓度（MCHC）	\	%	A
检验	检验指标	血常规	网织红细胞计数	\	%，$\times 10^9/L$	A
检验	检验指标	血常规	中性粒细胞	\	%，$\times 10^9/L$	A
检验	检验指标	血常规	嗜酸性粒细胞	\	%，$\times 10^9/L$	A

数据集名称	模块名称	子模块名称	数据元名称	值域	单位	数据等级
检验	检验指标	血常规	嗜碱性粒细胞	\	%，$\times 10^9$/L	A
检验	检验指标	血常规	淋巴细胞	\	%，$\times 10^9$/L	A
检验	检验指标	血常规	单核细胞	\	%，$\times 10^9$/L	A
检验	检验指标	血常规	血小板	\	$\times 10^9$/L	A
检验	检验指标	血常规	血细胞比容（HCT）	\	L/L	A
检验	检验指标	血常规	红细胞沉降率	\	mm/h	A
检验	检验指标	凝血功能	活化部分凝血活酶时间（APTT）	\	s	A
检验	检验指标	凝血功能	血浆凝血酶原时间（PT）	\	s	A
检验	检验指标	凝血功能	血浆纤维蛋白原浓度（fib）	\	g/L	A
检验	检验指标	凝血功能	血浆蛋白C活性	\	%	A
检验	检验指标	凝血功能	血浆D二聚体	\	mg/L	A
检验	检验指标	凝血功能	鱼精蛋白副凝（3P）试验	\	\	A
检验	检验指标	凝血功能	血浆vWF抗原测定	\	%	A
检验	检验指标	血涂片	红细胞大小	正常，小，大，巨，大小不均	\	B
检验	检验指标	血涂片	红细胞形态	球形，椭圆形，口形，靶形，镰形，泪滴形，棘形，锯齿形，裂细胞，缗钱状，形态不整	\	B
检验	检验指标	血涂片	红细胞着色	低色素性，高色素性，嗜多色性	\	B
检验	检验指标	血涂片	红细胞结构	嗜碱性点彩，染色质小体，卡波环，有核红细胞	\	B
检验	检验指标	血涂片	Howell-Joly小体	有，无	\	B

数据集名称	模块名称	子模块名称	数据元名称	值域	单位	数据等级
检验	检验指标	血涂片	Cabot 环	有，无	\	B
检验	检验指标	骨髓细胞涂片分类	骨髓细胞增生	活跃，明显活跃	\	A
检验	检验指标	骨髓细胞涂片分类	骨髓细胞成分	红系，粒系，巨核系	\	A
检验	检验指标	骨髓细胞涂片分类	骨髓细胞比例	\	\	A
检验	检验指标	骨髓细胞涂片分类	骨髓细胞形态	\	\	A
检验	检验指标	骨髓活检（骨髓造血组织）	骨髓结构	\	\	A
检验	检验指标	骨髓活检（骨髓造血组织）	骨髓增生	\	\	A
检验	检验指标	骨髓活检（骨髓造血组织）	细胞成分	\	\	A
检验	检验指标	骨髓活检（骨髓造血组织）	细胞形态	\	\	A
检验	检验指标	骨髓活检（骨髓造血组织）	Auer 小体	有，无	\	A
检验	检验指标	铁代谢	血清铁	\	μmol/L(μg/L)	B
检验	检验指标	铁代谢	血清铁蛋白浓度	\	μg/L	B
检验	检验指标	铁代谢	血清转铁蛋白浓度	\	μmol/Lv	B
检验	检验指标	铁代谢	血清总铁结合力	\	μmol/L(μg/L)	B
检验	检验指标	铁代谢	转铁蛋白饱和度	\	%	B
检验	检验指标	铁代谢	骨髓涂片蓝色小珠粒	有，无	\	B
检验	检验指标	铁代谢	血清转铁蛋白受体（sTfR）	\	nmol/L(μg/ml)	B
检验	检验指标	红细胞内卟啉代谢	红细胞游离原卟啉（FEP）	\	μmol/L	B
检验	检验指标	红细胞内卟啉代谢	锌原卟啉（ZPP）	\	μmol/L	B
检验	检验指标	红细胞内卟啉代谢	FEP/Hb	\	μg/gHb	B

数据集名称	模块名称	子模块名称	数据元名称	值域	单位	数据等级
检验	检验指标	血生化	血清维生素 B_{12}	\	pmol/L（ng/ml）	B
检验	检验指标	血生化	血清叶酸含量	\	nmol/L（ng/ml）	B
检验	检验指标	血生化	红细胞叶酸含量	\	nmol/L（ng/ml）	B
检验	检验指标	放射性核素标记	希林（Schilling）试验	阴性，阳性	\	B
检验	检验指标	其他	G6PD 活性	正常，中度，严重异常	\	B
检验	检验指标	其他	红细胞 G6PD 活性定量测定	\	%	B
检验	检验指标	其他	G6PD 基因突变型分析	\	\	B
检验	检验指标	其他	高铁血红蛋白还原试验	阴性，阳性	\	B
检验	检验指标	其他	红细胞海因小体（Heinz body）生成试验（＞5%）	\	%	B
检验	检验指标	其他	直接抗人球蛋白试验（Coombs 试验）DAT	阴性，阳性	\	B
检验	检验指标	其他	间接抗人球蛋白试验（Coombs 试验）IAT	阴性，阳性	\	B
检验	检验指标	其他	酸溶血试验（Hamtest）	阴性，阳性	\	B
检验	检验指标	其他	蔗糖溶血试验	阴性，阳性	\	B
检验	检验指标	其他	红细胞渗透脆性试验	增高，降低	\	B
检验	检验指标	其他	肝穿刺	是，否	\	C
检验	检验指标	其他	脾穿刺	是，否	\	C
检验	检验指标	流式细胞术	CD55	阴性，阳性	\	A
检验	检验指标	流式细胞术	CD59	阴性，阳性	\	A

数据集名称	模块名称	子模块名称	数据元名称	值域	单位	数据等级
检验	检验指标	流式细胞术	FLAER 嗜水气单胞菌溶素变异体	\	\	A
检验	检验指标	血液生化	血非结合胆红素	\	μmol/L（mg/dl）	A
检验	检验指标	血液生化	血浆游离血红蛋白	\	mg/L（mg/dl）	A
检验	检验指标	血液生化	血清结合珠蛋白	\	mg/L	A
检验	检验指标	血液生化	M 蛋白	阴性，阳性	\	A
检验	检验指标	血液生化	尿酸	\	μmol/L	A
检验	检验指标	血液生化	乳酸脱氢酶	\	U/L	A
检验	检验指标	尿常规	尿胆原	阴性，弱阳性，阳性	\	A
检验	检验指标	尿常规	尿胆红素	阴性，阳性	\	A
检验	检验指标	尿常规	尿血红蛋白	阴性，阳性	\	A
检验	检验指标	尿常规	尿含铁血黄素	阴性，阳性	\	A
检验	检验指标	免疫学检查	$CD4^+$ 细胞：$CD8^+$ 细胞比值	降低，正常，升高	\	C
检验	检验指标	免疫学检查	Th1：Th2 型细胞比值	降低，正常，升高	\	C
检验	检验指标	免疫学检查	血清 IL-2 浓度	\	KU/L	C
检验	检验指标	免疫学检查	血清 IFN-γ 浓度	\	pg/ml	C
检验	检验指标	免疫学检查	血清 TNF 浓度	\	pg/ml	C
检验	检验指标	免疫学检查	细胞膜表面球蛋白 sIg	\	\	C
检验	检验指标	免疫学检查	CD5/CD19/CD79a/CD23 比例	增高，正常，降低	\	C
检验	检验指标	免疫学检查	CD20/CD22/CD11c	增高，正常，降低	\	C
检验	检验指标	免疫学检查	FMC7/CD79b	增高，正常，降低	\	C

数据集名称	模块名称	子模块名称	数据元名称	值域	单位	数据等级
检验	检验指标	免疫学检查	CD10/cyclinD1	增高，正常，降低	\	C
检验	检验指标	分子生物学	高通量测序检查	是，否	\	C
检验	检验指标	细胞遗传学	荧光原位杂交技术（FISH）	是，否	\	C
检验	检验指标	细胞遗传学	Ph染色体	是，否	\	C
检验	检验指标	细胞遗传学	BCR/ABL融合基因	是，否	\	C
辅助检查	影像学检查	B超	淋巴结肿大	有，无	\	A
辅助检查	影像学检查	X线	溶骨性损害	有，无	\	A
辅助检查	影像学检查	X线	溶骨性损害部位	颅骨，骨盆，脊柱，肱骨，股骨	\	A
辅助检查	影像学检查	X线	病理性骨折	有，无	\	A
辅助检查	影像学检查	X线	病理性骨折部位	颅骨，骨盆，脊柱，肱骨，股骨	\	A
辅助检查	影像学检查	X线	骨质疏松	有，无	\	A
辅助检查	影像学检查	X线	骨质疏松部位	颅骨，骨盆，脊柱，肱骨，股骨	\	A
辅助检查	影像学检查	X线	骨小梁模糊或磨玻璃样改变	有，无	\	A
辅助检查	影像学检查	X线	骨小梁模糊或磨玻璃样改变部位	颅骨，骨盆，脊柱，肱骨，股骨	\	A
辅助检查	影像学检查	X线	骨硬化	有，无	\	A
辅助检查	影像学检查	X线	骨硬化部位	颅骨，骨盆，脊柱，肱骨，股骨	\	A
辅助检查	影像学检查	X线	骨颗粒状透明区	有，无	\	A
辅助检查	影像学检查	X线	骨颗粒状透明区部位	颅骨，骨盆，脊柱，肱骨，股骨	\	A
辅助检查	影像学检查	X线	纵隔增宽	有，无	\	A
辅助检查	影像学检查	X线	肺门增大	有，无	\	A

数据集名称	模块名称	子模块名称	数据元名称	值域	单位	数据等级
辅助检查	影像学检查	X线	胸腔积液	有,无	\	A
辅助检查	影像学检查	X线	肺部病灶	有,无	\	A
辅助检查	影像学检查	CT	肺门肿大淋巴结	有,无	\	A
辅助检查	影像学检查	CT	肺门肿大淋巴结数量	单发,多发	\	A
辅助检查	影像学检查	CT	肺门肿大淋巴结大小	\	mm	A
辅助检查	影像学检查	CT	纵隔肿大淋巴结	有,无	\	A
辅助检查	影像学检查	CT	纵隔肿大淋巴结数量	单发,多发	\	A
辅助检查	影像学检查	PET/CT	淋巴瘤大小	\	mm	A
辅助检查	影像学检查	PET/CT	淋巴瘤部位	\	\	A
辅助检查	影像学检查	PET/CT	淋巴瘤残留病灶	\	mm	A
治疗	对症治疗	改善饮食	改善饮食	是,否	\	A
治疗	对症治疗	调理月经	调理月经	是,否	\	A
治疗	对症治疗	驱虫	驱虫	是,否	\	A
治疗	对症治疗	抑酸治疗	抑酸治疗	是,否	\	A
治疗	对症治疗	补充营养	补充叶酸	是,否	\	A
治疗	对症治疗	补充营养	维生素B_{12}	是,否	\	A
治疗	对症治疗	补充营养	铁剂	是,否	\	A
治疗	对症治疗	刺激造血	刺激造血	是,否	\	A

数据集名称	模块名称	子模块名称	数据元名称	值域	单位	数据等级
治疗	对症治疗	刺激造血	刺激造血的用药	雄激素[司坦唑醇（康力龙）、十一酸睾酮（安雄）、达那唑、丙酸睾酮]，粒细胞集落刺激因子（G-CSF），粒-单系集落刺激因子（GM-CSF），红细胞生成素（EPO），艾曲波帕，B族维生素，鲨肝醇，利血生	\	A
治疗	对症治疗	成分输血	成分输血	有，无	\	A
治疗	对症治疗	成分输血	成分输血的种类	红细胞，血小板，血浆，FⅧ，FⅨ	\	A
治疗	对症治疗	护肝治疗	护肝治疗	是，否	\	A
治疗	对症治疗	祛铁治疗	祛铁治疗	是，否	\	A
治疗	对症治疗	疫苗接种	疫苗接种	是，否	\	A
治疗	对症治疗	\	血浆置换术	是，否	\	A
治疗	对症治疗	血小板单采术	血小板单采术	是，否	\	A
治疗	影像学治疗	放疗	放疗	是，否	\	A
治疗	影像学治疗	放疗	放疗的种类	γ射线，X线，颅脊椎照射，鞘内注射	\	A
诊疗过程信息	药物治疗	\	给药途径	口服（po），舌下含服（sl），静脉推注（iv），静脉滴注（ivgtt），肌内注射	\	A
诊疗过程信息	药物治疗	\	给药频次	1次/日（qd），1次/晚（qn），2次/日（bid），3次/日（tid），1次/12小时（q12h），1次/8小时（q8h），4次/日（qid），其他	\	A

数据集名称	模块名称	子模块名称	数据元名称	值域	单位	数据等级
治疗	药物治疗	化疗	化疗	是，否	\	A
治疗	药物治疗	化疗	化疗药物	长春新碱，泼尼松，门冬酰胺酶，培门冬酶，甲氨蝶呤，7-巯基嘌呤，去甲氧柔红霉素，高三尖杉酯碱（HHT），苯丁酸氮芥（CLB），苯达莫司汀，氟达拉滨（Flu），丙卡巴肼，多柔比星，博来霉素，长春地辛，达卡巴嗪，依托泊苷，顺铂，卡铂，米托蒽醌，硼替佐米，地塞米松，美法仑	\	A
治疗	药物治疗	诱导分化	诱导分化	是，否	\	A
治疗	药物治疗	诱导分化	诱导分化种类	全反式维A酸（ATRA），三氧化二砷（ATO）	\	A
治疗	药物治疗	免疫抑制	免疫抑制	是，否	\	A
治疗	药物治疗	免疫抑制	免疫抑制药物	糖皮质激素，环孢素，抗淋巴/胸腺细胞球蛋白（ALG/ATG），吗替麦考酚酯（MMF），环磷酰胺	\	A
治疗	药物治疗	靶向治疗	靶向治疗	是，否	\	A
治疗	药物治疗	靶向治疗	靶向治疗用药	酪氨酸激酶抑制剂（伊马替尼，达沙替尼）	mg	A
治疗	药物治疗	表观遗传抑制	西达本胺	是，否	\	A
治疗	药物治疗	异基因造血干细胞移植	异基因造血干细胞移植	是，否	\	A

数据集名称	模块名称	子模块名称	数据元名称	值域	单位	数据等级
治疗	药物治疗	细胞免疫治疗	细胞免疫治疗	是，否	\	A
治疗	药物治疗	控制感染	抗生素	是，否	\	A
治疗	药物治疗	控制感染	细菌培养	是，否	\	A
治疗	药物治疗	控制感染	药敏试验	是，否	\	A
治疗	药物治疗	控制出血	促凝血药	是，否	\	A
治疗	药物治疗	控制出血	抗纤溶药	是，否	\	A
治疗	药物治疗	控制溶血	利妥昔单抗	是，否	\	A
治疗	药物治疗	控制溶血	碳酸氢钠	是，否	\	A
治疗	药物治疗	生物反应调节剂	来那度胺	是，否	\	A
治疗	药物治疗	生物反应调节剂	沙利度胺	是，否	\	A
治疗	药物治疗	去甲基化药物	阿扎胞苷	是，否	\	A
治疗	药物治疗	去甲基化药物	阿糖胞苷	是，否	\	A
治疗	药物治疗	去甲基化药物	地西他滨	是，否	\	A
治疗	药物治疗	机械治疗	机械治疗	是，否	\	A
治疗	药物治疗	防治高尿酸血症肾病	别嘌醇	是，否	\	A
治疗	药物治疗	防治高尿酸血症肾病	羟基脲（HU）	是，否	\	A
治疗	药物治疗	生物治疗	干扰素	是，否	\	A
治疗	药物治疗	生物治疗	单克隆抗体	是，否	\	A
治疗	药物治疗	生物治疗	CAR-T 细胞免疫疗法	是，否	\	A
治疗	药物治疗	骨病	二膦酸盐（氯屈膦酸、帕米膦酸二钠、唑来膦酸）	是，否	\	A

数据集名称	模块名称	子模块名称	数据元名称	值域	单位	数据等级
治疗	药物治疗	JAK2抑制剂	芦可替尼	是，否	\	A
治疗	药物治疗	止血治疗	输注新鲜血浆	是，否	\	A
治疗	药物治疗	止血治疗	输注纤维蛋白原	是，否	\	A
治疗	药物治疗	止血治疗	输注凝血酶原复合物	是，否	\	A
治疗	药物治疗	止血治疗	输注冷沉淀	是，否	\	A
治疗	药物治疗	止血药物	卡巴克络	是，否	\	A
治疗	药物治疗	止血药物	曲克芦丁	是，否	\	A
治疗	药物治疗	止血药物	垂体后叶素	是，否	\	A
治疗	药物治疗	止血药物	维生素C	是，否	\	A
治疗	药物治疗	止血药物	糖皮质激素	是，否	\	A
治疗	药物治疗	止血药物	维生素K	是，否	\	A
治疗	药物治疗	止血药物	氨基己酸EACA	是，否	\	A
治疗	药物治疗	止血药物	氨甲苯酸PAMBA	是，否	\	A
治疗	药物治疗	止血药物	去氨加压素	是，否	\	A
治疗	药物治疗	止血药物	重组活化因子Ⅶ（rFⅦa）	是，否	\	A
治疗	药物治疗	止血药物	凝血酶	是，否	\	A
治疗	药物治疗	止血药物	血凝酶（巴曲亭）	是，否	\	A
治疗	药物治疗	止血药物	吸收性明胶海绵	是，否	\	A
治疗	药物治疗	抗组胺药物	盐酸异丙嗪	是，否	\	A
治疗	药物治疗	抗组胺药物	氯苯那敏	是，否	\	A

数据集名称	模块名称	子模块名称	数据元名称	值域	单位	数据等级
治疗	药物治疗	抗组胺药物	阿司咪唑	是，否	\	A
治疗	药物治疗	抗组胺药物	氯雷他定	是，否	\	A
治疗	药物治疗	抗组胺药物	西咪替丁	是，否	\	A
治疗	药物治疗	抗组胺药物	钙剂	是，否	\	A
治疗	药物治疗	其他	丙种球蛋白	是，否	\	A
治疗	药物治疗	其他	解热镇痛药	是，否	\	A
治疗	药物治疗	促血小板生成	重组人血小板生成素（fhTPO）	是，否	\	A
治疗	药物治疗	促血小板生成	非肽类TPO类似物（艾曲泼帕）	是，否	\	A
治疗	药物治疗	促血小板生成	TPO拟肽（罗米司亭）	是，否	\	A
治疗	药物治疗	抗凝药物	普通肝素	是，否	\	A
治疗	药物治疗	抗凝药物	低分子量肝素	是，否	\	A
治疗	药物治疗	抗凝药物	阿加曲班	是，否	\	A
治疗	药物治疗	抗凝药物	华法林	是，否	\	A
治疗	药物治疗	抗凝药物	达比加群	是，否	\	A
治疗	药物治疗	抗凝药物	利伐沙班	是，否	\	A
治疗	药物治疗	抗凝药物	依度沙班	是，否	\	A
治疗	药物治疗	抗凝药物	阿哌沙班	是，否	\	A
治疗	药物治疗	抗凝药物	阿司匹林	是，否	\	A
治疗	药物治疗	抗凝药物	氯吡格雷	是，否	\	A
治疗	药物治疗	抗凝药物	血小板膜糖蛋白Ⅱb/Ⅲa拮抗剂	是，否	\	A

数据集名称	模块名称	子模块名称	数据元名称	值域	单位	数据等级
治疗	药物治疗	溶栓	尿激酶（UK）	是，否	\	A
治疗	药物治疗	溶栓	链激酶（SK）	是，否	\	A
治疗	药物治疗	溶栓	组织型纤溶酶原激活剂（tPA）	是，否	\	A
治疗	手术治疗	手术	血肿清除	是，否	\	A
治疗	手术治疗	手术	关节成形	是，否	\	A
治疗	手术治疗	手术	关节置换	是，否	\	A
治疗	手术治疗	手术	切开取栓	是，否	\	A
治疗	手术治疗	手术	血管搭桥术	是，否	\	A
治疗	手术治疗	手术	气管切开	是，否	\	A
治疗	手术治疗	手术	脾切除	是，否	\	A
治疗	手术治疗	手术	脾部分栓塞术	是，否	\	A
治疗	手术治疗	手术	脾区放疗	是，否	\	A
诊断	贫血	缺铁性贫血	缺铁性贫血	是，否	\	A
诊断	贫血	巨幼细胞贫血	巨幼细胞贫血	是，否	\	A
诊断	贫血	再生障碍性贫血	再生障碍性贫血	是，否	\	A
诊断	贫血	溶血性贫血	遗传性球形红细胞增多症	是，否	\	A
诊断	贫血	溶血性贫血	红细胞葡萄糖-6-磷酸脱氢酶缺乏症	是，否	\	A
诊断	贫血	溶血性贫血	血红蛋白病，地中海贫血，海洋性贫血，Cooley贫血，镰状细胞贫血	是，否	\	A

数据集名称	模块名称	子模块名称	数据元名称	值域	单位	数据等级
诊断	贫血	溶血性贫血	自身免疫性溶血性贫血（AIHA）	是，否	\	A
诊断	贫血	溶血性贫血	阵发性睡眠性血红蛋白尿症（PNH）	是，否	\	A
诊断	贫血	骨髓增生异常综合征（MDS）	骨髓增生异常综合征（MDS）	是，否	\	A
诊断	白血病	急性白血病（AL）	急性髓系白血病（AML）	是，否	\	A
诊断	白血病	急性白血病（AL）	急性淋巴细胞白血病（ALL）	是，否	\	A
诊断	白血病	慢性白血病（CL）	慢性髓系白血病（CML）	是，否	\	A
诊断	白血病	慢性白血病（CL）	慢性淋巴细胞白血病（CLL）	是，否	\	A
诊断	\	淋巴瘤	霍奇金淋巴瘤（HL）	是，否	\	A
诊断	\	淋巴瘤	非霍奇金淋巴瘤（NHL）	是，否	\	A
诊断	\	多发性骨髓瘤（MM）	多发性骨髓瘤（MM）	是，否	\	A
诊断	\	骨髓增殖性肿瘤（MPN）	真性红细胞增多症（PV）	是，否	\	A
诊断	\	骨髓增殖性肿瘤（MPN）	原发性血小板增多症（ET）	是，否	\	A
诊断	\	骨髓增殖性肿瘤（MPN）	原发性骨髓纤维化（PMF）	是，否	\	A
诊断	\	脾亢	脾亢	是，否	\	A
诊断	\	紫癜	过敏性紫癜	是，否	\	A
诊断	\	紫癜	原发性免疫性血小板减少症	是，否	\	A
诊断	\	紫癜	血栓性血小板减少性紫癜	是，否	\	A
诊断	\	血友病	血友病 A	是，否	\	A

数据集名称	模块名称	子模块名称	数据元名称	值域	单位	数据等级
诊断	\	血友病	血友病B	是，否	\	A
诊断	\	血友病	血管性血友病（vWD）	是，否	\	A
诊断	\	弥散性血管内凝血（DIC）	弥散性血管内凝血（DIC）	有，无	\	A
诊断	\	血栓	动脉血栓	有，无	\	A
诊断	\	血栓	静脉血栓	有，无	\	A
诊断	\	血栓	血栓性静脉炎	有，无	\	A
诊断	\	血栓	血栓形成	有，无	\	A
诊断	\	血栓	肺血栓栓塞	有，无	\	A
诊断	\	输血	过敏	有，无	\	A
诊断	\	\	输血相关性急性肺损伤（TRALI）	有，无	\	A

10. 八大系统数据元——内分泌系统

模块名称	参考标准
10. 八大系统数据元——内分泌系统	中华人民共和国卫生行业标准 WS 445.14—2014 电子病历基本数据集 第 14 部分：住院医嘱 《内科学》，第 9 版，人民卫生出版社 《临床检验医学》，人民卫生出版社 《超声医学》，人民卫生出版社 《医学影像学》，第 5 版，高等教育出版社 《新编药物学》，第 18 版，人民卫生出版社 《国际疾病分类第九版临床修订本手术与操作 ICD-9-CM-3》，2011 版，人民军医出版社 《疾病和有关健康问题的国际统计编码分类 ICD-10》，第 2 版，人民卫生出版社

数据集名称	模块名称	子模块名称	数据元名称	值域	单位	数据等级
主诉	\	\	症状持续时间	\	年，月，日，小时	A
现病史	症状	主要症状	多饮	有，无	\	A
现病史	症状	主要症状	大量饮水	有，无	\	A
现病史	症状	主要症状	多食	有，无	\	A
现病史	症状	主要症状	多尿	有，无	\	A
现病史	症状	主要症状	尿量增多	有，无	\	A
现病史	症状	主要症状	持续时间	\	年，月，日，小时	A
现病史	症状	主要症状	体重减轻	有，无	\	A

数据集名称	模块名称	子模块名称	数据元名称	值域	单位	数据等级
现病史	症状	主要症状	体重下降	有，无	\	A
现病史	症状	主要症状	消瘦	有，无	\	A
现病史	症状	消瘦	消瘦持续时间	\	年，月，日，小时	A
现病史	症状	消瘦	体重减轻程度	\	kg	A
现病史	症状	消瘦伴随症状	消瘦伴随口渴	有，无	\	A
现病史	症状	消瘦伴随症状	消瘦伴随皮肤瘙痒	有，无	\	A
现病史	症状	消瘦伴随症状	消瘦伴随视物模糊	有，无	\	A
现病史	症状	消瘦伴随症状	消瘦伴随痛觉过敏	有，无	\	A
现病史	症状	消瘦伴随症状	消瘦伴随感觉迟钝	有，无	\	A
现病史	症状	消瘦伴随症状	消瘦伴随感觉丧失	有，无	\	A
现病史	症状	主要症状	头痛	有，无	\	A
现病史	症状	主要症状	视力下降	有，无	\	A
现病史	症状	主要症状	视力减退	有，无	\	A
现病史	症状	主要症状	视野缺损	有，无	\	A
现病史	症状	主要症状	不孕不育	有，无	\	A
现病史	症状	主要症状	泌乳	有，无	\	A
现病史	症状	主要症状	性欲减退	有，无	\	A
现病史	症状	主要症状	癫痫发作	有，无	\	A
现病史	症状	主要症状	身高异常	有，无	\	A
现病史	症状	主要症状	眉弓高凸	有，无	\	A

数据集名称	模块名称	子模块名称	数据元名称	值域	单位	数据等级
现病史	症状	主要症状	骨骼关节增生肥大	有，无	\	A
现病史	症状	主要症状	皮肤软组织增生肥大	有，无	\	A
现病史	症状	主要症状	多毛	有，无	\	A
现病史	症状	主要症状	生长速度缓慢	有，无	\	A
现病史	症状	主要症状	性腺发育障碍	有，无	\	A
现病史	症状	主要症状	疲乏无力	有，无	\	A
现病史	症状	主要症状	乏力	有，无	\	A
现病史	症状	主要症状	怕热	有，无	\	A
现病史	症状	主要症状	多汗	有，无	\	A
现病史	症状	主要症状	多食	有，无	\	A
现病史	症状	主要症状	食欲增加	有，无	\	A
现病史	症状	主要症状	易饥	有，无	\	A
现病史	症状	主要症状	心悸	有，无	\	A
现病史	症状	心悸	心悸诱因	\	\	A
现病史	症状	心悸	心悸持续时间	\	年，月，日，小时	A
现病史	症状	心悸	心悸缓解因素	休息，服用药物等	\	A
现病史	症状	心悸伴随症状	心悸伴随心前区疼痛	有，无	\	A
现病史	症状	心悸伴随症状	心悸伴随发热	有，无	\	A
现病史	症状	心悸伴随症状	心悸伴随晕厥	有，无	\	A
现病史	症状	心悸伴随症状	心悸伴随抽搐	有，无	\	A

数据集名称	模块名称	子模块名称	数据元名称	值域	单位	数据等级
现病史	症状	心悸伴随症状	心悸伴随贫血	有，无	\	A
现病史	症状	心悸伴随症状	心悸伴随呼吸困难	有，无	\	A
现病史	症状	心悸伴随症状	心悸伴随消瘦	有，无	\	A
现病史	症状	心悸伴随症状	心悸伴随出汗	有，无	\	A
现病史	症状	主要症状	腹泻	有，无	\	A
现病史	症状	腹泻	排便次数	增加，减少	\	A
现病史	症状	腹泻	粪便性状	稀便，烂便，黏液血便，脓血便，果酱样，蛋花样等	\	A
现病史	症状	腹泻	腹泻诱因	不洁食物，旅行，聚餐，紧张焦虑，进食油腻食物等	\	A
现病史	症状	腹泻伴随症状	腹泻伴随腹痛	有，无	\	A
现病史	症状	腹泻伴随症状	腹泻伴随发热	有，无	\	A
现病史	症状	腹泻伴随症状	腹泻伴随里急后重	有，无	\	A
现病史	症状	腹泻伴随症状	腹泻伴随消瘦	有，无	\	A
现病史	症状	腹泻伴随症状	腹泻伴随皮疹	有，无	\	A
现病史	症状	腹泻伴随症状	腹泻伴随腹部肿块	有，无	\	A
现病史	症状	腹泻伴随症状	腹泻伴随脱水	有，无	\	A
现病史	症状	其他伴随症状	焦虑	有，无	\	A
现病史	症状	其他伴随症状	烦躁	有，无	\	A
现病史	症状	其他伴随症状	易怒	有，无	\	A

数据集名称	模块名称	子模块名称	数据元名称	值域	单位	数据等级
现病史	症状	其他伴随症状	易激动	有，无	\	A
现病史	症状	其他伴随症状	多言	有，无	\	A
现病史	症状	其他伴随症状	好动	有，无	\	A
现病史	症状	其他伴随症状	失眠	有，无	\	A
现病史	症状	其他伴随症状	睡眠欠佳	有，无	\	A
现病史	症状	其他伴随症状	手震颤	有，无	\	A
现病史	症状	其他伴随症状	眼睑震颤	有，无	\	A
现病史	症状	其他伴随症状	周期性瘫痪	有，无	\	A
现病史	症状	结节/肿物	检查发现甲状腺结节/肿物	有，无	\	A
现病史	症状	结节/肿物	检查发现颈部结节/肿物	有，无	\	A
现病史	症状	结节/肿物	查体发现甲状腺结节/肿物	有，无	\	
现病史	症状	结节/肿物	查体发现颈部结节/肿物	有，无	\	
现病史	症状	结节/肿物伴随症状	结节/肿物伴随咳嗽	有，无	\	A
现病史	症状	结节/肿物伴随症状	结节/肿物伴随气促	有，无	\	A
现病史	症状	结节/肿物伴随症状	结节/肿物伴随声嘶	有，无	\	A
现病史	症状	主要症状	易疲劳	有，无	\	A
现病史	症状	主要症状	怕冷	有，无	\	A
现病史	症状	主要症状	体重增加	有，无	\	A
现病史	症状	主要症状	记忆力减退	有，无	\	A
现病史	症状	主要症状	反应迟钝	有，无	\	A

数据集名称	模块名称	子模块名称	数据元名称	值域	单位	数据等级
现病史	症状	主要症状	嗜睡	有，无	\	A
现病史	症状	主要症状	抑郁	有，无	\	A
现病史	症状	主要症状	厌食	有，无	\	A
现病史	症状	主要症状	食欲下降	有，无	\	A
现病史	症状	主要症状	食欲减退	有，无	\	A
现病史	症状	主要症状	便秘	有，无	\	A
现病史	症状	主要症状	向心性肥胖	有，无	\	A
现病史	症状	主要症状	满月脸	有，无	\	A
现病史	症状	主要症状	情绪不稳	有，无	\	A
现病史	症状	主要症状	月经不规则	有，无	\	A
现病史	症状	主要症状	月经不调	有，无	\	A
现病史	症状	主要症状	停经	有，无	\	A
现病史	症状	主要症状	闭经	有，无	\	A
现病史	症状	主要症状	痤疮	有，无	\	A
现病史	症状	主要症状	皮肤色素沉着	有，无	\	A
现病史	症状	主要症状	淡漠	有，无	\	A
现病史	症状	主要症状	消化不良	有，无	\	A
现病史	症状	主要症状	毛发稀疏	有，无	\	A
现病史	症状	主要症状	高血压	有，无	\	A
现病史	症状	主要症状	血压升高	有，无	\	

数据集名称	模块名称	子模块名称	数据元名称	值域	单位	数据等级
现病史	症状	血压升高伴随症状	血压升高伴随头痛	有，无	\	A
现病史	症状	血压升高伴随症状	血压升高伴随恶心	有，无	\	A
现病史	症状	血压升高伴随症状	血压升高伴随呕吐	有，无	\	A
现病史	症状	血压升高伴随症状	血压升高伴随面色苍白	有，无	\	A
现病史	症状	血压升高伴随症状	血压升高伴随大汗	有，无	\	A
现病史	症状	主要症状	血压降低	有，无	\	A
现病史	症状	血压降低伴随症状	血压降低伴随头晕	有，无	\	A
现病史	症状	血压降低伴随症状	血压降低伴随直立性晕厥	有，无	\	A
现病史	症状	主要症状	肌无力	有，无	\	A
现病史	症状	主要症状	周期性瘫痪	有，无	\	A
现病史	症状	主要症状	肢端麻木	有，无	\	A
现病史	症状	主要症状	四肢麻木	有，无	\	A
现病史	症状	主要症状	手足搐搦	有，无	\	A
现病史	症状	主要症状	抽搐	有，无	\	A
现病史	症状	主要症状	骨痛	有，无	\	A
现病史	症状	主要症状	骨痛持续时间	\	年，月，日，小时	A
现病史	症状	主要症状	骨痛部位	髋部，腰背部，肋骨，四肢	\	A
现病史	症状	主要症状	指端麻木	有，无	\	A
现病史	症状	主要症状	指端刺痛	有，无	\	A
现病史	症状	主要症状	口周麻木	有，无	\	A

数据集名称	模块名称	子模块名称	数据元名称	值域	单位	数据等级
现病史	症状	主要症状	口周刺痛	有，无	\	
现病史	症状	主要症状	手足肌肉痉挛	有，无	\	A
现病史	症状	主要症状	面部肌肉痉挛	有，无	\	
病程记录	\	并发症症状	疲乏	有，无	\	A
病程记录	\	并发症症状	食欲减退	有，无	\	A
病程记录	\	并发症症状	恶心呕吐	有，无	\	A
病程记录	\	并发症症状	多尿	有，无	\	A
病程记录	\	并发症症状	口干	有，无	\	A
病程记录	\	并发症症状	头痛	有，无	\	A
病程记录	\	并发症症状	精神淡漠	有，无	\	A
病程记录	\	并发症症状	嗜睡	有，无	\	A
病程记录	\	并发症症状	呼吸深快	有，无	\	A
病程记录	\	并发症症状	呼气烂苹果味	有，无	\	A
病程记录	\	并发症症状	尿量减少	有，无	\	A
病程记录	\	并发症症状	眼眶下陷	有，无	\	A
病程记录	\	并发症症状	腹痛腹泻	有，无	\	A
病程记录	\	并发症症状	高热	有，无	\	A
病程记录	\	并发症症状	大汗	有，无	\	A
病程记录	\	并发症症状	烦躁	有，无	\	A
病程记录	\	并发症症状	焦虑不安	有，无	\	A

数据集名称	模块名称	子模块名称	数据元名称	值域	单位	数据等级
病程记录	\	并发症症状	谵妄	有，无	\	A
病程记录	\	并发症症状	咳粉红色泡沫痰	有，无	\	A
病程记录	\	并发症症状	低血压	有，无	\	A
病程记录	\	并发症症状	心率增快	有，无	\	A
病程记录	\	并发症症状	心动过速	有，无	\	A
病程记录	\	并发症症状	湿啰音	有，无	\	A
病程记录	\	并发症症状	心房颤动	有，无	\	A
病程记录	\	并发症症状	血压急剧上升	有，无	\	A
病程记录	\	并发症症状	意识障碍	有，无	\	A
病程记录	\	并发症症状	精神错乱	有，无	\	A
病程记录	\	并发症症状	昏迷	有，无	\	A
病程记录	\	并发症症状	抽搐	有，无	\	A
病程记录	\	并发症症状	癫痫	有，无	\	A
既往史	内分泌系统疾病	\	糖尿病	有，无	\	A
既往史	内分泌系统疾病	\	甲状腺功能亢进症	有，无	\	A
既往史	内分泌系统疾病	\	甲状腺功能减退症	有，无	\	A
既往史	内分泌系统疾病	\	甲状腺结节	有，无	\	A
既往史	内分泌系统疾病	\	甲状腺肿物	有，无	\	A
既往史	内分泌系统疾病	\	库欣综合征	有，无	\	A
既往史	内分泌系统疾病	\	原发性肾上腺功能减退症	是，否	\	A

数据集名称	模块名称	子模块名称	数据元名称	值域	单位	数据等级
既往史	内分泌系统疾病	\	艾迪生（Addison）病	是，否	\	A
既往史	内分泌系统疾病	\	肾上腺瘤	是，否	\	A
既往史	内分泌系统疾病	\	肾上腺肿物	是，否	\	A
既往史	内分泌系统疾病	\	嗜铬细胞瘤	是，否	\	A
既往史	内分泌系统疾病	\	原发性醛固酮增多症	是，否	\	A
既往史	内分泌系统疾病	\	垂体瘤	是，否	\	A
既往史	内分泌系统疾病	\	鞍区占位	是，否	\	A
既往史	内分泌系统疾病	\	尿崩症	是，否	\	A
既往史	内分泌系统疾病	\	药物治疗	是，否	\	A
既往史	内分泌系统疾病	\	药物治疗持续时间	\	年，月，日	A
既往史	内分泌系统疾病	\	手术治疗	是，否	\	A
体格检查	一般情况	\	身高	\	cm	A
体格检查	一般情况	\	体重	\	kg	A
体格检查	一般情况	\	心率	\	次/分	A
体格检查	一般情况	\	脉搏	\	次/分	A
体格检查	一般情况	\	收缩压	\	mmHg	A
体格检查	一般情况	\	舒张压	\	mmHg	A
体格检查	一般情况	\	体温	\	℃	A
体格检查	一般情况	\	呼吸	\	次/分	A
体格检查	一般情况	\	发育	正常，异常	\	A

数据集名称	模块名称	子模块名称	数据元名称	值域	单位	数据等级
体格检查	一般情况	\	营养	良好，中等，不良，等	\	A
体格检查	一般情况	\	体型	消瘦，肥胖，正常，等	\	A
体格检查	一般情况	\	面容	甲状腺功能亢进面容，满月面容，黏液水肿面容，焦虑面容	\	A
体格检查	一般情况	\	意识状态	清醒，嗜睡，浅昏迷，昏迷	\	A
体格检查	皮肤黏膜	\	皮肤黏膜脱水	有，无	\	A
体格检查	皮肤黏膜	\	皮肤黏膜多汗	有，无	\	A
体格检查	颈部	\	甲状腺肿大	是，否	\	A
体格检查	颈部	\	甲状腺质地	软，硬	\	A
体格检查	颈部	\	甲状腺压痛	有，无	\	A
体格检查	颈部	\	甲状腺震颤	有，无	\	A
体格检查	颈部	\	甲状腺血管杂音	有，无	\	A
体格检查	颈部	\	气管的位置	居中，左移，右移，左偏，右偏，等	\	A
体格检查	脊柱四肢	四肢	胫前黏液水肿	有，无	\	A
体格检查	脊柱四肢	四肢	震颤	有，无	\	A
体格检查	专科情况	\	皮肤潮湿	有，无	\	A
体格检查	专科情况	\	皮肤干燥	有，无	\	A
体格检查	专科情况	\	皮肤粗糙	有，无	\	A
体格检查	专科情况	\	皮肤脱屑	有，无	\	A

数据集名称	模块名称	子模块名称	数据元名称	值域	单位	数据等级
体格检查	专科情况	\	皮肤色素沉着	有，无	\	A
体格检查	专科情况	\	皮肤紫纹	有，无	\	A
体格检查	专科情况	\	毛发	稀疏，脱落，增多，其他	\	A
体格检查	专科情况	\	眼球	突出，凹陷，其他	\	A
体格检查	专科情况	\	眼睑震颤	是，否	\	A
体格检查	专科情况	\	精神抑郁	是，否	\	A
体格检查	专科情况	\	表情淡漠	是，否	\	A
检验	\	\	送检日期	\	年，月，日	A
检验	检验指标	空腹血糖	空腹血糖（3.90～6.10mmol/L）	\	mmol/L	A
检验	检验指标	尿常规	尿糖	阴性（-），阳性（+）	\	A
检验	检验指标	尿常规	酮体	阴性（-），阳性（+）	\	A
检验	检验指标	尿常规	尿比重	\	\	A
检验	检验指标	2小时血糖	餐后2小时血糖	\	mmol/L	A
检验	检验指标	糖代谢三项	糖（3.90～6.10mmol/L）	\	mmol/L	A
检验	检验指标	糖代谢三项	糖化血红蛋白（<6.0%）	\	%	A
检验	检验指标	糖代谢三项	糖化白蛋白	\	%	A
检验	检验指标	血清钾、钠、氯浓度测定	钾（3.50～5.30mmol/L）	\	mmol/L	A
检验	检验指标	血清钾、钠、氯浓度测定	钠（137～147mmol/L）	\	mmol/L	A

数据集名称	模块名称	子模块名称	数据元名称	值域	单位	数据等级
检验	检验指标	血清钾、钠、氯浓度测定	氯（99.0～110.0mmol/L）	\	mmol/L	A
检验	检验指标	OGTT（糖耐量检查）（血糖三次）	OGTT空腹（3.90～6.10mmol/L）	\	mmol/L	A
检验	检验指标	OGTT（糖耐量检查）（血糖三次）	OGTT（1小时）（＜7.80mmol/L）	\	mmol/L	A
检验	检验指标	OGTT（糖耐量检查）（血糖三次）	OGTT（2小时）（＜7.80mmol/L）	\	mmol/L	A
检验	检验指标	胰岛素＋C-肽（空腹）	胰岛素	\	mU/L	A
检验	检验指标	胰岛素＋C-肽（空腹）	C-肽	\	nmol/L	A
检验	检验指标	胰岛素＋C-肽（1小时）	胰岛素	\	mU/L	A
检验	检验指标	胰岛素＋C-肽（1小时）	C-肽	\	nmol/L	A
检验	检验指标	胰岛素＋C-肽（2小时）	胰岛素（3.0～25.0mU/L）	\	mU/L	A
检验	检验指标	胰岛素＋C-肽（2h）	C-肽（0.27～1.28nmol/L）	\	nmol/L	A
检验	检验指标	甲功七项	促甲状腺素（0.35～4.94μIU/ml）	\	μIU/ml	A
检验	检验指标	甲功七项	抗甲状腺过氧化物酶抗体	\	IU/ml	A
检验	检验指标	甲功七项	甲状腺球蛋白抗体	\	IU/ml	A
检验	检验指标	甲功七项	甲状腺素	\	nmol/L	A
检验	检验指标	甲功七项	三碘甲状腺原氨酸	\	nmol/L	A
检验	检验指标	甲功七项	游离甲状腺素（9.01～19.05pmol/L）	\	pmol/L	A
检验	检验指标	甲功七项	游离三碘甲状腺原氨酸（2.63～5.70pmol/L）	\	pmol/L	A
检验	检验指标	血清钙、磷浓度测定	钙	\	mmol/L	A

数据集名称	模块名称	子模块名称	数据元名称	值域	单位	数据等级
检验	检验指标	血清钙、磷浓度测定	磷	\	mmol/L	A
检验	检验指标	血清碱性磷酸酶测定（速率法）（ALP）	碱性磷酸酶	\	U/L	A
检验	检验指标	尿标本钙测定（比色法）	24小时尿钙	\	mmol/24h	A
检验	检验指标	高血压三项（立位）	血肾素浓度（4～38pg/ml）	\	pg/ml	A
检验	检验指标	高血压三项（立位）	AARR	\	pg/ml	A
检验	检验指标	高血压三项（立位）	血管紧张素Ⅱ浓度（49～252pg/ml）	\	pg/ml	A
检验	检验指标	高血压三项（立位）	血醛固酮浓度（40～310pg/ml）	\	pg/ml	A
检验	检验指标	高血压三项（卧位）	血肾素浓度（4.0～24.0pg/ml）	\	pg/ml	A
检验	检验指标	高血压三项（卧位）	AARR	\	pg/ml	A
检验	检验指标	高血压三项（卧位）	血管紧张素Ⅱ浓度（25～129pg/ml）	\	pg/ml	A
检验	检验指标	高血压三项（卧位）	血醛固酮浓度（10～160pg/ml）	\	pg/ml	A
检验	检验指标	血浆促肾上腺皮质激素测定（化学发光法）	血促肾上腺皮质激素浓度（ACTH，0～10.2pmol/L）	\	pmol/L	A
检验	检验指标	皮质醇8AM	血皮质醇浓度（118.6～618nmol/L）	\	nmol/L	A
检验	检验指标	皮质醇4PM	血皮质醇浓度（85.3～459.6nmol/L）	\	nmol/L	A
检验	检验指标	皮质醇0AM	血皮质醇浓度	\	nmol/L	A
检验	检验指标	24小时尿游离皮质醇测定（化学发光法）	24小时尿皮质醇（153.2～789.4nmol/24h）	\	nmol/24h	A
检验	检验指标	24小时尿游离皮质醇测定（化学发光法）	24小时尿量	\	L	A
检验	检验指标	性激素六项	睾酮	\	nmol/L	A

数据集名称	模块名称	子模块名称	数据元名称	值域	单位	数据等级
检验	检验指标	性激素六项	孕酮	\	nmol/L	A
检验	检验指标	性激素六项	促卵泡成熟激素	\	mIU/ml	A
检验	检验指标	性激素六项	黄体生成素	\	mIU/ml	A
检验	检验指标	性激素六项	垂体泌乳素	\	mIU/L	A
检验	检验指标	性激素六项	雌二醇	\	pmol/L	A
检验	检验指标	甲状旁腺激素测定（化学发光法）	甲状旁腺激素	\	pg/ml	A
检验	检验指标	血清生长激素测定（GH）（化学发光法）	血清生长激素	\	µg/L	A
检验	检验指标	血清渗透压检查	血清渗透压	\	mmol/L	A
检验	检验指标	尿渗透压检查	尿渗透压	\	mmol/L	A
检验	检验指标	血浆精氨酸加压素测定	精氨酸加压素	\	pmol/L	A
检验	检验指标	\	血浆香草基杏仁酸	\	µmol/24h	A
检验	检验指标	\	尿香草基杏仁酸	\	µmol/24h	A
检验	检验指标	\	尿儿茶酚胺	\	nmol/24h	A
检验	检验指标	\	甲氧基肾上腺素	\	nmol/L	A
检验	检验指标	\	甲氧基去甲肾上腺素	\	nmol/L	A
辅助检查	影像学检查	甲状腺及颈部淋巴结彩超	甲状腺大小	甲状腺不大，甲状腺右侧叶增大，甲状腺左侧叶增大	\	C
辅助检查	影像学检查	甲状腺及颈部淋巴结彩超	甲状腺占位	有，无	\	A
辅助检查	影像学检查	甲状腺及颈部淋巴结彩超	甲状腺结节	有，无	\	A

数据集名称	模块名称	子模块名称	数据元名称	值域	单位	数据等级
辅助检查	影像学检查	甲状腺及颈部淋巴结彩超	甲状腺结节数量	单发/单个,多发/多个	\	A
辅助检查	影像学检查	甲状腺及颈部淋巴结彩超	甲状腺结节大小	\	mm	A
辅助检查	影像学检查	甲状腺及颈部淋巴结彩超	甲状腺结节部位	左侧叶,右侧叶,峡部	\	C
辅助检查	影像学检查	甲状腺及颈部淋巴结彩超	甲状腺结节回声性质	低回声,内部回声均匀,内部回声不均匀,内部回声欠均匀,内部回声增粗,其他	\	C
辅助检查	影像学检查	甲状腺及颈部淋巴结彩超	甲状腺结节边界	清晰,尚清,不清,欠清	\	C
辅助检查	影像学检查	甲状腺及颈部淋巴结彩超	CDFI	未见明显血流信号,可见点状血流信号,其他	\	C
辅助检查	影像学检查	甲状腺及颈部淋巴结彩超	甲状腺结节性质	甲状腺良性结节,结节性甲状腺肿,甲状腺恶性肿瘤,甲状腺癌,其他	\	A
辅助检查	影像学检查	甲状腺及颈部淋巴结彩超	颈部淋巴结	未见明显肿大淋巴结,见肿大淋巴结	\	A
辅助检查	影像学检查	肾上腺彩超	肾上腺大小	肾上腺不大,右侧肾上腺增大,左侧肾上腺增大	\	C
辅助检查	影像学检查	肾上腺彩超	肾上腺占位	有,无	\	A
辅助检查	影像学检查	肾上腺彩超	肾上腺结节	有,无	\	A
辅助检查	影像学检查	肾上腺彩超	肾上腺结节数量	单发/单个,多发/多个	\	A
辅助检查	影像学检查	肾上腺彩超	肾上腺结节大小	\	mm	A
辅助检查	影像学检查	肾上腺彩超	肾上腺结节部位	左侧,右侧	\	C

数据集名称	模块名称	子模块名称	数据元名称	值域	单位	数据等级
辅助检查	影像学检查	肾上腺彩超	肾上腺结节回声性质	低回声，内部回声均匀，内部回声不均匀，内部回声欠均匀，内部回声增粗，其他	\	C
辅助检查	影像学检查	肾上腺彩超	肾上腺结节边界	清晰，尚清，不清，欠清，其他	\	C
辅助检查	影像学检查	肾上腺彩超	肾上腺结节血流	未见明显血流信号，可见点状血流信号	\	C
辅助检查	影像学检查	肾上腺彩超	肾上腺结节性质	肾上腺增生，肾上腺良性结节，肾上腺瘤，其他	\	A
辅助检查	影像学检查	颈部螺旋CT/甲状腺CT	甲状腺大小	甲状腺不大，甲状腺右侧叶增大，甲状腺左侧叶增大	\	C
辅助检查	影像学检查	颈部螺旋CT/甲状腺CT	甲状腺占位	有，无	\	A
辅助检查	影像学检查	颈部螺旋CT/甲状腺CT	甲状腺结节	有，无	\	A
辅助检查	影像学检查	颈部螺旋CT/甲状腺CT	甲状腺结节数量	单发/单个，多发/多个	\	A
辅助检查	影像学检查	颈部螺旋CT/甲状腺CT	甲状腺结节大小	\	mm	A
辅助检查	影像学检查	颈部螺旋CT/甲状腺CT	甲状腺结节部位	左侧叶，右侧叶，峡部	\	C
辅助检查	影像学检查	颈部螺旋CT/甲状腺CT	甲状腺结节密度	低密度，高密度，内部密度均匀，内部密度不均匀，内部密度欠均匀，内部密度增强，其他	\	C
辅助检查	影像学检查	颈部螺旋CT/甲状腺CT	甲状腺结节边界	清晰，尚清，不清，欠清	\	C
辅助检查	影像学检查	颈部螺旋CT/甲状腺CT	甲状腺结节增强扫描	等密度强化，不均匀强化，其他	\	C
辅助检查	影像学检查	颈部螺旋CT/甲状腺CT	甲状腺结节性质	甲状腺良性结节，结节性甲状腺肿，甲状腺恶性肿瘤，甲状腺癌，其他	\	A

数据集名称	模块名称	子模块名称	数据元名称	值域	单位	数据等级
辅助检查	影像学检查	颈部螺旋 CT/ 甲状腺 CT	颈部淋巴结	未见明显肿大淋巴结，可见肿大淋巴结	\	A
辅助检查	影像学检查	中腹部 CT/ 肾上腺 CT	肾上腺大小	肾上腺不大，右侧肾上腺增大，左侧肾上腺增大	\	C
辅助检查	影像学检查	中腹部 CT/ 肾上腺 CT	肾上腺占位	有，无	\	A
辅助检查	影像学检查	中腹部 CT/ 肾上腺 CT	肾上腺结节	有，无	\	A
辅助检查	影像学检查	中腹部 CT/ 肾上腺 CT	肾上腺结节数量	单发/单个，多发/多个	\	A
辅助检查	影像学检查	中腹部 CT/ 肾上腺 CT	肾上腺结节大小	\	mm	A
辅助检查	影像学检查	中腹部 CT/ 肾上腺 CT	肾上腺结节部位	左侧，右侧	\	C
辅助检查	影像学检查	中腹部 CT/ 肾上腺 CT	肾上腺结节密度	低密度，高密度，内部密度均匀，内部密度不均匀，内部密度欠均匀，内部密度增强，其他	\	C
辅助检查	影像学检查	中腹部 CT/ 肾上腺 CT	肾上腺结节边界	清晰，尚清，不清，欠清	\	C
辅助检查	影像学检查	中腹部 CT/ 肾上腺 CT	肾上腺结节增强扫描	等密度强化，不均匀强化	\	C
辅助检查	影像学检查	中腹部 CT/ 肾上腺 CT	肾上腺增生	有，无	\	A
辅助检查	影像学检查	中腹部 CT/ 肾上腺 CT	肾上腺结节性质	肾上腺良性结节，肾上腺瘤，肾上腺恶性肿瘤，肾上腺癌，其他	\	A
辅助检查	影像学检查	头部 CT/ 垂体螺旋 CT	垂体大小	垂体不大，腺垂体增大	\	C
辅助检查	影像学检查	头部 CT/ 垂体螺旋 CT	垂体占位	有，无	\	A
辅助检查	影像学检查	头部 CT/ 垂体螺旋 CT	垂体结节	有，无	\	A
辅助检查	影像学检查	头部 CT/ 垂体螺旋 CT	垂体结节数量	单发/单个，多发/多个	\	A

10. 八大系统数据元——内分泌系统

数据集名称	模块名称	子模块名称	数据元名称	值域	单位	数据等级
辅助检查	影像学检查	头部CT/垂体螺旋CT	垂体结节大小	\	mm	A
辅助检查	影像学检查	头部CT/垂体螺旋CT	垂体结节密度	低密度，高密度，内部密度均匀，内部密度不均匀，内部密度欠均匀，内部密度增强，其他	\	C
辅助检查	影像学检查	头部CT/垂体螺旋CT	垂体结节边界	清晰，尚清，不清，欠清	\	C
辅助检查	影像学检查	头部CT/垂体螺旋CT	垂体结节增强扫描	等密度强化，不均匀强化	\	C
辅助检查	影像学检查	头部CT/垂体螺旋CT	垂体结节性质	垂体腺瘤，垂体微腺瘤，垂体大腺瘤，垂体恶性肿瘤，其他	\	A
辅助检查	影像学检查	X线计算机体层（CT）（鞍区）	鞍区占位	有，无	\	A
辅助检查	影像学检查	X线计算机体层（CT）（鞍区）	鞍区占位大小	\	mm	A
辅助检查	影像学检查	X线计算机体层（CT）（鞍区）	鞍区占位密度	低密度，高密度，内部密度均匀，内部密度不均匀，内部密度欠均匀，内部密度增强，其他	\	C
辅助检查	影像学检查	X线计算机体层（CT）（鞍区）	鞍区占位边界	清晰，尚清，不清，欠清	\	C
辅助检查	影像学检查	X线计算机体层（CT）（鞍区）	鞍区占位增强扫描	等密度强化，不均匀强化	\	C
辅助检查	影像学检查	X线计算机体层（CT）（鞍区）	鞍区占位性质	垂体腺瘤，垂体微腺瘤，垂体大腺瘤，垂体恶性肿瘤，其他	\	A
辅助检查	影像学检查	甲状腺MRI	甲状腺大小	甲状腺不大，甲状腺右侧叶增大，甲状腺左侧叶增大	\	C

数据集名称	模块名称	子模块名称	数据元名称	值域	单位	数据等级
辅助检查	影像学检查	甲状腺MRI	甲状腺异常信号	有，无	\	A
辅助检查	影像学检查	甲状腺MRI	甲状腺异常信号高低	高信号，低信号，其他	\	A
辅助检查	影像学检查	甲状腺MRI	甲状腺占位	有，无	\	A
辅助检查	影像学检查	甲状腺MRI	甲状腺结节	有，无	\	A
辅助检查	影像学检查	甲状腺MRI	甲状腺结节数量	单发/单个，多发/多个	\	A
辅助检查	影像学检查	甲状腺MRI	甲状腺结节大小	\	mm	A
辅助检查	影像学检查	甲状腺MRI	甲状腺结节部位	左侧叶，右侧叶，峡部	\	C
辅助检查	影像学检查	甲状腺MRI	甲状腺结节边界	清晰，尚清，不清，欠清	\	C
辅助检查	影像学检查	甲状腺MRI	甲状腺结节增强扫描	均匀强化，不均匀强化	\	C
辅助检查	影像学检查	甲状腺MRI	甲状腺结节性质	甲状腺良性结节，结节性甲状腺肿，甲状腺恶性肿瘤，甲状腺癌	\	A
辅助检查	影像学检查	甲状腺MRI	颈部淋巴结	未见明显肿大淋巴结，可见肿大淋巴结	\	A
辅助检查	影像学检查	肾上腺MRI	肾上腺大小	肾上腺不大，右侧肾上腺增大，左侧肾上腺增大	\	C
辅助检查	影像学检查	肾上腺MRI	肾上腺异常信号	有，无	\	A
辅助检查	影像学检查	肾上腺MRI	肾上腺异常信号高低	高信号，低信号，其他	\	A
辅助检查	影像学检查	肾上腺MRI	肾上腺占位	有，无	\	A
辅助检查	影像学检查	肾上腺MRI	肾上腺结节	有，无	\	A
辅助检查	影像学检查	肾上腺MRI	肾上腺结节数量	单发/单个，多发/多个	\	A
辅助检查	影像学检查	肾上腺MRI	肾上腺结节大小	\	mm	A

数据集名称	模块名称	子模块名称	数据元名称	值域	单位	数据等级
辅助检查	影像学检查	肾上腺MRI	肾上腺结节部位	左侧，右侧	\	C
辅助检查	影像学检查	肾上腺MRI	肾上腺结节边界	清晰，尚清，不清，欠清	\	C
辅助检查	影像学检查	肾上腺MRI	肾上腺结节增强扫描	均匀强化，不均匀强化	\	C
辅助检查	影像学检查	肾上腺MRI	肾上腺增生	有，无	\	A
辅助检查	影像学检查	肾上腺MRI	肾上腺结节性质	肾上腺良性结节，肾上腺瘤，肾上腺恶性肿瘤，肾上腺癌	\	A
辅助检查	影像学检查	垂体MRI	垂体大小	垂体不大，腺垂体增大	\	C
辅助检查	影像学检查	垂体MRI	垂体异常信号	有，无	\	A
辅助检查	影像学检查	垂体MRI	垂体异常信号高低	高信号，低信号，其他	\	A
辅助检查	影像学检查	垂体MRI	垂体占位	有，无	\	A
辅助检查	影像学检查	垂体MRI	垂体结节	有，无	\	A
辅助检查	影像学检查	垂体MRI	垂体结节数量	单发/单个，多发/多个	\	A
辅助检查	影像学检查	垂体MRI	垂体结节大小	\	mm	A
辅助检查	影像学检查	垂体MRI	垂体结节边界	清晰，尚清，不清，欠清	\	C
辅助检查	影像学检查	垂体MRI	垂体结节增强扫描	均匀强化，不均匀强化	\	C
辅助检查	影像学检查	垂体MRI	垂体结节性质	垂体腺瘤，垂体微腺瘤，垂体大腺瘤，垂体恶性肿瘤	\	A
诊疗过程信息	药物治疗	\	给药途径	口服（po），舌下含服（sl），静脉推注（iv），静脉滴注（ivgtt），肌内注射（im），皮下注射（sc），经直肠（pr），鞘内注射，其他	\	A

数据集名称	模块名称	子模块名称	数据元名称	值域	单位	数据等级
诊疗过程信息	药物治疗	\	给药频次	1次/日（qd），1次/晚（qn），2次/日（bid），3次/日（tid），1次/12小时（q12h），1次/8小时（q8h），4次/日（qid），其他	\	A
治疗	降糖药	磺脲类	格列本脲	是，否	\	A
治疗	降糖药	磺脲类	格列吡嗪	是，否	\	A
治疗	降糖药	磺脲类	格列齐特	是，否	\	A
治疗	降糖药	磺脲类	格列喹酮	是，否	\	A
治疗	降糖药	磺脲类	格列美脲	是，否	\	A
治疗	降糖药	格列奈类	瑞格列奈	是，否	\	A
治疗	降糖药	格列奈类	那格列奈	是，否	\	A
治疗	降糖药	双胍类	二甲双胍	是，否	\	A
治疗	降糖药	格列酮类	罗格列酮	是，否	\	A
治疗	降糖药	格列酮类	吡格列酮	是，否	\	A
治疗	降糖药	α葡萄糖苷酶抑制剂（AGI）	阿卡波糖	是，否	\	A
治疗	降糖药	α葡萄糖苷酶抑制剂（AGI）	伏格列波糖	是，否	\	A
治疗	降糖药	短效胰岛素	普通胰岛素	是，否	\	A
治疗	降糖药	短效胰岛素	门冬胰岛素	是，否	\	A
治疗	降糖药	长效胰岛素	甘精胰岛素	是，否	\	A

数据集名称	模块名称	子模块名称	数据元名称	值域	单位	数据等级
治疗	降糖药	\	胰岛素泵	是，否	\	A
治疗	抗甲状腺药物	硫脲类	丙硫氧嘧啶	是，否	\	A
治疗	抗甲状腺药物	硫脲类	甲硫氧嘧啶	是，否	\	A
治疗	抗甲状腺药物	咪唑类	甲巯咪唑	是，否	\	A
治疗	抗甲状腺药物	咪唑类	卡比马唑	是，否	\	A
治疗	抗甲状腺药物	放射碘	^{131}I	是，否	\	A
治疗	\	β受体阻滞剂	美托洛尔	是，否	\	A
治疗	\	β受体阻滞剂	普萘洛尔	是，否	\	A
治疗	\	β受体阻滞剂	阿替洛尔	是，否	\	A
治疗	\	β受体阻滞剂	倍他洛尔	是，否	\	A
治疗	\	β受体阻滞剂	比索洛尔	是，否	\	A
治疗	\	左甲状腺素（LT_4）	左甲状腺素	是，否	\	A
治疗	\	抑制肾上腺皮质激素合成	米托坦	是，否	\	A
治疗	\	抑制肾上腺皮质激素合成	美替拉酮	是，否	\	A
治疗	\	抑制肾上腺皮质激素合成	氨鲁米特	是，否	\	A
治疗	\	抑制肾上腺皮质激素合成	酮康唑	是，否	\	A
治疗	\	糖皮质激素	氢化可的松	是，否	\	A
治疗	\	糖皮质激素	甲泼尼龙	是，否	\	A
治疗	\	糖皮质激素	地塞米松	是，否	\	A
治疗	\	利尿药	呋塞米	是，否	\	A

数据集名称	模块名称	子模块名称	数据元名称	值域	单位	数据等级
治疗	\	保钾利尿药	螺内酯	是，否	\	A
治疗	\	保钾利尿药	氨苯蝶啶	是，否	\	A
治疗	\	保钾利尿药	阿米洛利	是，否	\	A
治疗	\	钙通道阻滞剂	硝苯地平	是，否	\	A
治疗	\	钙通道阻滞剂	氨氯地平	是，否	\	A
治疗	\	钙通道阻滞剂	尼群地平	是，否	\	A
治疗	\	钙通道阻滞剂	拉西地平	是，否	\	A
治疗	\	钙通道阻滞剂	地尔硫䓬	是，否	\	A
治疗	\	钙通道阻滞剂	维拉帕米	是，否	\	A
治疗	\	α受体阻滞剂	酚苄明	是，否	\	A
治疗	\	α受体阻滞剂	酚妥拉明	是，否	\	A
治疗	\	α_1受体阻滞剂	哌唑嗪	是，否	\	A
治疗	\	α_1受体阻滞剂	乌拉地尔	是，否	\	A
治疗	\	α_2受体阻滞剂	多沙唑嗪	是，否	\	A
治疗	\	血管扩张药	硝酸甘油	是，否	\	A
治疗	\	血管扩张药	硝普钠	是，否	\	A
治疗	\	靶向药物	索拉非尼	是，否	\	A
治疗	\	靶向药物	凡德他尼	是，否	\	A
治疗	\	多巴胺受体激动剂	溴隐亭	是，否	\	A
治疗	\	多巴胺受体激动剂	卡麦角林	是，否	\	A

数据集名称	模块名称	子模块名称	数据元名称	值域	单位	数据等级
治疗	\	多巴胺受体激动剂	喹高利特	是，否	\	A
治疗	\	生长激素受体拮抗剂	培维索孟	是，否	\	A
治疗	\	其他	基因重组人生长激素	是，否	\	A
治疗	\	其他	胰岛素样生长因子	是，否	\	A
治疗	\	其他	去氨加压素	是，否	\	A
治疗	\	其他	鞣酸加压素	是，否	\	A
治疗	\	其他	垂体后叶素	是，否	\	A
治疗	\	其他	氢氯噻嗪	是，否	\	A
治疗	\	其他	氯磺丙脲	是，否	\	A
治疗	\	其他	帕米膦酸钠	是，否	\	A
治疗	\	其他	降钙素	是，否	\	A
治疗	\	其他	葡萄糖酸钙	是，否	\	A
治疗	\	其他	碳酸钙	是，否	\	A
治疗	\	其他	乳酸钙	是，否	\	A
治疗	\	其他	氯化钙	是，否	\	A
治疗	\	其他	1, 25-$(OH)_2D_3$/骨化三醇	是，否	\	A
治疗	\	其他	1α-$(OH)D_3$	是，否	\	A
治疗	\	其他	维生素 D_3	是，否	\	A
诊断	内分泌疾病	下丘脑疾病	下丘脑功能不良	是，否	\	A
诊断	内分泌疾病	下丘脑疾病	下丘脑综合征	是，否	\	A

数据集名称	模块名称	子模块名称	数据元名称	值域	单位	数据等级
诊断	内分泌疾病	垂体疾病	垂体结核	是，否	\	A
诊断	内分泌疾病	垂体疾病	垂体真菌感染	是，否	\	A
诊断	内分泌疾病	垂体疾病	垂体脓肿	是，否	\	A
诊断	内分泌疾病	垂体疾病	垂体囊肿	是，否	\	A
诊断	内分泌疾病	垂体疾病	垂体恶性肿瘤	是，否	\	A
诊断	内分泌疾病	垂体疾病	垂体原位癌	是，否	\	A
诊断	内分泌疾病	垂体疾病	垂体良性肿瘤	是，否	\	A
诊断	内分泌疾病	垂体疾病	垂体多分泌功能瘤	是，否	\	A
诊断	内分泌疾病	垂体疾病	垂体假腺瘤	是，否	\	A
诊断	内分泌疾病	垂体疾病	垂体腺瘤	是，否	\	A
诊断	内分泌疾病	垂体疾病	肢端肥大症	是，否	\	A
诊断	内分泌疾病	垂体疾病	垂体性巨人症	是，否	\	A
诊断	内分泌疾病	垂体疾病	垂体性矮小症	是，否	\	A
诊断	内分泌疾病	垂体疾病	垂体功能亢进	是，否	\	A
诊断	内分泌疾病	垂体疾病	垂体功能减退症	是，否	\	A
诊断	内分泌疾病	垂体疾病	垂体前叶功能减退危象	是，否	\	A
诊断	内分泌疾病	垂体疾病	药物性垂体功能减退症	是，否	\	A
诊断	内分泌疾病	垂体疾病	垂体功能紊乱	是，否	\	A
诊断	内分泌疾病	垂体疾病	垂体卒中	是，否	\	A
诊断	内分泌疾病	垂体疾病	垂体危象	是，否	\	A

数据集名称	模块名称	子模块名称	数据元名称	值域	单位	数据等级
诊断	内分泌疾病	垂体疾病	垂体萎缩	是，否	\	A
诊断	内分泌疾病	垂体疾病	手术后垂体功能减退	是，否	\	A
诊断	内分泌疾病	垂体疾病	垂体出血	是，否	\	A
诊断	内分泌疾病	垂体疾病	垂体增生	是，否	\	A
诊断	内分泌疾病	垂体疾病	尿崩症	是，否	\	A
诊断	内分泌疾病	垂体疾病	脑外伤后尿崩症	是，否	\	A
诊断	内分泌疾病	垂体疾病	部分性垂体性尿崩症	是，否	\	A
诊断	内分泌疾病	垂体疾病	完全性尿崩症	是，否	\	A
诊断	内分泌疾病	垂体疾病	继发性尿崩症	是，否	\	A
诊断	内分泌疾病	垂体疾病	手术后尿崩症	是，否	\	A
诊断	内分泌疾病	垂体疾病	肾性尿崩症	是，否	\	A
诊断	内分泌疾病	垂体疾病	抗利尿激素分泌不足综合征	是，否	\	A
诊断	内分泌疾病	甲状腺疾病	甲状腺结核	是，否	\	A
诊断	内分泌疾病	甲状腺疾病	亚急性甲状腺炎	是，否	\	A
诊断	内分泌疾病	甲状腺疾病	急性甲状腺炎	是，否	\	A
诊断	内分泌疾病	甲状腺疾病	急性化脓性甲状腺炎	是，否	\	A
诊断	内分泌疾病	甲状腺疾病	慢性甲状腺炎	是，否	\	A
诊断	内分泌疾病	甲状腺疾病	自身免疫性甲状腺炎	是，否	\	A
诊断	内分泌疾病	甲状腺疾病	桥本甲状腺炎	是，否	\	A
诊断	内分泌疾病	甲状腺疾病	药物性甲状腺炎	是，否	\	A

数据集名称	模块名称	子模块名称	数据元名称	值域	单位	数据等级
诊断	内分泌疾病	甲状腺疾病	甲状腺脓肿	是，否	\	A
诊断	内分泌疾病	甲状腺疾病	甲状腺肿物	是，否	\	A
诊断	内分泌疾病	甲状腺疾病	甲状腺肿瘤	是，否	\	A
诊断	内分泌疾病	甲状腺疾病	甲状腺恶性肿瘤	是，否	\	A
诊断	内分泌疾病	甲状腺疾病	甲状腺原位癌	是，否	\	A
诊断	内分泌疾病	甲状腺疾病	甲状腺良性肿瘤	是，否	\	A
诊断	内分泌疾病	甲状腺疾病	碘缺乏相关性甲状腺肿	是，否	\	A
诊断	内分泌疾病	甲状腺疾病	地方性甲状腺肿	是，否	\	A
诊断	内分泌疾病	甲状腺疾病	先天性甲状腺肿	是，否	\	A
诊断	内分泌疾病	甲状腺疾病	单纯性甲状腺肿	是，否	\	A
诊断	内分泌疾病	甲状腺疾病	非毒性弥漫性甲状腺肿	是，否	\	A
诊断	内分泌疾病	甲状腺疾病	非毒性多结节性甲状腺肿	是，否	\	A
诊断	内分泌疾病	甲状腺疾病	非毒性甲状腺肿	是，否	\	A
诊断	内分泌疾病	甲状腺疾病	结节性甲状腺肿	是，否	\	A
诊断	内分泌疾病	甲状腺疾病	胸骨后甲状腺肿	是，否	\	A
诊断	内分泌疾病	甲状腺疾病	锁骨下甲状腺肿	是，否	\	A
诊断	内分泌疾病	甲状腺疾病	纵隔甲状腺肿	是，否	\	A
诊断	内分泌疾病	甲状腺疾病	甲状腺结节	是，否	\	A
诊断	内分泌疾病	甲状腺疾病	甲状腺囊肿	是，否	\	A
诊断	内分泌疾病	甲状腺疾病	胸骨后甲状腺囊肿	是，否	\	A

数据集名称	模块名称	子模块名称	数据元名称	值域	单位	数据等级
诊断	内分泌疾病	甲状腺疾病	先天性甲状腺功能减退症伴弥漫性甲状腺肿	是，否	\	A
诊断	内分泌疾病	甲状腺疾病	先天性甲状腺功能减退症不伴有甲状腺肿	是，否	\	A
诊断	内分泌疾病	甲状腺疾病	药物性甲状腺功能减退症	是，否	\	A
诊断	内分泌疾病	甲状腺疾病	医源性甲状腺功能减退症	是，否	\	A
诊断	内分泌疾病	甲状腺疾病	感染后甲状腺功能减退症	是，否	\	A
诊断	内分泌疾病	甲状腺疾病	继发性甲状腺功能减退症	是，否	\	A
诊断	内分泌疾病	甲状腺疾病	甲状腺功能减退症，其他特指的	是，否	\	A
诊断	内分泌疾病	甲状腺疾病	原发性甲状腺功能减退症	是，否	\	A
诊断	内分泌疾病	甲状腺疾病	甲状腺功能减退症	是，否	\	A
诊断	内分泌疾病	甲状腺疾病	甲状腺功能减退性心脏病	是，否	\	A
诊断	内分泌疾病	甲状腺疾病	甲状腺毒症伴有弥漫性甲状腺肿	是，否	\	A
诊断	内分泌疾病	甲状腺疾病	甲状腺毒症伴有结节性甲状腺肿	是，否	\	A
诊断	内分泌疾病	甲状腺疾病	甲状腺毒症伴有单个甲状腺结节	是，否	\	A
诊断	内分泌疾病	甲状腺疾病	弥漫性甲状腺肿伴甲状腺功能亢进症	是，否	\	A
诊断	内分泌疾病	甲状腺疾病	毒性结节性甲状腺肿	是，否	\	A
诊断	内分泌疾病	甲状腺疾病	结节性甲状腺肿伴甲状腺功能亢进症	是，否	\	A
诊断	内分泌疾病	甲状腺疾病	高功能腺瘤伴甲状腺功能亢进症	是，否	\	A
诊断	内分泌疾病	甲状腺疾病	甲状腺毒症	是，否	\	A

数据集名称	模块名称	子模块名称	数据元名称	值域	单位	数据等级
诊断	内分泌疾病	甲状腺疾病	甲状腺危象	是，否	\	A
诊断	内分泌疾病	甲状腺疾病	甲状腺功能亢进危象	是，否	\	A
诊断	内分泌疾病	甲状腺疾病	药物性甲状腺功能亢进症	是，否	\	A
诊断	内分泌疾病	甲状腺疾病	原发性甲状腺功能亢进症	是，否	\	A
诊断	内分泌疾病	甲状腺疾病	甲状腺功能亢进性心脏病	是，否	\	A
诊断	内分泌疾病	甲状腺疾病	甲状腺功能亢进性肌病	是，否	\	A
诊断	内分泌疾病	甲状腺疾病	亚临床甲状腺功能亢进症	是，否	\	A
诊断	内分泌疾病	甲状腺疾病	手术后甲状腺功能减退	是，否	\	A
诊断	内分泌疾病	甲状腺疾病	放射后甲状腺功能减退	是，否	\	A
诊断	内分泌疾病	甲状腺疾病	妊娠合并甲状腺功能减退	是，否	\	A
诊断	内分泌疾病	甲状腺疾病	妊娠合并甲状腺功能亢进	是，否	\	A
诊断	内分泌疾病	甲状腺疾病	妊娠合并甲状腺肿	是，否	\	A
诊断	内分泌疾病	甲状腺疾病	手术后甲状腺出血	是，否	\	A
诊断	内分泌疾病	甲状腺疾病	甲状腺相关眼病	是，否	\	A
诊断	内分泌疾病	甲状腺疾病	促甲状腺激素分泌过度	是，否	\	A
诊断	内分泌疾病	甲状腺疾病	促甲状腺激素不适当分泌综合征	是，否	\	A
诊断	内分泌疾病	糖代谢异常疾病	1型糖尿病伴有昏迷	是，否	\	A
诊断	内分泌疾病	糖代谢异常疾病	1型糖尿病性高渗性昏迷	是，否	\	A
诊断	内分泌疾病	糖代谢异常疾病	1型糖尿病性低血糖昏迷	是，否	\	A
诊断	内分泌疾病	糖代谢异常疾病	1型糖尿病性酮症酸中毒昏迷	是，否	\	A

数据集名称	模块名称	子模块名称	数据元名称	值域	单位	数据等级
诊断	内分泌疾病	糖代谢异常疾病	1型糖尿病伴酮症酸中毒	是，否	\	A
诊断	内分泌疾病	糖代谢异常疾病	1型糖尿病性酮症酸中毒	是，否	\	A
诊断	内分泌疾病	糖代谢异常疾病	1型糖尿病性乳酸酸中毒	是，否	\	A
诊断	内分泌疾病	糖代谢异常疾病	1型糖尿病酮症	是，否	\	A
诊断	内分泌疾病	糖代谢异常疾病	1型糖尿病伴肾并发症	是，否	\	A
诊断	内分泌疾病	糖代谢异常疾病	1型糖尿病性肾病	是，否	\	A
诊断	内分泌疾病	糖代谢异常疾病	1型糖尿病伴眼并发症	是，否	\	A
诊断	内分泌疾病	糖代谢异常疾病	1型糖尿病性视网膜病变	是，否	\	A
诊断	内分泌疾病	糖代谢异常疾病	1型糖尿病伴神经并发症	是，否	\	A
诊断	内分泌疾病	糖代谢异常疾病	1型糖尿病性周围神经病变	是，否	\	A
诊断	内分泌疾病	糖代谢异常疾病	1型糖尿病伴周围循环并发症	是，否	\	A
诊断	内分泌疾病	糖代谢异常疾病	1型糖尿病性周围血管病变	是，否	\	A
诊断	内分泌疾病	糖代谢异常疾病	1型糖尿病性足病	是，否	\	A
诊断	内分泌疾病	糖代谢异常疾病	1型糖尿病伴多种并发症	是，否	\	A
诊断	内分泌疾病	糖代谢异常疾病	1型糖尿病伴并发症	是，否	\	A
诊断	内分泌疾病	糖代谢异常疾病	1型糖尿病	是，否	\	A
诊断	内分泌疾病	糖代谢异常疾病	2型糖尿病性高渗性昏迷	是，否	\	A
诊断	内分泌疾病	糖代谢异常疾病	2型糖尿病性低血糖性昏迷	是，否	\	A
诊断	内分泌疾病	糖代谢异常疾病	2型糖尿病性酮症酸中毒昏迷	是，否	\	A
诊断	内分泌疾病	糖代谢异常疾病	2型糖尿病伴酮症酸中毒	是，否	\	A

数据集名称	模块名称	子模块名称	数据元名称	值域	单位	数据等级
诊断	内分泌疾病	糖代谢异常疾病	2型糖尿病性酮症酸中毒	是，否	\	A
诊断	内分泌疾病	糖代谢异常疾病	2型糖尿病性乳酸酸中毒	是，否	\	A
诊断	内分泌疾病	糖代谢异常疾病	2型糖尿病性酮症	是，否	\	A
诊断	内分泌疾病	糖代谢异常疾病	2型糖尿病伴肾并发症	是，否	\	A
诊断	内分泌疾病	糖代谢异常疾病	2型糖尿病性肾病	是，否	\	A
诊断	内分泌疾病	糖代谢异常疾病	2型糖尿病伴眼并发症	是，否	\	A
诊断	内分泌疾病	糖代谢异常疾病	2型糖尿病性视网膜病变	是，否	\	A
诊断	内分泌疾病	糖代谢异常疾病	2型糖尿病性周围神经病变	是，否	\	A
诊断	内分泌疾病	糖代谢异常疾病	2型糖尿病性自主神经病变	是，否	\	A
诊断	内分泌疾病	糖代谢异常疾病	2型糖尿病性神经炎	是，否	\	A
诊断	内分泌疾病	糖代谢异常疾病	2型糖尿病伴周围循环并发症	是，否	\	A
诊断	内分泌疾病	糖代谢异常疾病	2型糖尿病性周围血管病变	是，否	\	A
诊断	内分泌疾病	糖代谢异常疾病	2型糖尿病性心肌病	是，否	\	A
诊断	内分泌疾病	糖代谢异常疾病	2型糖尿病足病	是，否	\	A
诊断	内分泌疾病	糖代谢异常疾病	2型糖尿病性溃疡	是，否	\	A
诊断	内分泌疾病	糖代谢异常疾病	2型糖尿病性坏疽	是，否	\	A
诊断	内分泌疾病	糖代谢异常疾病	2型糖尿病伴多种并发症	是，否	\	A
诊断	内分泌疾病	糖代谢异常疾病	2型糖尿病伴并发症	是，否	\	A
诊断	内分泌疾病	糖代谢异常疾病	2型糖尿病不伴并发症	是，否	\	A
诊断	内分泌疾病	糖代谢异常疾病	糖尿病伴昏迷，其他特指的	是，否	\	A
诊断	内分泌疾病	糖代谢异常疾病	糖尿病伴酮症酸中毒，其他特指的	是，否	\	A
诊断	内分泌疾病	糖代谢异常疾病	糖尿病伴多种并发症，其他特指的	是，否	\	A

数据集名称	模块名称	子模块名称	数据元名称	值域	单位	数据等级
诊断	内分泌疾病	糖代谢异常疾病	糖尿病伴并发症，其他特指的	是，否	\	A
诊断	内分泌疾病	糖代谢异常疾病	糖尿病不伴并发症，其他特指的	是，否	\	A
诊断	内分泌疾病	糖代谢异常疾病	应激性高血糖状态	是，否	\	A
诊断	内分泌疾病	糖代谢异常疾病	糖尿病伴昏迷	是，否	\	A
诊断	内分泌疾病	糖代谢异常疾病	糖尿病伴酮症酸中毒	是，否	\	A
诊断	内分泌疾病	糖代谢异常疾病	糖尿病伴肾并发症	是，否	\	A
诊断	内分泌疾病	糖代谢异常疾病	糖尿病伴眼并发症	是，否	\	A
诊断	内分泌疾病	糖代谢异常疾病	糖尿病伴神经并发症	是，否	\	A
诊断	内分泌疾病	糖代谢异常疾病	糖尿病伴周围循环并发症	是，否	\	A
诊断	内分泌疾病	糖代谢异常疾病	糖尿病伴其他特指并发症	是，否	\	A
诊断	内分泌疾病	糖代谢异常疾病	糖尿病伴多种并发症	是，否	\	A
诊断	内分泌疾病	糖代谢异常疾病	糖尿病伴并发症	是，否	\	A
诊断	内分泌疾病	糖代谢异常疾病	糖尿病不伴并发症	是，否	\	A
诊断	内分泌疾病	糖代谢异常疾病	非糖尿病低血糖性昏迷	是，否	\	A
诊断	内分泌疾病	糖代谢异常疾病	药物性低血糖不伴昏迷	是，否	\	A
诊断	内分泌疾病	糖代谢异常疾病	低血糖，其他的	是，否	\	A
诊断	内分泌疾病	糖代谢异常疾病	反应性低血糖症	是，否	\	A
诊断	内分泌疾病	糖代谢异常疾病	低血糖昏迷性脑病	是，否	\	A
诊断	内分泌疾病	糖代谢异常疾病	低血糖性脑病	是，否	\	A
诊断	内分泌疾病	糖代谢异常疾病	手术后低血糖昏迷	是，否	\	A

数据集名称	模块名称	子模块名称	数据元名称	值域	单位	数据等级
诊断	内分泌疾病	糖代谢异常疾病	酒精性低血糖症	是，否	\	A
诊断	内分泌疾病	糖代谢异常疾病	低血糖	是，否	\	A
诊断	内分泌疾病	库欣综合征	垂体依赖性库欣病	是，否	\	A
诊断	内分泌疾病	库欣综合征	库欣病	是，否	\	A
诊断	内分泌疾病	库欣综合征	医源性库欣综合征	是，否	\	A
诊断	内分泌疾病	库欣综合征	库欣综合征，其他的	是，否	\	A
诊断	内分泌疾病	库欣综合征	亚临床库欣综合征	是，否	\	A
诊断	内分泌疾病	醛固酮增多症	原发性醛固酮增多症	是，否	\	A
诊断	内分泌疾病	醛固酮增多症	特发性醛固酮增多症	是，否	\	A
诊断	内分泌疾病	醛固酮增多症	继发性醛固酮增多症	是，否	\	A
诊断	内分泌疾病	醛固酮增多症	醛固酮增多症，其他的	是，否	\	A
诊断	内分泌疾病	醛固酮增多症	家族性醛固酮增多症	是，否	\	A
诊断	内分泌疾病	醛固酮增多症	醛固酮增多症	是，否	\	A
诊断	内分泌疾病	嗜铬细胞瘤	嗜铬细胞瘤	是，否	\	A
诊断	内分泌疾病	嗜铬细胞瘤	恶性嗜铬细胞瘤	是，否	\	A
诊断	内分泌疾病	嗜铬细胞瘤	转移性嗜铬细胞瘤	是，否	\	A
诊断	内分泌疾病	嗜铬细胞瘤	嗜铬母细胞瘤	是，否	\	A
诊断	内分泌疾病	肾上腺疾病	肾上腺皮质活动过度，其他的	是，否	\	A
诊断	内分泌疾病	肾上腺疾病	肾上腺皮质功能亢进	是，否	\	A
诊断	内分泌疾病	肾上腺疾病	肾上腺来源高雄激素血症	是，否	\	A

数据集名称	模块名称	子模块名称	数据元名称	值域	单位	数据等级
诊断	内分泌疾病	肾上腺疾病	原发性肾上腺皮质功能减退症	是，否	\	A
诊断	内分泌疾病	肾上腺疾病	艾迪生病	是，否	\	A
诊断	内分泌疾病	肾上腺疾病	艾迪生病危象	是，否	\	A
诊断	内分泌疾病	肾上腺疾病	肾上腺皮质功能亢进危象	是，否	\	A
诊断	内分泌疾病	肾上腺疾病	肾上腺皮质功能减退危象	是，否	\	A
诊断	内分泌疾病	肾上腺疾病	药物性肾上腺皮质功能减退症	是，否	\	A
诊断	内分泌疾病	肾上腺疾病	肾上腺皮质功能减退症，其他的	是，否	\	A
诊断	内分泌疾病	肾上腺疾病	肾上腺出血	是，否	\	A
诊断	内分泌疾病	肾上腺疾病	肾上腺坏死	是，否	\	A
诊断	内分泌疾病	肾上腺疾病	继发性肾上腺皮质功能减退症	是，否	\	A
诊断	内分泌疾病	肾上腺疾病	肾上腺囊肿	是，否	\	A
诊断	内分泌疾病	肾上腺疾病	肾上腺脓肿	是，否	\	A
诊断	内分泌疾病	肾上腺疾病	肾上腺皮质增生	是，否	\	A
诊断	内分泌疾病	肾上腺疾病	肾上腺囊肿伴囊内出血	是，否	\	A
诊断	内分泌疾病	肾上腺疾病	肾上腺假性囊肿	是，否	\	A
诊断	内分泌疾病	肾上腺疾病	肾上腺的疾病	是，否	\	A
诊断	内分泌疾病	肾上腺疾病	肾上腺肿物	是，否	\	A
诊断	内分泌疾病	肾上腺疾病	肾上腺肿瘤	是，否	\	A
诊断	内分泌疾病	甲状旁腺疾病	甲状旁腺恶性肿瘤	是，否	\	A
诊断	内分泌疾病	甲状旁腺疾病	甲状旁腺原位癌	是，否	\	A

数据集名称	模块名称	子模块名称	数据元名称	值域	单位	数据等级
诊断	内分泌疾病	甲状旁腺疾病	甲状旁腺良性肿瘤	是，否	\	A
诊断	内分泌疾病	甲状旁腺疾病	甲状旁腺肿瘤	是，否	\	A
诊断	内分泌疾病	甲状旁腺疾病	特发性甲状旁腺功能减退症	是，否	\	A
诊断	内分泌疾病	甲状旁腺疾病	假性甲状旁腺功能减退症	是，否	\	A
诊断	内分泌疾病	甲状旁腺疾病	甲状旁腺功能减退症，其他的	是，否	\	A
诊断	内分泌疾病	甲状旁腺疾病	继发性甲状旁腺功能减退症	是，否	\	A
诊断	内分泌疾病	甲状旁腺疾病	先天性甲状旁腺功能减退症	是，否	\	A
诊断	内分泌疾病	甲状旁腺疾病	甲状旁腺功能减退症	是，否	\	A
诊断	内分泌疾病	甲状旁腺疾病	甲状旁腺性手足搐搦	是，否	\	A
诊断	内分泌疾病	甲状旁腺疾病	原发性甲状旁腺功能亢进症	是，否	\	A
诊断	内分泌疾病	甲状旁腺疾病	甲状旁腺增生	是，否	\	A
诊断	内分泌疾病	甲状旁腺疾病	继发性甲状旁腺功能亢进症，不可归类在他处者	是，否	\	A
诊断	内分泌疾病	甲状旁腺疾病	甲状旁腺功能亢进症，其他的	是，否	\	A
诊断	内分泌疾病	甲状旁腺疾病	三发性甲状旁腺功能亢进症	是，否	\	A
诊断	内分泌疾病	甲状旁腺疾病	甲状旁腺功能亢进症	是，否	\	A
诊断	内分泌疾病	甲状旁腺疾病	甲状旁腺功能亢进危象	是，否	\	A
诊断	内分泌疾病	甲状旁腺疾病	甲状旁腺其他特指的疾病	是，否	\	A
诊断	内分泌疾病	甲状旁腺疾病	甲状旁腺囊肿	是，否	\	A
诊断	内分泌疾病	甲状旁腺疾病	甲状旁腺囊肿出血	是，否	\	A
诊断	内分泌疾病	甲状旁腺疾病	甲状旁腺的疾病	是，否	\	A

数据集名称	模块名称	子模块名称	数据元名称	值域	单位	数据等级
诊断	内分泌疾病	甲状旁腺疾病	操作后甲状旁腺功能减退症	是，否	\	A
诊断	内分泌疾病	甲状旁腺疾病	手术后甲状旁腺功能减退	是，否	\	A
诊断	内分泌疾病	甲状旁腺疾病	继发性肾源性甲状旁腺功能亢进	是，否	\	A
诊断	内分泌疾病	甲状旁腺疾病	异位甲状旁腺	是，否	\	A

11. 八大系统数据元——消化系统

模块名称	参考标准
11. 八大系统数据元——消化系统	中华人民共和国卫生行业标准 WS 445.14—2014 电子病历基本数据集 第 14 部分：住院医嘱 《内科学》，第 9 版，人民卫生出版社 《诊断学》第 9 版，人民卫生出版社 《外科学》，第 9 版，人民卫生出版社 《医学影像学》，第 5 版，高等教育出版社 《消化内镜学》，第 2 版，科学出版社 《药理学》，第 9 版，人民卫生出版社 《肿瘤学》，第 4 版，人民卫生出版社 《疾病和有关健康问题的国际统计编码分类 ICD-10》，第 2 版，人民卫生出版社

数据集名称	模块名称	子模块名称	数据元名称	值域	单位	数据等级
现病史	症状	起病相关情况	腹部部位	左，右，上，中，下，全腹部，剑突下，肝区，脐周，会阴部，腹股沟区，肛周	\	A
现病史	症状	起病相关情况	发病性质（总体特征）	急性，亚急性，慢性	\	A
现病史	症状	起病相关情况	发病性质（短期特征）	间歇性，持续性，一过性，进行性加重，暴发型，复发型，反复，其他	\	A
现病史	症状	起病相关情况	病变程度	轻，中，重	\	A

数据集名称	模块名称	子模块名称	数据元名称	值域	单位	数据等级
现病史	症状	起病相关情况	发病次数	\	次	A
现病史	症状	主要症状	恶心	有，无	\	A
现病史	症状	主要症状	恶心出现时间	晨起，日间，夜间	\	A
现病史	症状	主要症状	呕吐	有，无	\	A
现病史	症状	主要症状	呕吐时间	晨起，日间，夜间	\	A
现病史	症状	主要症状	呕吐诱因	餐后，进食后立即	\	A
现病史	症状	主要症状	喷射状呕吐	有，无	\	A
现病史	症状	主要症状	呕吐物性质	鲜血，咖啡色样物，胃内容物，水，奶，胆汁，黄绿色液体，粪臭味物，粪汁，其他	\	A
现病史	症状	主要症状	烧心	有，无	\	A
现病史	症状	主要症状	反流	有，无	\	A
现病史	症状	主要症状	反酸	有，无	\	A
现病史	症状	主要症状	反酸出现时间	餐后1小时，咳嗽时，平卧时，弯腰时，夜间入睡时，腹压升高时，其他	\	A
现病史	症状	主要症状	咽部不适	是，否	\	A
现病史	症状	主要症状	咽部不适感觉	异物感，棉团感，堵塞感	\	A
现病史	症状	主要症状	吞咽困难	有，无	\	A
现病史	症状	主要症状	吞咽困难诱因	进食后，进食酸性食物后，进食热食后，其他	\	A
现病史	症状	主要症状	吞咽疼痛	有，无	\	A
现病史	症状	主要症状	胸痛	有，无	\	A

数据集名称	模块名称	子模块名称	数据元名称	值域	单位	数据等级
现病史	症状	主要症状	胸痛部位	胸骨后、右下胸，其他	\	A
现病史	症状	主要症状	胸痛放射部位	后背，胸部，肩部，颈部，耳后	\	A
现病史	症状	主要症状	呕血	有，无	\	A
现病史	症状	主要症状	呕血诱因	饮酒，服药	\	A
现病史	症状	主要症状	呕血颜色	鲜红色，暗红色，咖啡色	\	A
现病史	症状	主要症状	呕血量	\	ml	A
现病史	症状	主要症状	便血	有，无	\	A
现病史	症状	主要症状	便血颜色	鲜红色，暗红色，柏油样便，黑便，滴鲜血，粪便带血	\	A
现病史	症状	主要症状	便血量	\	ml	A
现病史	症状	主要症状	黑便	有，无	\	A
现病史	症状	主要症状	腹痛	有，无	\	A
现病史	症状	主要症状	腹痛部位	左上，右上，左下，右下	\	A
现病史	症状	主要症状	腹痛性质	刀割样，烧灼样，钻顶样，隐痛，绞痛，钝痛，胀痛，转移性，饥饿痛	\	A
现病史	症状	主要症状	腹痛诱因	空腹，进餐，饮酒，术后，外伤，夜间，活动，平卧后，平躺后	\	A
现病史	症状	主要症状	腹痛缓解方式	排便，肛门排气，进食后，膝屈曲位	\	A
现病史	症状	主要症状	腹痛放射部位	后背，两胁部，右肩胛部，背部，肩胛部	\	A
现病史	症状	主要症状	腹泻	有，无	\	A
现病史	症状	主要症状	腹泻诱因	进食，术后，夜间，活动	\	A

数据集名称	模块名称	子模块名称	数据元名称	值域	单位	数据等级
现病史	症状	主要症状	腹泻排便性状	水样便，糊状便，脓血便，血便，黏液便，果酱样便，蛋花样便，黏液脓血便，脂肪泻	\	A
现病史	症状	主要症状	腹泻量	\	ml	A
现病史	症状	主要症状	腹泻伴里急后重	有，无	\	A
现病史	症状	主要症状	每日腹泻次数	\	次/日	A
现病史	症状	主要症状	腹泻严重程度	轻度（4次/日以下），中度（4~6次/日），重度（6次/日以上）	\	A
现病史	症状	主要症状	便秘	有，无	\	A
现病史	症状	主要症状	便秘诱因	精神紧张，焦虑，服药后	\	A
现病史	症状	主要症状	排便频率	\	次/周	A
现病史	症状	主要症状	身目俱黄	有，无	\	A
现病史	症状	主要症状	黄疸	有，无	\	A
现病史	症状	主要症状	黄疸诱因	服药，受凉，饮酒	\	A
现病史	症状	主要症状	皮肤瘙痒	有，无	\	A
现病史	症状	主要症状	黄疸性质	溶血性，肝细胞性，阻塞性	\	A
现病史	症状	主要症状	食欲减退	有，无，食欲缺乏，厌食	\	A
现病史	症状	主要症状	食欲减退诱因	精神紧张，焦虑，服药	\	A
现病史	症状	主要症状	食欲减退时间	晨起，日间，夜间	\	A
现病史	症状	主要症状	嗳气	有，无	\	A
现病史	症状	主要症状	腹胀	有，无	\	A
现病史	症状	主要症状	早饱	有，无	\	A
现病史	症状	主要症状	餐后饱胀	有，无	\	A

数据集名称	模块名称	子模块名称	数据元名称	值域	单位	数据等级
现病史	症状	主要症状	排便疼痛	有，无，刀割样，烧灼样	\	A
既往史	消化系统疾病（非肿瘤）	食管	食管炎	是，否	\	A
既往史	消化系统疾病（非肿瘤）	胃食管反流病	非糜烂性反流病	是，否	\	A
既往史	消化系统疾病（非肿瘤）	胃食管反流病	反流性食管炎	是，否	\	A
既往史	消化系统疾病（非肿瘤）	胃食管反流病	Barrett食管	是，否	\	A
既往史	消化系统疾病（非肿瘤）	胃食管反流病	食管狭窄	是，否	\	A
既往史	消化系统疾病（非肿瘤）	胃食管反流病	食管贲门失弛缓症	是，否	\	A
既往史	消化系统疾病（非肿瘤）	胃食管反流病	食管结核	是，否	\	A
既往史	消化系统疾病（非肿瘤）	胃	胃炎	是，否	\	A
既往史	消化系统疾病（非肿瘤）	胃	消化性溃疡	是，否	\	A
既往史	消化系统疾病（非肿瘤）	胃	消化道出血	是，否	\	A
既往史	消化系统疾病（非肿瘤）	胃	胃结核	是，否	\	A
既往史	消化系统疾病（非肿瘤）	胃	先天性肥厚性幽门狭窄	是，否	\	A
既往史	消化系统疾病（非肿瘤）	胃	十二指肠憩室	是，否	\	A
既往史	消化系统疾病（非肿瘤）	胃	良性十二指肠淤滞症	是，否	\	A
既往史	消化系统疾病（非肿瘤）	肠	肠炎	是，否	\	A
既往史	消化系统疾病（非肿瘤）	肠	肠梗阻	是，否	\	A
既往史	消化系统疾病（非肿瘤）	肠	肠蛔虫堵塞	是，否	\	A
既往史	消化系统疾病（非肿瘤）	肠	梅克尔（Meckel）憩室	是，否	\	A
既往史	消化系统疾病（非肿瘤）	肠	肠套叠	是，否	\	A
既往史	消化系统疾病（非肿瘤）	肠	肠扭转	是，否	\	A
既往史	消化系统疾病（非肿瘤）	肠	肠系膜血管缺血疾病	是，否	\	A

数据集名称	模块名称	子模块名称	数据元名称	值域	单位	数据等级
既往史	消化系统疾病（非肿瘤）	肠	短肠综合征	是，否	\	A
既往史	消化系统疾病（非肿瘤）	肠	先天性肠闭锁	是，否	\	A
既往史	消化系统疾病（非肿瘤）	肠	先天性肠狭窄	是，否	\	A
既往史	消化系统疾病（非肿瘤）	肠	先天性肠旋转不良	是，否	\	A
既往史	消化系统疾病（非肿瘤）	阑尾	阑尾炎	是，否	\	A
既往史	消化系统疾病（非肿瘤）	结肠	溃疡性结肠炎	是，否	\	A
既往史	消化系统疾病（非肿瘤）	结肠	克罗恩病	是，否	\	A
既往史	消化系统疾病（非肿瘤）	结肠	肠结核	是，否	\	A
既往史	消化系统疾病（非肿瘤）	结肠	肠伤寒	是，否	\	A
既往史	消化系统疾病（非肿瘤）	结肠	中毒性巨结肠	是，否	\	A
既往史	消化系统疾病（非肿瘤）	结肠	先天性巨结肠	是，否	\	A
既往史	消化系统疾病（非肿瘤）	直肠肛管	肛管直肠发育不全	是，否	\	A
既往史	消化系统疾病（非肿瘤）	直肠肛管	直肠闭锁	是，否	\	A
既往史	消化系统疾病（非肿瘤）	直肠肛管	肛管狭窄	是，否	\	A
既往史	消化系统疾病（非肿瘤）	直肠肛管	先天性直肠肛管瘘	是，否	\	A
既往史	消化系统疾病（非肿瘤）	直肠肛管	肛裂	是，否	\	A
既往史	消化系统疾病（非肿瘤）	直肠肛管	肛瘘	是，否	\	A
既往史	消化系统疾病（非肿瘤）	直肠肛管	痔	是，否	\	A
既往史	消化系统疾病（非肿瘤）	直肠肛管	直肠脱垂	是，否	\	A
既往史	消化系统疾病（非肿瘤）	肝	脂肪性肝病	是，否	\	A

数据集名称	模块名称	子模块名称	数据元名称	值域	单位	数据等级
既往史	消化系统疾病（非肿瘤）	肝	自身免疫性肝病	是，否	\	A
既往史	消化系统疾病（非肿瘤）	肝	病毒性肝炎	是，否		
既往史	消化系统疾病（非肿瘤）	肝	病毒性肝炎（类型）	甲型，乙型，丙型，丁型，戊型	\	A
既往史	消化系统疾病（非肿瘤）	肝	病毒性肝炎（病程）	慢性，慢加急性，急性，亚急性，轻型，中型，重型	\	A
既往史	消化系统疾病（非肿瘤）	肝	肝硬化	是，否	\	A
既往史	消化系统疾病（非肿瘤）	肝	肝硬化并发症	门静脉高压症，脾功能亢进，食管胃底静脉曲张破裂出血，自发性细菌性腹膜炎，肝性脑病，肝肾综合征，肝肺综合征	\	A
既往史	消化系统疾病（非肿瘤）	肝	肝脓肿	是，否	\	A
既往史	消化系统疾病（非肿瘤）	肝	肝包虫病	是，否	\	A
既往史	消化系统疾病（非肿瘤）	肝	肝囊肿	是，否	\	A
既往史	消化系统疾病（非肿瘤）	肝	布-加综合征	是，否	\	A
既往史	消化系统疾病（非肿瘤）	胆道	先天性胆道畸形	是，否	\	A
既往史	消化系统疾病（非肿瘤）	胆道	胆石症	是，否	\	A
既往史	消化系统疾病（非肿瘤）	胆道	胆囊炎	是，否	\	A
既往史	消化系统疾病（非肿瘤）	胆道	胆管炎	是，否	\	A
既往史	消化系统疾病（非肿瘤）	胆道	胆道蛔虫病	是，否	\	A
既往史	消化系统疾病（非肿瘤）	胆道	胆道并发症	是，否	\	A
既往史	消化系统疾病（非肿瘤）	胆道	胆管损伤	是，否	\	A
既往史	消化系统疾病（非肿瘤）	胰腺	胰腺炎	是，否	\	A

数据集名称	模块名称	子模块名称	数据元名称	值域	单位	数据等级
既往史	消化系统疾病（非肿瘤）	胰腺	胰腺炎并发症	胰腺脓肿，假性囊肿，急性呼吸衰竭，多器官功能衰竭，心力衰竭，心律失常，心包积液，消化道出血，胰性脑病，败血症，真菌感染，高血糖	\	A
既往史	消化系统疾病（非肿瘤）	脾	游走脾	是，否	\	A
既往史	消化系统疾病（非肿瘤）	脾	脾囊肿	是，否	\	A
既往史	消化系统疾病（非肿瘤）	脾	脾功能亢进	是，否	\	A
既往史	消化系统疾病（非肿瘤）	其他	功能性消化不良	是，否	\	A
既往史	消化系统疾病（非肿瘤）	其他	肠易激综合征	是，否	\	A
既往史	消化系统疾病（非肿瘤）	其他	功能性便秘	是，否	\	A
既往史	消化系统疾病（非肿瘤）	其他	腹外疝	是，否	\	A
既往史	消化系统疾病（非肿瘤）	其他	腹膜炎	是，否	\	A
既往史	消化系统疾病（非肿瘤）	其他	腹部外伤	是，否	\	A
既往史	消化系统疾病（非肿瘤）	其他	腹腔间隔室综合征	是，否	\	A
既往史	消化系统疾病（非肿瘤）	其他	脓肿	是，否	\	A
既往史	消化系统疾病（肿瘤）	恶性肿瘤	肿瘤来源	原发性，继发性	\	A
既往史	消化系统疾病（肿瘤）	恶性肿瘤	癌	食管癌，胃癌，小肠腺癌，小肠类癌，十二指肠癌，肝癌，胆管癌，胆囊癌，胰腺癌，胰头癌，胰体尾部癌，壶腹周围癌，脾肉癌，大肠癌，结肠癌，直肠癌，阑尾类癌，阑尾腺癌	\	A
既往史	消化系统疾病（肿瘤）	恶性肿瘤	转移癌	是，否	\	A
既往史	消化系统疾病（肿瘤）	恶性肿瘤	肉瘤	食管肉瘤，胃肉瘤，小肠平滑肌肉瘤，结肠肉瘤，其他	\	A

数据集名称	模块名称	子模块名称	数据元名称	值域	单位	数据等级
既往史	消化系统疾病（肿瘤）	恶性肿瘤	恶性肿瘤（其他）	胃肠道间质瘤，胃肠道淋巴瘤	\	A
既往史	消化系统疾病（肿瘤）	恶性肿瘤	瘤	胃肠道间质瘤，胃息肉，肠息肉，色素沉着息肉综合征，波伊茨-耶格（Peutz-Jeghers）综合征，家族性肠息肉病，家族性腺瘤型息肉病，加德纳（Gardner）综合征，幼年性息肉病，炎性息肉，增生性息肉，结肠息肉，直肠息肉，十二指肠腺瘤，小肠腺瘤，小肠脂肪瘤，小肠纤维瘤，小肠血管瘤，假性黏液瘤，阑尾黏液囊肿，肝海绵状血管瘤，胆囊息肉，胆囊腺瘤，胰岛素瘤，胃泌素瘤，佐林格-埃利森（Zollinger-Ellison）综合征，卓-艾综合征，肠肽瘤，高血糖素瘤，生长抑素瘤，脾血管瘤，脾内皮瘤	\	A
既往史	消化系统疾病（肿瘤）	肿瘤分期	TNM 分期肿瘤浸润	T1，T2，T3，T4	\	A
既往史	消化系统疾病（肿瘤）	肿瘤分期	TNM 分期淋巴结转移	N0，N1，N2，N3	\	A
既往史	消化系统疾病（肿瘤）	肿瘤分期	TNM 分期远处转移	M0，M1	\	A
既往史	消化系统疾病（肿瘤）	肿瘤分期	TNM 分期数值	0，Ⅰ，Ⅱ，Ⅲ，Ⅳ	\	A
既往史	消化系统疾病（肿瘤）	肿瘤分期	Dukes 分期	A，B，C1，C2，D	\	A
既往史	消化系统疾病（肿瘤）	肿瘤相关并发症	类癌综合征	是，否	\	A
体格检查	腹部与肛肠	专科检查	腹部水平	平坦，膨隆，凹陷，蛙腹，舟状腹	\	A
体格检查	腹部与肛肠	专科检查	腹围	正常，增大，偏小	\	A
体格检查	腹部与肛肠	专科检查	腹壁静脉曲张	无，未见，可见	\	A
体格检查	腹部与肛肠	专科检查	腹壁皮肤颜色	无异常，暗灰蓝色，发绀，蓝色	\	A

数据集名称	模块名称	子模块名称	数据元名称	值域	单位	数据等级
体格检查	腹部与肛肠	专科检查	皮肤颜色异常位置	两侧胁腹部，双侧腹部，脐周	\	A
体格检查	腹部与肛肠	专科检查	格雷·特纳（Grey-Turner）征	阳性（+），阴性（-）	\	A
体格检查	腹部与肛肠	专科检查	卡伦（Cullen）征	阳性（+），阴性（-）	\	A
体格检查	腹部与肛肠	专科检查	腹式呼吸	存在，消失，减弱，增强	\	A
体格检查	腹部与肛肠	专科检查	胃肠型	有，无	\	A
体格检查	腹部与肛肠	专科检查	蠕动波	有，无	\	A
体格检查	腹部与肛肠	专科检查	瘢痕	可见，未见	\	A
体格检查	腹部与肛肠	专科检查	瘘口	可见，未见	\	A
体格检查	腹部与肛肠	专科检查	腹壁质地	腹平软，柔软，板状腹，腹壁强直，柔韧感，揉面感	\	A
体格检查	腹部与肛肠	专科检查	腹部压痛	有，无	\	A
体格检查	腹部与肛肠	专科检查	压痛部位	剑突下，剑突上，剑突中，剑突左，剑突右，脐周，输尿管压痛点，胆囊点	\	A
体格检查	腹部与肛肠	专科检查	反跳痛	有，无	\	A
体格检查	腹部与肛肠	专科检查	Blumberg征	有，无	\	A
体格检查	腹部与肛肠	专科检查	反跳痛部位	剑突下，剑突上，剑突中，剑突左，剑突右，脐周，输尿管压痛点，胆囊点	\	A
体格检查	腹部与肛肠	专科检查	肝缘	肋下可触及，肋下未触及	\	A
体格检查	腹部与肛肠	专科检查	肝缘肋下触及范围	\	横指	A

数据集名称	模块名称	子模块名称	数据元名称	值域	单位	数据等级
体格检查	腹部与肛肠	专科检查	肝缘肋下触及范围	\	cm	A
体格检查	腹部与肛肠	专科检查	脾缘	肋下可触及，肋下未触及	\	A
体格检查	腹部与肛肠	专科检查	脾缘肋下触及范围	\	横指	A
体格检查	腹部与肛肠	专科检查	脾缘肋下触及范围	\	cm	A
体格检查	腹部与肛肠	专科检查	胆囊触及	可触及，未触及	\	A
体格检查	腹部与肛肠	专科检查	墨菲（Murphy）征	阳性（＋），阴性（－）	\	A
体格检查	腹部与肛肠	专科检查	腹部包块	可扪及，未扪及	\	A
体格检查	腹部与肛肠	专科检查	包块位置	剑突下，剑突上，剑突中，剑突左，剑突右，脐周，腹股沟区	\	A
体格检查	腹部与肛肠	专科检查	包块个数	\	个	A
体格检查	腹部与肛肠	专科检查	包块大小	\	cm×cm	A
体格检查	腹部与肛肠	专科检查	包块边界	清晰，模糊，尚清，粗糙	\	A
体格检查	腹部与肛肠	专科检查	包块形状	圆形，椭圆形，腊肠形，不规则形	\	A
体格检查	腹部与肛肠	专科检查	包块质地	软，硬，中等	\	A
体格检查	腹部与肛肠	专科检查	包块回纳	可手法回纳，不可手法回纳	\	A
体格检查	腹部与肛肠	专科检查	咳嗽后冲击感	有，无，可感触，未感触	\	A
体格检查	腹部与肛肠	专科检查	包块消退	平卧后消失，休息后消失，平卧后可扪及，平卧休息后未消失	\	A
体格检查	腹部与肛肠	专科检查	睾丸	可扪及，未扪及	\	A
体格检查	腹部与肛肠	专科检查	条索状精索结构	可扪及，未扪及	\	A

数据集名称	模块名称	子模块名称	数据元名称	值域	单位	数据等级
体格检查	腹部与肛肠	专科检查	外环口	增大，正常	\	A
体格检查	腹部与肛肠	专科检查	肝上界	上移，下移	\	A
体格检查	腹部与肛肠	专科检查	肝下界	上移，下移	\	A
体格检查	腹部与肛肠	专科检查	肝浊音界	右锁骨中线第5肋间，增大，缩小	\	A
体格检查	腹部与肛肠	专科检查	肝区叩痛	有，无，阳性，阴性	\	A
体格检查	腹部与肛肠	专科检查	肾叩击痛	有，无，阳性，阴性	\	A
体格检查	腹部与肛肠	专科检查	移动性浊音	阴性，阳性	\	A
体格检查	腹部与肛肠	专科检查	肠鸣音	存在，正常，减弱，增强，亢进	\	A
体格检查	腹部与肛肠	专科检查	肠鸣音频率	\	次/分	A
体格检查	腹部与肛肠	专科检查	振水音	阳性，阴性	\	A
体格检查	腹部与肛肠	专科检查	腹部血管杂音	可闻及，未闻及	\	A
体格检查	腹部与肛肠	专科检查	肛管肿块	有，无	\	A
体格检查	腹部与肛肠	专科检查	肛门松弛	松弛，未松弛	\	A
体格检查	腹部与肛肠	专科检查	脱出肿物	可见，未见	\	A
体格检查	腹部与肛肠	专科检查	裂口	可见，未见	\	A
体格检查	腹部与肛肠	专科检查	乳头肥大	可见，未见	\	A
体格检查	腹部与肛肠	专科检查	疣状物	有，无	\	A
体格检查	腹部与肛肠	专科检查	痔	可见，未见	\	A
体格检查	腹部与肛肠	专科检查	前哨痔	可见，未见	\	A
体格检查	腹部与肛肠	专科检查	病变个数	\	个	A

数据集名称	模块名称	子模块名称	数据元名称	值域	单位	数据等级
体格检查	腹部与肛肠	专科检查	分泌物	可见，未见	\	A
体格检查	腹部与肛肠	专科检查	分泌物	血性，脓性	\	
体格检查	腹部与肛肠	专科检查	肛周压痛	有，无	\	A
体格检查	腹部与肛肠	专科检查	直肠壁触痛	有，无	\	A
体格检查	腹部与肛肠	专科检查	波动感	有，无	\	A
体格检查	腹部与肛肠	专科检查	直肠狭窄	有，无	\	A
体格检查	腹部与肛肠	专科检查	硬结	可扪及，未扪及	\	A
体格检查	腹部与肛肠	专科检查	条索状物	可扪及，未扪及	\	A
体格检查	腹部与肛肠	专科检查	溃疡	可扪及，未扪及	\	A
体格检查	腹部与肛肠	专科检查	直肠肿物	可扪及，未扪及	\	A
体格检查	腹部与肛肠	专科检查	肛门距离	\	cm	A
体格检查	腹部与肛肠	专科检查	肿物表面	光滑，凹凸不平，粗糙	\	A
体格检查	腹部与肛肠	专科检查	肿物形状	椭圆形，圆形，不规则形，菜花状，条索状	\	A
体格检查	腹部与肛肠	专科检查	肿物质地	软，硬，脆	\	A
体格检查	腹部与肛肠	专科检查	肿物活动度	带蒂，无蒂，可推动，不可推动	\	A
体格检查	腹部与肛肠	专科检查	肿物位置	距肛门口，左，右	\	A
体格检查	腹部与肛肠	专科检查	指套血染	可见，无	\	A
体格检查	腹部与肛肠	专科检查	扑翼样震颤	阳性（+），阴性（-）	\	A
体格检查	腹部与肛肠	专科检查	结肠充气试验/罗夫辛（Rovsing）征	阳性（+），阴性（-）	\	A
体格检查	腹部与肛肠	专科检查	腰大肌试验/腰大肌（psoas）征	阳性（+），阴性（-）	\	A

数据集名称	模块名称	子模块名称	数据元名称	值域	单位	数据等级
体格检查	腹部与肛肠	专科检查	闭孔内肌试验/obturator 征	阳性(+),阴性(-)	\	A
体格检查	腹部与肛肠	专科检查	阴囊透光实验	阳性(+),阴性(-)	\	A
检验	检验指标	肝功能	α-L-岩藻糖苷酶	\	U/L	A
检验	检验指标	肝功能	白蛋白	\	g/L	A
检验	检验指标	肝功能	胆碱酯酶	\	U/L	A
检验	检验指标	肝功能	谷氨酰转肽酶	\	U/L	A
检验	检验指标	肝功能	谷丙转氨酶	\	U/L	A
检验	检验指标	肝功能	谷草转氨酶/谷丙转氨酶比值	\	\	A
检验	检验指标	肝功能	谷草转氨酶	\	U/L	A
检验	检验指标	肝功能	间接胆红素	\	μmol/L	A
检验	检验指标	肝功能	碱性磷酸酶	\	U/L	A
检验	检验指标	肝功能	糖	\	mmol/L	A
检验	检验指标	肝功能	腺苷脱氨酶	\	U/L	A
检验	检验指标	肝功能	直接胆红素	\	μmol/L	A
检验	检验指标	肝功能	总胆红素	\	μmol/L	A
检验	检验指标	肝功能	总胆汁酸	\	μmol/L	A
检验	检验指标	肝功能	总蛋白	\	g/L	A
检验	检验指标	血浆氨测定(酶促法)	血氨浓度	\	μmol/L	A

数据集名称	模块名称	子模块名称	数据元名称	值域	单位	数据等级
检验	检验指标	血常规+网织红细胞计数	白细胞总数	\	$\times 10^9$/L	A
检验	检验指标	血常规+网织红细胞计数	大血小板比例	\	\	A
检验	检验指标	血常规+网织红细胞计数	单核细胞百分率	\	%	A
检验	检验指标	血常规+网织红细胞计数	单核细胞绝对值	\	$\times 10^9$/L	A
检验	检验指标	血常规+网织红细胞计数	低荧光网织红细胞比率	\	\	A
检验	检验指标	血常规+网织红细胞计数	高荧光网织红细胞比率	\	\	A
检验	检验指标	血常规+网织红细胞计数	红细胞分布宽度	\	\	A
检验	检验指标	血常规+网织红细胞计数	红细胞分布宽度标准差	\	\	A
检验	检验指标	血常规+网织红细胞计数	血细胞比容	\	%	A
检验	检验指标	血常规+网织红细胞计数	红细胞总数	\	$\times 10^{12}$/L	A
检验	检验指标	血常规+网织红细胞计数	淋巴细胞百分率	\	%	A
检验	检验指标	血常规+网织红细胞计数	淋巴细胞绝对值	\	$\times 10^9$/L	A

数据集名称	模块名称	子模块名称	数据元名称	值域	单位	数据等级
检验	检验指标	血常规+网织红细胞计数	平均红细胞体积	\	fl	A
检验	检验指标	血常规+网织红细胞计数	平均血红蛋白量	\	pg	A
检验	检验指标	血常规+网织红细胞计数	平均血红蛋白浓度	\	g/L	A
检验	检验指标	血常规+网织红细胞计数	平均血小板比容	\	\	A
检验	检验指标	血常规+网织红细胞计数	平均血小板体积	\	fl	A
检验	检验指标	血常规+网织红细胞计数	嗜碱性粒细胞百分率	\	\	A
检验	检验指标	血常规+网织红细胞计数	嗜碱性粒细胞绝对值	\	$\times 10^9$/L	A
检验	检验指标	血常规+网织红细胞计数	嗜酸性粒细胞百分率	\	%	A
检验	检验指标	血常规+网织红细胞计数	嗜酸性粒细胞绝对值	\	$\times 10^9$/L	A
检验	检验指标	血常规+网织红细胞计数	网织红细胞百分率	\	%	A
检验	检验指标	血常规+网织红细胞计数	网织红细胞计数	\	10^9/L	A
检验	检验指标	血常规+网织红细胞计数	网织红细胞血红蛋白量	\	pg	A

数据集名称	模块名称	子模块名称	数据元名称	值域	单位	数据等级
检验	检验指标	血常规+网织红细胞计数	未成熟粒细胞百分率	\	%	A
检验	检验指标	血常规+网织红细胞计数	未成熟粒细胞绝对值	\	$\times 10^9$/L	A
检验	检验指标	血常规+网织红细胞计数	未成熟网织红细胞指数	\	\	A
检验	检验指标	血常规+网织红细胞计数	未成熟血小板指数	\	\	A
检验	检验指标	血常规+网织红细胞计数	血红蛋白浓度	\	g/L	A
检验	检验指标	血常规+网织红细胞计数	血小板分布宽度	\	\	A
检验	检验指标	血常规+网织红细胞计数	血小板计数	\	$\times 10^9$/L	A
检验	检验指标	血常规+网织红细胞计数	有核红细胞百分比	\	%	A
检验	检验指标	血常规+网织红细胞计数	有核红细胞计数	\	$\times 10^9$/L	A
检验	检验指标	血常规+网织红细胞计数	造血干细胞计数	\	%	A
检验	检验指标	血常规+网织红细胞计数	中性粒细胞百分率	\	%	A
检验	检验指标	血常规+网织红细胞计数	中性粒细胞绝对值	\	$\times 10^9$/L	A

数据集名称	模块名称	子模块名称	数据元名称	值域	单位	数据等级
检验	检验指标	血常规+网织红细胞计数	中荧光网织红细胞比率	\	%	A
检验	检验指标	术前筛查八项	丙型肝炎抗体（发光）	\	S/CO	A
检验	检验指标	术前筛查八项	抗-HIV（发光）	\	S/CO	A
检验	检验指标	术前筛查八项	梅毒抗体（发光）	\	S/CO	A
检验	检验指标	术前筛查八项	乙肝病毒c抗体	\	IU/ml	A
检验	检验指标	术前筛查八项	乙肝病毒e抗体	\	IU/ml	A
检验	检验指标	术前筛查八项	乙肝病毒e抗原	\	IU/ml	A
检验	检验指标	术前筛查八项	乙肝病毒表面抗体	\	mIU/ml	A
检验	检验指标	术前筛查八项	乙肝病毒表面抗原	\	IU/ml	A
检验	检验指标	甲肝两项	甲肝病毒抗体-IgG	阳性，阴性	\	A
检验	检验指标	甲肝两项	甲肝病毒抗体-IgM	阳性，阴性	\	A
检验	检验指标	乙肝DNA测定	HBV-DNA测定内标法	\	IU/ml	A
检验	检验指标	丙型肝炎抗体测定（Anti-HCV）（定性）	丙肝病毒抗体-IgG	阳性，阴性	\	A
检验	检验指标	丙型肝炎抗体测定（Anti-HCV）（定性）	丙型肝炎抗体（S值）	阳性，阴性	\	A
检验	检验指标	丙型肝炎抗体测定（Anti-HCV）（定性）	丙型肝炎抗体（Cut-off值）	阳性，阴性	\	A
检验	检验指标	丁肝三项测定	丁肝病毒抗体-IgG	阳性，阴性	\	A
检验	检验指标	丁肝三项测定	丁肝病毒抗体-IgM	阳性，阴性	\	A
检验	检验指标	丁肝三项测定	丁肝抗原	阳性，阴性	\	A

数据集名称	模块名称	子模块名称	数据元名称	值域	单位	数据等级
检验	检验指标	戊型肝炎抗体测定（Anti-HEV-IgG）（各种免疫学方法）	戊肝病毒抗体-IgG	阳性，阴性	\	A
检验	检验指标	戊型肝炎抗体测定（Anti-HEV-IgM）（各种免疫学方法）	戊肝病毒抗体-IgM	阳性，阴性	\	A
检验	检验指标	肿瘤三项	癌胚抗原	\	ug/L	A
检验	检验指标	肿瘤三项	甲胎蛋白	\	ng/ml	A
检验	检验指标	肿瘤三项	血清铁蛋白	\	ng/ml	A
检验	检验指标	肿瘤筛查组合	糖类抗原 CA125	\	U/ml	A
检验	检验指标	肿瘤筛查组合	糖类抗原 CA15-3	\	U/ml	A
检验	检验指标	肿瘤筛查组合	糖类抗原 CA19-9	\	U/ml	A
检验	检验指标	自身免疫性肝病组合（化学发光法）	抗核包膜蛋白 210 抗体（抗 Gp210）	\	RU/ml	A
检验	检验指标	自身免疫性肝病组合（化学发光法）	抗肝胞质抗原-1 抗体（抗 Lc-1）	\	RU/ml	A
检验	检验指标	自身免疫性肝病组合（化学发光法）	抗肝肾微粒体-1 抗体（抗 LKM-1）	\	RU/ml	A
检验	检验指标	自身免疫性肝病组合（化学发光法）	抗可溶性肝抗原/肝胰抗原抗体（抗 SLA/LP）	\	RU/ml	A

数据集名称	模块名称	子模块名称	数据元名称	值域	单位	数据等级
检验	检验指标	自身免疫性肝病组合（化学发光法）	抗可溶性酸性磷酸化蛋白100抗体（抗Sp100）	\	RU/ml	A
检验	检验指标	自身免疫性肝病组合（化学发光法）	抗线粒体抗体M2型	阳性，阴性	\	A
检验	检验指标	自身免疫性肝病抗体6项	抗肝肾微粒体抗体	阳性，阴性	\	A
检验	检验指标	自身免疫性肝病抗体6项	抗肝细胞膜抗体	阳性，阴性	\	A
检验	检验指标	自身免疫性肝病抗体6项	抗肝脏特异性蛋白抗体	阳性，阴性	\	A
检验	检验指标	自身免疫性肝病抗体6项	抗核抗体（免疫荧光）	阳性，阴性	\	A
检验	检验指标	自身免疫性肝病抗体6项	抗可溶性肝抗原抗体	阳性，阴性	\	A
检验	检验指标	自身免疫性肝病抗体6项	抗平滑肌抗体	阳性，阴性	\	A
检验	检验指标	自身免疫性肝病抗体6项	线粒体抗体	阳性，阴性	\	A
检验	检验指标	自身免疫性肝病抗体	核包膜蛋白210抗体（Gp210抗体）	阳性，阴性	\	A

数据集名称	模块名称	子模块名称	数据元名称	值域	单位	数据等级
检验	检验指标	自身免疫性肝病抗体	抗可溶性酸性磷酸化蛋白100抗体（抗Sp100）	阳性，阴性	\	A
检验	检验指标	自身免疫性肝病抗体	肝细胞胞质1抗体	阳性，阴性	\	A
检验	检验指标	自身免疫性肝病抗体	抗SS-B	阳性，阴性	\	A
检验	检验指标	自身免疫性肝病抗体	抗肝肾微粒体抗体	阳性，阴性	\	A
检验	检验指标	自身免疫性肝病抗体	抗肝细胞膜抗体	阳性，阴性	\	A
检验	检验指标	自身免疫性肝病抗体	抗肝脏特异性蛋白抗体	阳性，阴性	\	A
检验	检验指标	自身免疫性肝病抗体	抗核抗体（免疫荧光）	阳性，阴性	\	A
检验	检验指标	自身免疫性肝病抗体	抗可溶性肝抗原抗体	阳性，阴性	\	A
检验	检验指标	自身免疫性肝病抗体	抗平滑肌抗体	阳性，阴性	\	A
检验	检验指标	自身免疫性肝病抗体	抗线粒体抗体M2型抗体	阳性，阴性	\	A
检验	检验指标	自身免疫性肝病抗体	线粒体抗体	阳性，阴性	\	A
检验	检验指标	胃蛋白酶原检测	胃蛋白酶原Ⅰ	\	μg/L	A
检验	检验指标	胃蛋白酶原检测	胃蛋白酶原Ⅱ	\	μg/L	A
检验	检验指标	胃蛋白酶原检测	胃蛋白酶原比值	\	\	A
检验	检验指标	D-二聚体+凝血四项+AT-Ⅲ A活性测定+3P	3P试验	阳性，阴性	\	A
检验	检验指标	D-二聚体+凝血四项+AT-Ⅲ A活性测定+3P	AT-Ⅲ	\	\	A

数据集名称	模块名称	子模块名称	数据元名称	值域	单位	数据等级
检验	检验指标	D-二聚体+凝血四项+AT-ⅢA活性测定+3P	D-二聚体	\	μg/ml	A
检验	检验指标	D-二聚体+凝血四项+AT-ⅢA活性测定+3P	活化部分凝血活酶比值	\	\	A
检验	检验指标	D-二聚体+凝血四项+AT-ⅢA活性测定+3P	活化部分凝血活酶时间	\	s	A
检验	检验指标	D-二聚体+凝血四项+AT-ⅢA活性测定+3P	凝血活酶参考时间	\	s	A
检验	检验指标	D-二聚体+凝血四项+AT-ⅢA活性测定+3P	凝血酶比值	\	\	A
检验	检验指标	D-二聚体+凝血四项+AT-ⅢA活性测定+3P	凝血酶参考时间	\	s	A
检验	检验指标	D-二聚体+凝血四项+AT-ⅢA活性测定+3P	凝血酶时间	\	s	A
检验	检验指标	D-二聚体+凝血四项+AT-ⅢA活性测定+3P	凝血酶原标准化比值	\	\	A

数据集名称	模块名称	子模块名称	数据元名称	值域	单位	数据等级
检验	检验指标	D-二聚体+凝血四项+AT-ⅢA活性测定+3P	凝血酶原参考时间	\	s	A
检验	检验指标	D-二聚体+凝血四项+AT-ⅢA活性测定+3P	凝血酶原活动度	\	%	A
检验	检验指标	D-二聚体+凝血四项+AT-ⅢA活性测定+3P	凝血酶原时间	\	s	A
检验	检验指标	D-二聚体+凝血四项+AT-ⅢA活性测定+3P	纤维蛋白原浓度	\	g/L	A
检验	检验指标	D-二聚体+凝血四项+AT-ⅢA活性测定+3P	纤维蛋白原时间	\	s	A
检验	检验指标	大便常规（含潜血）	阿米巴滋养体	阳性，阴性	\	A
检验	检验指标	大便常规（含潜血）	白细胞总数	\	个/HP	A
检验	检验指标	大便常规（含潜血）	粪便性状	软，硬，不成形，其他	\	A
检验	检验指标	大便常规（含潜血）	粪便颜色	暗黄，褐色，黑色，绿色，其他	\	A
检验	检验指标	大便常规（含潜血）	粪镜检虫卵	可见，未见	\	A
检验	检验指标	大便常规（含潜血）	粪血红蛋白试验	阳性，阴性	\	A
检验	检验指标	大便常规（含潜血）	粪转铁蛋白试验	阳性，阴性	\	A

数据集名称	模块名称	子模块名称	数据元名称	值域	单位	数据等级
检验	检验指标	大便常规（含潜血）	红细胞总数	\	个/HP	A
检验	检验指标	大便常规（含潜血）	其他	\	\	A
检验	检验指标	大便常规（含潜血）	潜血试验	阳性，阴性	\	A
检验	检验指标	大便常规（含潜血）	脂肪滴	\	\	A
检验	检验指标	腹泻大便常规	轮状病毒抗原检测	阳性，阴性	\	A
检验	检验指标	胸腔积液、腹水常规检查	白细胞总数	\	×10^6/L	A
检验	检验指标	胸腔积液、腹水常规检查	红细胞总数	\	×10^6/L	A
检验	检验指标	胸腔积液、腹水常规检查	凝固物	\	\	A
检验	检验指标	胸腔积液、腹水常规检查	透明度	\	\	A
检验	检验指标	胸腔积液、腹水常规检查	颜色	\	\	A
检验	检验指标	胸腔积液、腹水常规检查	黏蛋白定性试验	阴性、弱阳性、阳性	\	A
检验	检验指标	胸腔积液、腹水常规检查	多核细胞百分率	\	%	A
检验	检验指标	胸腔积液、腹水常规检查	单个核细胞百分率	\	%	A
检验	检验指标	胸腔积液、腹水乳酸脱氢酶测定（速率法）	乳酸脱氢酶	\	U/L	A

数据集名称	模块名称	子模块名称	数据元名称	值域	单位	数据等级
检验	检验指标	腹水淀粉酶测定（速率法）	淀粉酶	\	U/L	A
辅助检查	影像学检查	腹部平片	种类	立位，卧位	\	A
辅助检查	影像学检查	腹部平片	腹腔内异常气体影	有，无	\	A
辅助检查	影像学检查	腹部平片	腹腔内异常气体部位	膈下，胃腔，肠腔，肠壁	\	A
辅助检查	影像学检查	腹部平片	膈下游离气体	有，无	\	A
辅助检查	影像学检查	腹部平片	肠壁气体	有，无	\	A
辅助检查	影像学检查	腹部平片	气液平面	有，无	\	A
辅助检查	影像学检查	腹部平片	肠扩张	有，无	\	A
辅助检查	影像学检查	腹部平片	双气泡征	有，无	\	A
辅助检查	影像学检查	腹部平片	腹腔内异常积液影	有，无	\	A
辅助检查	影像学检查	腹部平片	狗耳征	有，无	\	A
辅助检查	影像学检查	腹部平片	异常密度影	有，无	\	A
辅助检查	影像学检查	腹部平片	异常密度影部位	左腹，右腹，上腹，中腹，下腹	\	A
辅助检查	影像学检查	腹部平片	腹腔内钙化影	有，无	\	A
辅助检查	影像学检查	腹部平片	腹腔内钙化影部位	左腹，右腹，上腹，中腹，下腹	\	A
辅助检查	影像学检查	腹部平片	腹腔内肿块影	有，无	\	A
辅助检查	影像学检查	腹部平片	腹腔内肿块影部位	左腹，右腹，上腹，中腹，下腹	\	A
辅助检查	影像学检查	食管吞钡检查	食管内充盈良好	是，否	\	A
辅助检查	影像学检查	食管吞钡检查	食管内充盈缺损	是，否	\	A
辅助检查	影像学检查	食管吞钡检查	充盈缺损部位	上段，中段，下段，中下段，中上段	\	A

数据集名称	模块名称	子模块名称	数据元名称	值域	单位	数据等级
辅助检查	影像学检查	食管吞钡检查	食管壁龛影	是，否	\	A
辅助检查	影像学检查	食管吞钡检查	龛影部位	上段，中段，下段，中下段，中上段	\	A
辅助检查	影像学检查	肠钡剂造影	肠腔内充盈良好	是，否	\	A
辅助检查	影像学检查	肠钡剂造影	肠腔内充盈缺损	是，否	\	A
辅助检查	影像学检查	肠钡剂造影	充盈缺损部位	回肠，空肠，升结肠，降结肠，回盲部，乙状结肠，肝曲，脾曲，直肠	\	A
辅助检查	影像学检查	肠钡剂造影	肠壁龛影	是，否	\	A
辅助检查	影像学检查	肠钡剂造影	龛影部位	回肠，空肠，升结肠，降结肠，回盲部，乙状结肠，肝曲，脾曲，直肠	\	A
辅助检查	影像学检查	肠钡剂造影	钡影跳跃征象	有，无	\	A
辅助检查	影像学检查	肠钡剂造影	跳跃征	有，无	\	A
辅助检查	影像学检查	肠钡剂造影	鹅卵石征	有，无	\	A
辅助检查	影像学检查	肠钡剂造影	鸟嘴影	有，无	\	A
辅助检查	影像学检查	肠钡剂造影	杯口状影	有，无	\	A
辅助检查	影像学检查	肠钡剂造影	弹簧状影	有，无	\	A
辅助检查	影像学检查	胸部CT	检查模式	平扫，增强扫描，CTA，CTV，CTU	\	A
辅助检查	影像学检查	胸部CT	异常密度	是，否	\	A
辅助检查	影像学检查	胸部CT	异常密度情况	低密度，高密度，异常密度，密度均匀，密度不均，钙化，充盈缺损，灶，影	\	A
辅助检查	影像学检查	胸部CT	异常密度均匀程度	均匀，不均匀	\	A
辅助检查	影像学检查	胸部CT	异常强化	有，无	\	A

数据集名称	模块名称	子模块名称	数据元名称	值域	单位	数据等级
辅助检查	影像学检查	胸部CT	异常强化出现时期	动脉期，静脉期	\	A
辅助检查	影像学检查	胸部CT	异常密度部位	食管腔内，食管壁，静脉，动脉	\	A
辅助检查	影像学检查	胸部CT	食管病变	有，无	\	A
辅助检查	影像学检查	胸部CT	食管病变部位	上段，中段，下段，中下段，中上段，局部，管壁，管腔	\	A
辅助检查	影像学检查	胸部CT	食管病变种类	增厚，气液平面	\	A
辅助检查	影像学检查	胸部CT	病变大小	\	mm	A
辅助检查	影像学检查	胸部CT	病变个数	\	个	A
辅助检查	影像学检查	胸部CT	食管壁增厚	有，无，可见，未见	\	A
辅助检查	影像学检查	胸部CT	食管壁增厚部位	上段，中段，下段，中下段，中上段	\	A
辅助检查	影像学检查	胸部CT	管壁厚度	\	mm	A
辅助检查	影像学检查	胸部CT	食管腔狭窄	有，无	\	A
辅助检查	影像学检查	胸部CT	食管腔扩张	有，无	\	A
辅助检查	影像学检查	胸部CT	食管腔扩张伴积液	有，无	\	A
辅助检查	影像学检查	胸部CT	食管静脉曲张	有，无	\	A
辅助检查	影像学检查	胸部CT	食管支架	有，无	\	A
辅助检查	影像学检查	胸部CT	纵隔内淋巴结肿大	有，无	\	A
辅助检查	影像学检查	腹部CT	异常密度	有，无	\	A
辅助检查	影像学检查	腹部CT	异常密度种类	低密度，高密度，异常密度	\	A
辅助检查	影像学检查	腹部CT	异常密度均匀程度	密度均匀，密度不均匀	\	A
辅助检查	影像学检查	腹部CT	异常强化	有，无	\	A

数据集名称	模块名称	子模块名称	数据元名称	值域	单位	数据等级
辅助检查	影像学检查	腹部CT	异常强化出现时期	动脉期，门脉期，静脉期	\	A
辅助检查	影像学检查	腹部CT	异常病变出现部位	肝脏，胆管，胆囊，脾，食管下段，胃，十二指肠，胰，空肠，回肠，球盲部，阑尾，升结肠，横结肠，降结肠，乙状结肠，动脉，静脉	\	A
辅助检查	影像学检查	腹部CT	食管病变	有，无	\	A
辅助检查	影像学检查	腹部CT	食管腔狭窄	有，无	\	A
辅助检查	影像学检查	腹部CT	食管腔扩张	有，无	\	A
辅助检查	影像学检查	腹部CT	食管腔扩张伴积液	有，无	\	A
辅助检查	影像学检查	腹部CT	食管静脉曲张	有，无	\	A
辅助检查	影像学检查	腹部CT	食管壁增厚	有，无	\	A
辅助检查	影像学检查	腹部CT	食管壁增厚部位	下段，中下段	\	A
辅助检查	影像学检查	腹部CT	管壁厚度	\	mm	A
辅助检查	影像学检查	腹部CT	胃壁增厚	有，无	\	A
辅助检查	影像学检查	腹部CT	胃壁增厚部位	胃底，胃体，大弯，小弯，胃角，胃窦，幽门	\	A
辅助检查	影像学检查	腹部CT	胃壁内肿物	有，无	\	A
辅助检查	影像学检查	腹部CT	胃壁内肿物部位	胃底，胃体，大弯，小弯，胃角，胃窦，幽门	\	A
辅助检查	影像学检查	腹部CT	十二指肠憩室	有，无	\	A
辅助检查	影像学检查	腹部CT	上消化道腔内肿物	有，无	\	A
辅助检查	影像学检查	腹部CT	上消化道腔内肿物部位	食管，贲门，胃底，胃体，大弯，小弯，胃角，胃窦，幽门，十二指肠球部，十二指肠降部	\	A
辅助检查	影像学检查	腹部CT	上消化道腔内肿物大小	\	mm	A

数据集名称	模块名称	子模块名称	数据元名称	值域	单位	数据等级
辅助检查	影像学检查	腹部CT	上消化道腔内肿物侵犯邻近组织	有，无	\	A
辅助检查	影像学检查	腹部CT	肝实质病变	有，无	\	A
辅助检查	影像学检查	腹部CT	肝脏体积	体积缩小，体积增大	\	A
辅助检查	影像学检查	腹部CT	肝脏表面	光滑，凹凸不平	\	A
辅助检查	影像学检查	腹部CT	肝叶比例	协调，失调	\	A
辅助检查	影像学检查	腹部CT	肝裂	增宽，正常	\	A
辅助检查	影像学检查	腹部CT	肝实质病变定位	S1，S2，S3，S4，S5，S6，S7，S8	\	A
辅助检查	影像学检查	腹部CT	肝实质病变大小	\	mm	A
辅助检查	影像学检查	腹部CT	肝实质病变数目	\	个	A
辅助检查	影像学检查	腹部CT	肝内病变侵犯血管	有，无	\	A
辅助检查	影像学检查	腹部CT	胆管内异常密度	有，无	\	A
辅助检查	影像学检查	腹部CT	胆管内异常密度部位	肝内胆管，肝外胆管，肝内外胆管，胆总管，左肝管，右肝管	\	A
辅助检查	影像学检查	腹部CT	胆管扩张	有，无	\	A
辅助检查	影像学检查	腹部CT	胆管扩张部位	肝内胆管，肝外胆管，肝内外胆管，胆总管，左肝管，右肝管	\	A
辅助检查	影像学检查	腹部CT	胆管狭窄	有，无	\	A
辅助检查	影像学检查	腹部CT	胆管狭窄部位	肝内胆管，肝外胆管，肝内外胆管，胆总管，左肝管，右肝管	\	A
辅助检查	影像学检查	腹部CT	胆囊大小	增大，不大	\	A
辅助检查	影像学检查	腹部CT	胆囊壁增厚	有，无	\	A

数据集名称	模块名称	子模块名称	数据元名称	值域	单位	数据等级
辅助检查	影像学检查	腹部CT	胆囊腔内占位	有，无	\	A
辅助检查	影像学检查	腹部CT	胆囊腔内占位密度	高密度影，低密度影，软组织影	\	A
辅助检查	影像学检查	腹部CT	胆囊腔内占位部位	胆囊管，胆囊颈，胆囊体	\	A
辅助检查	影像学检查	腹部CT	胆囊腔内占位大小	\	mm	A
辅助检查	影像学检查	腹部CT	胆囊腔内占位个数	\	个	A
辅助检查	影像学检查	腹部CT	脾脏大小	增大，不大	\	A
辅助检查	影像学检查	腹部CT	脾术后缺如	是，否	\	A
辅助检查	影像学检查	腹部CT	胰腺大小	增大，不大	\	A
辅助检查	影像学检查	腹部CT	胰腺边界	清晰，模糊	\	A
辅助检查	影像学检查	腹部CT	胰腺占位	有，无	\	A
辅助检查	影像学检查	腹部CT	胰腺占位大小	\	mm	A
辅助检查	影像学检查	腹部CT	胰腺占位部位	胰头，钩突，胰头颈部，胰体，体尾，胰管	\	A
辅助检查	影像学检查	腹部CT	血管内病变	有，无	\	A
辅助检查	影像学检查	腹部CT	血管内病变部位	腹主动脉，腹腔干，胃左动脉，肝总动脉，肝固有动脉，脾动脉，下腔静脉，肠系膜上动脉，肠系膜上静脉，门静脉，肝静脉，胃底静脉，胃冠状静脉，脾静脉，附脐静脉	\	A
辅助检查	影像学检查	腹部CT	淋巴结肿大	有，无	\	A
辅助检查	影像学检查	腹部CT	肿大淋巴结部位	肝门区，肝胃间隙，网膜，小网膜囊，大网膜，胰头区，腹膜后	\	A

数据集名称	模块名称	子模块名称	数据元名称	值域	单位	数据等级
辅助检查	影像学检查	腹部 CT	腹水	有，无	\	A
辅助检查	影像学检查	腹部 CT	腹水量	轻，中，重	\	A
辅助检查	影像学检查	腹部 CT	肠壁增厚	是，否	\	A
辅助检查	影像学检查	腹部 CT	肠壁增厚部位	升结肠，降结肠，回盲部，乙状结肠，肝曲，脾曲，直肠	\	A
辅助检查	影像学检查	腹部 CT	肠壁增厚最大厚度	\	mm	A
辅助检查	影像学检查	腹部 CT	增厚肠壁累及长度	\	mm	A
辅助检查	影像学检查	腹部 CT	肠腔狭窄	是，否	\	A
辅助检查	影像学检查	腹部 CT	肠腔狭窄部位	升结肠，降结肠，回盲部，乙状结肠，肝曲，脾曲，直肠	\	A
辅助检查	影像学检查	腹部 CT	肠腔内肿物	有，无	\	A
辅助检查	影像学检查	腹部 CT	肠腔内肿物部位	回肠，空肠，升结肠，降结肠，回盲部，乙状结肠，肝曲，脾曲，直肠	\	A
辅助检查	影像学检查	腹部 CT	肠腔内肿物大小	\	mm	A
辅助检查	影像学检查	PET/CT	放射性异常	有，无	\	A
辅助检查	影像学检查	PET/CT	放射性异常种类	延迟放射性，低密度影，高密度影，放射性稀疏	\	A
辅助检查	影像学检查	PET/CT	病变大小	\	mm	A
辅助检查	影像学检查	PET/CT	放射性异常部位	\	\	A
辅助检查	影像学检查	PET/CT	病变边界	锐利，模糊，清晰，欠清	\	A
辅助检查	影像学检查	PET/CT	病变个数	\	个	A
辅助检查	影像学检查	腹部 MR	异常信号	有，无	\	A

数据集名称	模块名称	子模块名称	数据元名称	值域	单位	数据等级
辅助检查	影像学检查	腹部MR	异常信号种类	长信号（高信号），短信号（低信号），稍长信号（稍高信号），稍短信号（稍低信号）	\	A
辅助检查	影像学检查	腹部MR	异常信号出现模式	T_1，T_2，DWI	\	A
辅助检查	影像学检查	腹部MR	检查模式	平扫，增强扫描，MRCP	\	A
辅助检查	影像学检查	腹部MR	异常强化	有，无	\	A
辅助检查	影像学检查	腹部MR	异常强化出现时期	动脉期，门静脉期，移行期，肝胆期，延迟期，肝细胞期	\	A
辅助检查	影像学检查	腹部MR	病变大小	\	mm	A
辅助检查	影像学检查	腹部MR	病变形状	结节状，片状，圆形，椭圆形，类圆形，囊状，条状	\	A
辅助检查	影像学检查	腹部MR	病变边界	锐利，模糊，清晰，欠清	\	A
辅助检查	影像学检查	腹部MR	病变个数	\	个	A
辅助检查	影像学检查	腹部MR	描述部位	脾，胃，十二指肠，胰，空肠，回肠，球盲部，阑尾，升结肠，横结肠，降结肠，乙状结肠，动脉，静脉	\	A
辅助检查	影像学检查	腹部MR	食管病变	有，无	\	A
辅助检查	影像学检查	腹部MR	食管病变部位	管壁，管腔	\	A
辅助检查	影像学检查	腹部MR	食管腔狭窄	有，无	\	A
辅助检查	影像学检查	腹部MR	食管腔扩张	有，无	\	A
辅助检查	影像学检查	腹部MR	食管腔扩张伴积液	有，无	\	A
辅助检查	影像学检查	腹部MR	食管静脉曲张	有，无	\	A

数据集名称	模块名称	子模块名称	数据元名称	值域	单位	数据等级
辅助检查	影像学检查	腹部 MR	食管壁增厚	有,无	\	A
辅助检查	影像学检查	腹部 MR	食管壁增厚部位	下段,中下段	\	A
辅助检查	影像学检查	腹部 MR	管壁厚度	\	mm	A
辅助检查	影像学检查	腹部 MR	胃壁增厚	有,无	\	A
辅助检查	影像学检查	腹部 MR	胃壁增厚部位	胃底,胃体,幽门,囊壁	\	A
辅助检查	影像学检查	腹部 MR	胃壁内肿物	有,无	\	A
辅助检查	影像学检查	腹部 MR	胃壁内肿物部位	胃底,胃体,大弯,小弯,胃角,胃窦,幽门	\	A
辅助检查	影像学检查	腹部 MR	十二指肠憩室	有,无	\	A
辅助检查	影像学检查	腹部 MR	上消化道腔内肿物	有,无	\	A
辅助检查	影像学检查	腹部 MR	上消化道腔内肿物部位	食管,贲门,胃底,胃体,大弯,小弯,胃角,胃窦,幽门,十二指肠球部,十二指肠降部	\	A
辅助检查	影像学检查	腹部 MR	上消化道腔内肿物大小	\	mm	A
辅助检查	影像学检查	腹部 MR	上消化道腔内肿物侵犯邻近组织	有,无	\	A
辅助检查	影像学检查	腹部 MR	肝实质病变	有,无	\	A
辅助检查	影像学检查	腹部 MR	肝脏体积	体积缩小,体积增大	\	A
辅助检查	影像学检查	腹部 MR	肝脏表面	光滑,凹凸不平,光整	\	A
辅助检查	影像学检查	腹部 MR	肝叶比例	正常,协调,失调	\	A
辅助检查	影像学检查	腹部 MR	肝裂	增宽,正常,不宽	\	A
辅助检查	影像学检查	腹部 MR	肝内病变定位	S1,S2,S3,S4,S5,S6,S7,S8	\	A

数据集名称	模块名称	子模块名称	数据元名称	值域	单位	数据等级
辅助检查	影像学检查	腹部 MR	肝实质病变大小	\	mm	A
辅助检查	影像学检查	腹部 MR	肝实质病变数目	\	个	A
辅助检查	影像学检查	腹部 MR	肝内病变侵犯血管	有，无	\	A
辅助检查	影像学检查	腹部 MR	胆管内异常信号	有，无	\	A
辅助检查	影像学检查	腹部 MR	胆管内异常信号部位	肝内胆管，肝外胆管，肝内外胆管，胆总管，左肝管，右肝管	\	A
辅助检查	影像学检查	腹部 MR	胆管扩张	有，无	\	A
辅助检查	影像学检查	腹部 MR	胆管扩张部位	肝内胆管，肝外胆管，肝内外胆管，胆总管，左肝管，右肝管	\	A
辅助检查	影像学检查	腹部 MR	胆管狭窄	有，无	\	A
辅助检查	影像学检查	腹部 MR	胆管狭窄部位	肝内胆管，肝外胆管，肝内外胆管，胆总管，左肝管，右肝管	\	A
辅助检查	影像学检查	腹部 MR	胆囊大小	增大，不大	\	A
辅助检查	影像学检查	腹部 MR	胆囊壁增厚	有，无	\	A
辅助检查	影像学检查	腹部 MR	胆囊腔内占位	有，无	\	A
辅助检查	影像学检查	腹部 MR	胆囊腔内占位信号	等信号，长信号（高信号），短信号（低信号），稍长信号（稍高信号），稍短信号（稍低信号）	\	A
辅助检查	影像学检查	腹部 MR	胆囊腔内占位部位	胆囊管，胆囊颈，胆囊体	\	A
辅助检查	影像学检查	腹部 MR	胆囊腔内占位大小	\	mm	A
辅助检查	影像学检查	腹部 MR	胆囊腔内占位个数	\	个	A
辅助检查	影像学检查	腹部 MR	脾脏大小	大，不大	\	A
辅助检查	影像学检查	腹部 MR	脾术后缺如	是，否	\	A

数据集名称	模块名称	子模块名称	数据元名称	值域	单位	数据等级
辅助检查	影像学检查	腹部MR	胰腺大小	大，不大	\	A
辅助检查	影像学检查	腹部MR	胰腺边界	清晰，模糊	\	A
辅助检查	影像学检查	腹部MR	胰腺占位	有，无	\	A
辅助检查	影像学检查	腹部MR	胰腺占位大小	\	mm	A
辅助检查	影像学检查	腹部MR	胰腺占位部位	胰头，钩突，胰头颈部，胰体、胰尾，胰管	\	A
辅助检查	影像学检查	腹部MR	血管内病变	有，无	\	A
辅助检查	影像学检查	腹部MR	病变血管部位	腹主动脉，腹腔干，胃左动脉，肝总动脉，肝固有动脉，脾动脉，下腔静脉，肠系膜上动脉，肠系膜上静脉，门静脉，肝静脉，胃底静脉，胃冠状静脉，脾静脉，附脐静脉	\	A
辅助检查	影像学检查	腹部MR	腹腔内淋巴结肿大	有，无	\	A
辅助检查	影像学检查	腹部MR	肿大淋巴结部位	肝门区，肝胃间隙，网膜，小网膜囊，大网膜，胰头区，腹膜后	\	A
辅助检查	影像学检查	腹部MR	腹水	有，无	\	A
辅助检查	影像学检查	腹部MR	腹水量	轻，中，重	\	A
辅助检查	影像学检查	腹部MR	肠壁增厚	是，否	\	A
辅助检查	影像学检查	腹部MR	肠壁增厚部位	升结肠，降结肠，回盲部，乙状结肠，肝曲，脾曲，直肠	\	A
辅助检查	影像学检查	腹部MR	肠壁增厚最大厚度	\	mm	A
辅助检查	影像学检查	腹部MR	增厚肠壁累及长度	\	mm	A
辅助检查	影像学检查	腹部MR	肠腔狭窄	是，否	\	A

数据集名称	模块名称	子模块名称	数据元名称	值域	单位	数据等级
辅助检查	影像学检查	腹部MR	肠腔狭窄部位	升结肠，降结肠，回盲部，乙状结肠，肝曲，脾曲，直肠	\	A
辅助检查	影像学检查	腹部MR	肠腔内肿物	有，无	\	A
辅助检查	影像学检查	腹部MR	肠腔内肿物部位	回肠，空肠，升结肠，降结肠，回盲部，乙状结肠，肝曲，脾曲，直肠	\	A
辅助检查	影像学检查	腹部MR	肠腔内肿物大小	\	mm	A
辅助检查	影像学检查	腹部彩超	检查结构	左肝，右肝，肝脏，血管，肝动脉，门静脉，肝静脉，附脐静脉，肝固有动脉，第一肝门部，第二肝门部，第三肝门部，胆囊，胆囊壁，胆囊腔，肝内外胆管，胆总管，胰腺，胰管，脾	\	A
辅助检查	影像学检查	腹部彩超	腹腔内异常回声	有，无	\	A
辅助检查	影像学检查	腹部彩超	腹腔内异常回声活动度	可移动，不可移动	\	A
辅助检查	影像学检查	腹部彩超	腹腔内异常回声边界	光滑，粗糙，不光滑	\	A
辅助检查	影像学检查	腹部彩超	腹腔内异常回声边界厚度	厚，薄	\	A
辅助检查	影像学检查	腹部彩超	腹腔内异常回声性质	低回声，高回声	\	A
辅助检查	影像学检查	腹部彩超	腹腔内回声内部均匀度	均匀，不均匀	\	A
辅助检查	影像学检查	腹部彩超	腹腔内异常回声内部筛网状	是，否	\	A
辅助检查	影像学检查	腹部彩超	腹腔内异常回声大小	\	mm×mm	A
辅助检查	影像学检查	腹部彩超	腹腔内异常回声个数	\	个	A

数据集名称	模块名称	子模块名称	数据元名称	值域	单位	数据等级
辅助检查	影像学检查	腹部彩超	腹腔内异常回声增强	是，否	\	A
辅助检查	影像学检查	腹部彩超	腹腔内异常回声增强程度	低增强，高增强	\	A
辅助检查	影像学检查	腹部彩超	腹腔内异常回声增强时期	CDFI，动脉期，静脉期，延迟期	\	A
辅助检查	影像学检查	腹部彩超	腹腔内异常回声内部血流信号	有，无	\	A
辅助检查	影像学检查	腹部彩超	腹腔内异常回声内部牛眼征	有，无	\	A
辅助检查	影像学检查	腹部彩超	肝表面	光滑，不光滑，锯齿状	\	A
辅助检查	影像学检查	腹部彩超	肝实质回声	均匀，增强，短线状光带，不均匀	\	A
辅助检查	影像学检查	腹部彩超	肝脏大小	增大，缩小	\	A
辅助检查	影像学检查	腹部彩超	左肝上下径	\	mm	A
辅助检查	影像学检查	腹部彩超	左肝前后径	\	mm	A
辅助检查	影像学检查	腹部彩超	右肝厚度	\	mm	A
辅助检查	影像学检查	腹部彩超	肝内异常回声	是，否	\	A
辅助检查	影像学检查	腹部彩超	肝内病变定位	S1，S2，S3，S4，S5，S6，S7，S8	\	A
辅助检查	影像学检查	腹部彩超	肝内异常回声性质	低回声区，无回声区，高回声区，强回声，声影，回声团	\	A
辅助检查	影像学检查	腹部彩超	肝内回声内部均匀度	均匀，不均匀	\	A
辅助检查	影像学检查	腹部彩超	肝内异常回声内部筛网状	是，否	\	A

数据集名称	模块名称	子模块名称	数据元名称	值域	单位	数据等级
辅助检查	影像学检查	腹部彩超	肝内异常回声边界	光滑，粗糙，不光滑	\	A
辅助检查	影像学检查	腹部彩超	肝内异常回声边界厚度	厚，薄	\	A
辅助检查	影像学检查	腹部彩超	肝内异常回声大小	\	mm×mm	A
辅助检查	影像学检查	腹部彩超	肝脏内异常回声个数	\	个	A
辅助检查	影像学检查	腹部彩超	肝内异常回声增强	是，否	\	A
辅助检查	影像学检查	腹部彩超	肝内异常回声增强程度	低增强，高增强	\	A
辅助检查	影像学检查	腹部彩超	肝内异常回声增强时期	CDFI，动脉期，静脉期，延迟期	\	A
辅助检查	影像学检查	腹部彩超	肝内异常回声内部血流信号	有，无	\	A
辅助检查	影像学检查	腹部彩超	肝内异常回声内部牛眼征	有，无	\	A
辅助检查	影像学检查	腹部彩超	门静脉管径	\	mm	A
辅助检查	影像学检查	腹部彩超	胆管内异常回声	肝内胆管，肝外胆管，胆总管，左肝管，右肝管	\	A
辅助检查	影像学检查	腹部彩超	胆管扩张	有，无	\	A
辅助检查	影像学检查	腹部彩超	胆管扩张部位	肝内胆管，肝外胆管，胆总管，左肝管，右肝管	\	A
辅助检查	影像学检查	腹部彩超	胆管狭窄	有，无	\	A
辅助检查	影像学检查	腹部彩超	胆管狭窄部位	肝内胆管，肝外胆管，胆总管，左肝管，右肝管	\	A
辅助检查	影像学检查	腹部彩超	胆总管内径	\	mm	A

数据集名称	模块名称	子模块名称	数据元名称	值域	单位	数据等级
辅助检查	影像学检查	腹部彩超	胆管受压	有，无	\	A
辅助检查	影像学检查	腹部彩超	胆管被气体遮挡	有，无	\	A
辅助检查	影像学检查	腹部彩超	胆囊大小	增大，缩小	\	A
辅助检查	影像学检查	腹部彩超	胆囊内异常回声	有，无	\	A
辅助检查	影像学检查	腹部彩超	胆囊内异常回声种类	低回声区，无回声区，高回声区，强回声，声影，回声团	\	A
辅助检查	影像学检查	腹部彩超	胆囊管是否与邻近胆管相通	是，否	\	A
辅助检查	影像学检查	腹部彩超	胆囊内异常回声部位	胆囊壁，胆囊体，胆囊颈，胆囊管	\	A
辅助检查	影像学检查	腹部彩超	胆囊壁厚	\	mm	A
辅助检查	影像学检查	腹部彩超	脾	大，不大	\	A
辅助检查	影像学检查	腹部彩超	脾术后缺如	是，否	\	A
辅助检查	影像学检查	腹部彩超	脾肋间厚径	\	mm	A
辅助检查	影像学检查	腹部彩超	脾长径	\	mm	A
辅助检查	影像学检查	腹部彩超	脾门静脉内径	\	mm	A
辅助检查	影像学检查	腹部彩超	胰腺大小	大，不大	\	A
辅助检查	影像学检查	腹部彩超	胰腺边界	清晰，模糊	\	A
辅助检查	影像学检查	腹部彩超	胰腺占位	有，无	\	A
辅助检查	影像学检查	腹部彩超	胰腺占位大小	\	mm	A
辅助检查	影像学检查	腹部彩超	胰腺占位部位	胰头，钩突，胰头颈部，胰体，胰尾，胰管	\	A

数据集名称	模块名称	子模块名称	数据元名称	值域	单位	数据等级
辅助检查	影像学检查	腹部彩超	血管内病变	有，无	\	A
辅助检查	影像学检查	腹部彩超	病变血管部位	肝总动脉，肝固有动脉，脾动脉，下腔静脉，肠系膜上动脉，肠系膜上静脉，门静脉，肝静脉，胃底静脉，胃冠状静脉，脾静脉，附脐静脉	\	A
辅助检查	影像学检查	腹部彩超	腹腔内淋巴结肿大	有，无	\	A
辅助检查	影像学检查	腹部彩超	肿大淋巴结部位	肝门区，肝胃间隙，网膜，小网膜囊，大网膜，胰头区，腹膜后	\	A
辅助检查	影像学检查	腹部彩超	腹水	有，无	\	A
辅助检查	影像学检查	腹部彩超	腹水量	轻，中，重	\	A
辅助检查	影像学检查	腹部彩超	腹水部位	肝前，肝肾隐窝，侧腹腔，盆腔	\	A
辅助检查	影像学检查	腹股沟彩超	腹股沟区肿物	有，无	\	A
辅助检查	影像学检查	腹股沟彩超	肿物内容物	肠管，结缔组织	\	A
辅助检查	影像学检查	腹股沟彩超	检查侧	左，右	\	A
辅助检查	影像学检查	腹股沟彩超	Valsalva动作后肿物增大	有，无	\	A
辅助检查	影像学检查	腹股沟彩超	平静后肿物回纳	可回纳，不可回纳	\	A
辅助检查	消化内镜	胃镜	胃镜异常部位	食管，贲门，齿状线，胃底，胃体，大弯，小弯，胃角，胃窦，幽门，十二指肠球部，十二指肠降部	\	A
辅助检查	消化内镜	胃镜	胃食管黏膜异常	是，否	\	A

数据集名称	模块名称	子模块名称	数据元名称	值域	单位	数据等级
辅助检查	消化内镜	胃镜	黏膜异常种类	粗糙，出血点，出血斑，花斑样，水肿，充血，糜烂，伴浅表溃疡，颗粒状，结节状，纹理模糊，纹理紊乱，纹理消失，易脆，鹅卵石样改变，增厚，"马赛克"样改变，异常增生	\	A
辅助检查	消化内镜	胃镜	黏膜色泽	稀红色，白色，红色，苍白，灰暗	\	A
辅助检查	消化内镜	胃镜	脓性分泌物附着	有，无	\	A
辅助检查	消化内镜	胃镜	食管内异位黏膜	\	\	A
辅助检查	消化内镜	胃镜	病变个数	\	个	A
辅助检查	消化内镜	胃镜	病变位置	上段，下段，中段，中上段，中下段	\	A
辅助检查	消化内镜	胃镜	病变深度距门齿	\	cm	A
辅助检查	消化内镜	胃镜	食管黏膜破损	有，无	\	A
辅助检查	消化内镜	胃镜	病变位置	上段，下段，中段，中上段，中下段	\	A
辅助检查	消化内镜	胃镜	病变深度距门齿	\	cm	A
辅助检查	消化内镜	胃镜	食管黏膜破损个数	\	个	A
辅助检查	消化内镜	胃镜	食管黏膜破损长度	\	cm	A
辅助检查	消化内镜	胃镜	食管黏膜破损融合	有，无	\	A
辅助检查	消化内镜	胃镜	甲苯蓝染色试验	可着色，不着色	\	A
辅助检查	消化内镜	胃镜	Lugol 碘液染色试验	可着色，不着色	\	A
辅助检查	消化内镜	胃镜	静脉曲张	有，无	\	A
辅助检查	消化内镜	胃镜	曲张静脉数	\	条	A
辅助检查	消化内镜	胃镜	曲张静脉位置	食管，胃底，贲门处	\	A

数据集名称	模块名称	子模块名称	数据元名称	值域	单位	数据等级
辅助检查	消化内镜	胃镜	曲张静脉形态	结节状，隆起，蓝色，串珠状，浅蓝色	\	A
辅助检查	消化内镜	胃镜	曲张静脉伴出血	有，无	\	A
辅助检查	消化内镜	胃镜	红色征	有，无	\	A
辅助检查	消化内镜	胃镜	胃食管皱襞形态异常	是，否	\	A
辅助检查	消化内镜	胃镜	胃食管皱襞形态异常类型	变浅，变平，消失，粗大，肥厚，扭曲，脑回状，粗乱	\	A
辅助检查	消化内镜	胃镜	贲门开闭	良好，松弛	\	A
辅助检查	消化内镜	胃镜	齿状线	清晰	\	A
辅助检查	消化内镜	胃镜	胃蠕动	正常，减弱，增强	\	A
辅助检查	消化内镜	胃镜	上消化道溃疡	有，无	\	A
辅助检查	消化内镜	胃镜	溃疡位置	食管，胃底，胃体，大弯，小弯，胃角，胃窦，幽门，十二指肠球部，十二指肠降部	\	A
辅助检查	消化内镜	胃镜	溃疡大小	\	cm×cm	A
辅助检查	消化内镜	胃镜	溃疡底部	干洁，被薄白苔，被脓苔	\	A
辅助检查	消化内镜	胃镜	溃疡个数	\	个	A
辅助检查	消化内镜	胃镜	溃疡伴出血	有，无	\	A
辅助检查	消化内镜	胃镜	上消化道肿物	有，无	\	A
辅助检查	消化内镜	胃镜	胃息肉	有，无	\	A
辅助检查	消化内镜	胃镜	上消化道肿物外形	菜花样，息肉样，带蒂，无蒂，球形，扁平，宽基底	\	A
辅助检查	消化内镜	胃镜	上消化道肿物质地	质脆，质软，质硬，易出血	\	A

数据集名称	模块名称	子模块名称	数据元名称	值域	单位	数据等级
辅助检查	消化内镜	胃镜	上消化道肿物表面	光滑，粗糙	\	A
辅助检查	消化内镜	胃镜	上消化道肿物大小	\	cm×cm	A
辅助检查	消化内镜	胃镜	上消化道肿物个数	\	个	A
辅助检查	消化内镜	胃镜	肿物周围	新生血管形成，黏膜增生	\	A
辅助检查	消化内镜	胃镜	上消化道肿物位置	食管，贲门，胃底，胃体，大弯，小弯，胃角，胃窦，幽门，十二指肠球部，十二指肠降部	\	A
辅助检查	消化内镜	胃镜	胃内宿食	有，无	\	A
辅助检查	消化内镜	胃镜	幽门开闭	正常，异常	\	A
辅助检查	消化内镜	胃镜	球部形状	无变形，变形	\	A
辅助检查	消化内镜	胃镜	胆汁反流	有，无	\	A
辅助检查	消化内镜	胃镜	上消化道出血	有，无	\	A
辅助检查	消化内镜	胃镜	出血部位	食管，贲门，胃底，胃体，大弯，小弯，胃角，胃窦，幽门，十二指肠球部，十二指肠降部	\	A
辅助检查	消化内镜	胃镜	消化道寄生虫	有，无	\	A
辅助检查	消化内镜	胃镜	消化道寄生虫种类	蛔虫，蛲虫，钩虫，鞭虫，绦虫，囊虫，包虫	\	A
辅助检查	消化内镜	胃镜	消化道异物	有，无	\	A
辅助检查	消化内镜	胃镜	超声胃镜	是，否	\	A
辅助检查	消化内镜	胃镜	超声内镜异常回声	有，无	\	A
辅助检查	消化内镜	胃镜	超声内镜异常回声部位	食管上段，食管中段，食管下段，食管中上段，食管中下段，胃底，胃体，胃窦，十二指肠球部，十二指肠降部	\	A
辅助检查	消化内镜	胃镜	超声内镜异常回声性质	高回声，低回声	\	A

数据集名称	模块名称	子模块名称	数据元名称	值域	单位	数据等级
辅助检查	消化内镜	胃镜	腹腔内回声内部均匀度	均匀，不均匀	\	A
辅助检查	消化内镜	胃镜	腹腔内异常回声大小	\	mm×mm	A
辅助检查	消化内镜	胃镜	腹腔内异常回声个数	\	个	A
辅助检查	消化内镜	肠镜	肠镜异常部位	回肠，盲肠，阑尾开口，回盲瓣，升结肠，肝曲，横结肠，脾曲，降结肠，乙状结肠，肛门，齿状线	\	A
辅助检查	消化内镜	肠镜	痔	有，无	\	A
辅助检查	消化内镜	肠镜	痔种类	内痔，外痔，混合痔	个	A
辅助检查	消化内镜	肠镜	痔位置	\	\	A
辅助检查	消化内镜	肠镜	病变深度距肛门	\	cm	A
辅助检查	消化内镜	肠镜	肠憩室	有，无	\	A
辅助检查	消化内镜	肠镜	肠憩室部位	回肠，盲肠，升结肠，肝曲，横结肠，脾曲，降结肠，乙状结肠	\	A
辅助检查	消化内镜	肠镜	肠黏膜糜烂	有，无	\	A
辅助检查	消化内镜	肠镜	肠黏膜糜烂部位	回肠，盲肠，升结肠，肝曲，横结肠，脾曲，降结肠，乙状结肠	\	A
辅助检查	消化内镜	肠镜	鹅卵石征	有，无	\	A
辅助检查	消化内镜	肠镜	下消化道溃疡	有，无	\	A
辅助检查	消化内镜	肠镜	溃疡位置	回肠，盲肠，升结肠，肝曲，横结肠，脾曲，降结肠，乙状结肠	\	A
辅助检查	消化内镜	肠镜	溃疡大小	\	cm×cm	A

数据集名称	模块名称	子模块名称	数据元名称	值域	单位	数据等级
辅助检查	消化内镜	肠镜	溃疡个数	\	个	A
辅助检查	消化内镜	肠镜	溃疡伴出血	有，无	\	A
辅助检查	消化内镜	肠镜	溃疡深度距肛门	\	cm	A
辅助检查	消化内镜	肠镜	下消化道肿物	有，无	\	A
辅助检查	消化内镜	肠镜	肠息肉	有，无	\	A
辅助检查	消化内镜	肠镜	下消化道肿物外形	菜花样，息肉样，带蒂，无蒂，球形，扁平，宽基底	\	A
辅助检查	消化内镜	肠镜	下消化道肿物质地	质脆，质软，质硬，易出血	\	A
辅助检查	消化内镜	肠镜	下消化道肿物表面	光滑，粗糙	\	A
辅助检查	消化内镜	肠镜	下消化道肿物大小	\	cm×cm	A
辅助检查	消化内镜	肠镜	下消化道肿物位置	回肠，盲肠，升结肠，肝曲，横结肠，脾曲，降结肠，乙状结肠	\	A
辅助检查	消化内镜	肠镜	肿物深度距肛门	\	cm	A
辅助检查	消化内镜	肠镜	下消化道出血	有，无	\	A
辅助检查	消化内镜	肠镜	出血部位	回肠，盲肠，升结肠，肝曲，横结肠，脾曲，降结肠，乙状结肠	\	A
辅助检查	消化内镜	肠镜	消化道寄生虫	有，无	\	A
辅助检查	消化内镜	肠镜	消化道寄生虫种类	蛔虫，蛲虫，钩虫，鞭虫，绦虫，囊虫，包虫	\	A
辅助检查	消化内镜	肠镜	肠腔狭窄	有，无	\	A
辅助检查	消化内镜	肠镜	肠腔狭窄部位	回肠，盲肠，升结肠，肝曲，横结肠，脾曲，降结肠，乙状结肠	\	A
辅助检查	消化内镜	肠镜	肠腔粘连	有，无	\	A

数据集名称	模块名称	子模块名称	数据元名称	值域	单位	数据等级
辅助检查	消化内镜	肠镜	肠腔粘连部位	回肠，盲肠，升结肠，肝曲，横结肠，脾曲，降结肠，乙状结肠	\	A
辅助检查	其他检查	食管测压	食管下括约肌（LES）长度	\	cm	C
辅助检查	其他检查	食管测压	LES 压力	\	mmHg	C
辅助检查	其他检查	食管测压	LES 松弛压	\	mmHg	C
辅助检查	其他检查	食管测压	食管下括约肌平均压力（LESP）	\	mmHg	C
辅助检查	其他检查	食管测压	食管下括约肌舒张剩余压力（LESRP）	\	mmHg	C
辅助检查	其他检查	食管测压	食管上括约肌平均压力（UESP）	\	mmHg	C
辅助检查	其他检查	食管测压	食管上括约肌舒张剩余压力（UESRP）	\	mmHg	C
辅助检查	其他检查	24 小时食管 pH 监测	pH＜4 的总百分时间	\	%	C
辅助检查	其他检查	24 小时食管 pH 监测	pH＜4 的次数	\	次	C
辅助检查	其他检查	24 小时食管 pH 监测	持续 5 分钟以上反流次数	\	次	C
辅助检查	其他检查	24 小时食管 pH 监测	最长反流时间	\	min	C
辅助检查	其他检查	食管滴酸试验	食管滴酸试验	阳性，阴性	\	C
辅助检查	其他检查	食管黏膜脱落细胞检查	食管黏膜脱落细胞情况	\	\	C

数据集名称	模块名称	子模块名称	数据元名称	值域	单位	数据等级
辅助检查	其他检查	幽门螺杆菌检测	胃黏膜组织活检	HP 阳性，HP 阴性	\	C
辅助检查	其他检查	尿素呼气试验	尿素呼气试验	HP 阳性，HP 阴性	\	C
辅助检查	其他检查	肝穿刺活检	肝穿刺活检情况	\	\	C
辅助检查	其他检查	门静脉压力测定	门静脉压力	\	cmH_2O	C
辅助检查	其他检查	脑电图	脑电图情况	\	\	C
辅助检查	小肠吸收功能试验	粪脂测定	脂肪平衡试验	\	\	C
辅助检查	小肠吸收功能试验	粪脂测定	粪涂片苏丹三染色	阳性，阴性	\	C
辅助检查	小肠吸收功能试验	糖类吸收试验	右旋木糖吸收试验情况	\	\	C
辅助检查	小肠吸收功能试验	糖类吸收试验	H_2 呼气试验情况	阳性，阴性	\	C
辅助检查	小肠吸收功能试验	蛋白质吸收试验	蛋白质吸收试验情况	阳性，阴性	\	C
辅助检查	小肠吸收功能试验	维生素 B_{12} 吸收试验	维生素 B_{12} 吸收试验情况	阳性，阴性	\	C
辅助检查	小肠吸收功能试验	胆盐吸收试验	胆盐吸收试验情况	阳性，阴性	\	C
辅助检查	胰腺外分泌功能试验	直接刺激试验	胰腺外分泌直接刺激试验情况	阳性，阴性	\	C
辅助检查	胰腺外分泌功能试验	间接刺激试验	Lundh 试验	阳性，阴性	\	C
辅助检查	胰腺外分泌功能试验	间接刺激试验	胰功肽试验	阳性，阴性	\	C
诊疗过程信息	药物治疗	\	给药途径	口服（po），舌下含服（sl），静脉推注（iv），静脉滴注（ivgtt），肌内注射（im），皮下注射（sc），经直肠（pr），鞘内注射，其他	\	A

数据集名称	模块名称	子模块名称	数据元名称	值域	单位	数据等级
诊疗过程信息	药物治疗	\	给药频次	1次/日（qd），1次/晚（qn），2次/日（bid），3次/日（tid），1次/12小时（q12h），1次/8小时（q8h），4次/日（qid），其他	\	A
治疗	全身（用药）	助消化药	胃蛋白酶	是，否	\	C
治疗	全身（用药）	助消化药	胰酶	是，否	\	C
治疗	全身（用药）	助消化药	乳酶生	是，否	\	C
治疗	全身（用药）	H_2受体拮抗剂	西咪替丁	是，否	\	C
治疗	全身（用药）	H_2受体拮抗剂	雷尼替丁	是，否	\	C
治疗	全身（用药）	H_2受体拮抗剂	法莫替丁	是，否	\	C
治疗	全身（用药）	H_2受体拮抗剂	尼扎替丁	是，否	\	C
治疗	全身（用药）	H_2受体拮抗剂	乙溴替丁	是，否	\	C
治疗	全身（用药）	质子泵抑制剂	奥美拉唑	是，否	\	C
治疗	全身（用药）	质子泵抑制剂	兰索拉唑	是，否	\	C
治疗	全身（用药）	质子泵抑制剂	泮托拉唑	是，否	\	C
治疗	全身（用药）	质子泵抑制剂	喷妥拉唑	是，否	\	C
治疗	全身（用药）	质子泵抑制剂	埃索美拉唑	是，否	\	C
治疗	全身（用药）	质子泵抑制剂	雷贝拉唑	是，否	\	C
治疗	全身（用药）	胃酸中和剂	碳酸钙	是，否	\	C
治疗	全身（用药）	胃酸中和剂	氢氧化镁	是，否	\	C
治疗	全身（用药）	胃酸中和剂	氢氧化铝	是，否	\	C
治疗	全身（用药）	胃酸中和剂	三硅酸镁	是，否	\	C
治疗	全身（用药）	胃酸中和剂	碳酸氢钠	是，否	\	C

数据集名称	模块名称	子模块名称	数据元名称	值域	单位	数据等级
治疗	全身（用药）	生长抑素类似物	醋酸奥曲肽	是，否	\	C
治疗	全身（用药）	生长抑素类似物	醋酸奥曲肽注射液（善宁）	是，否	\	C
治疗	全身（用药）	生长抑素类似物	生长抑素	是，否	\	C
治疗	全身（用药）	生长抑素类似物	注射用生长抑素（思他宁）	是，否	\	C
治疗	全身（用药）	生长抑素类似物	14肽天然生长抑素	是，否	\	C
治疗	全身（用药）	胰酶活性抑制药	抑肽酶	是，否	\	C
治疗	全身（用药）	胰酶活性抑制药	加贝酯	是，否	\	C
治疗	全身（用药）	胃黏膜保护药	米索前列醇	是，否	\	C
治疗	全身（用药）	胃黏膜保护药	恩前列素	是，否	\	C
治疗	全身（用药）	胃黏膜保护药	硫糖铝	是，否	\	C
治疗	全身（用药）	胃黏膜保护药	枸橼酸铋钾	是，否	\	C
治疗	全身（用药）	胃黏膜保护药	替普瑞酮	是，否	\	C
治疗	全身（用药）	胃黏膜保护药	麦滋林	是，否	\	C
治疗	全身（用药）	胃黏膜保护药	铝碳酸镁	是，否	\	C
治疗	全身（用药）	胃黏膜保护药	瑞巴派特	是，否	\	C
治疗	全身（用药）	促胃肠动力药	氯贝胆碱	是，否	\	C
治疗	全身（用药）	促胃肠动力药	新斯的明	是，否	\	C
治疗	全身（用药）	促胃肠动力药	甲氧氯普胺	是，否	\	C

数据集名称	模块名称	子模块名称	数据元名称	值域	单位	数据等级
治疗	全身（用药）	促胃肠动力药	多潘立酮	是，否	\	C
治疗	全身（用药）	促胃肠动力药	西沙必利	是，否	\	C
治疗	全身（用药）	促胃肠动力药	替加色罗	是，否	\	C
治疗	全身（用药）	促胃肠动力药	莫沙必利	是，否	\	C
治疗	全身（用药）	促胃肠动力药	依托必利	是，否	\	C
治疗	全身（用药）	促胃肠动力药	曲美布汀	是，否	\	C
治疗	全身（用药）	促胃肠动力药	罗红霉素	是，否	\	C
治疗	全身（用药）	胃肠解痉药	山莨菪碱	是，否	\	C
治疗	全身（用药）	胃肠解痉药	阿托品	是，否	\	C
治疗	全身（用药）	胃肠解痉药	东莨菪碱	是，否	\	C
治疗	全身（用药）	胃肠解痉药	丁溴东莨菪碱	是，否	\	C
治疗	全身（用药）	胃肠解痉药	颠茄合剂	是，否	\	C
治疗	全身（用药）	胃肠解痉药	溴丙胺太林	是，否	\	C
治疗	全身（用药）	胃肠解痉药	甲溴东莨菪碱	是，否	\	C
治疗	全身（用药）	胃肠解痉药	溴甲后马托品	是，否	\	C
治疗	全身（用药）	胃肠解痉药	溴化甲哌佐酯	是，否	\	C
治疗	全身（用药）	胃肠解痉药	奥芬溴铵	是，否	\	C
治疗	全身（用药）	胃肠解痉药	格隆溴铵	是，否	\	C
治疗	全身（用药）	胃肠解痉药	戊沙溴铵	是，否	\	C
治疗	全身（用药）	胃肠解痉药	地泊溴铵	是，否	\	C

数据集名称	模块名称	子模块名称	数据元名称	值域	单位	数据等级
治疗	全身（用药）	胃肠解痉药	喷赛溴铵	是，否	\	C
治疗	全身（用药）	胃肠解痉药	异丙碘铵	是，否	\	C
治疗	全身（用药）	胃肠解痉药	溴派喷酯	是，否	\	C
治疗	全身（用药）	胃肠解痉药	甲硫酸二苯马尼	是，否	\	C
治疗	全身（用药）	胃肠解痉药	羟吡溴铵	是，否	\	C
治疗	全身（用药）	胃肠解痉药	依美溴铵	是，否	\	C
治疗	全身（用药）	胃肠解痉药	双环维林	是，否	\	C
治疗	全身（用药）	胃肠解痉药	黄酮哌酯	是，否	\	C
治疗	全身（用药）	胃肠解痉药	奥昔布宁	是，否	\	C
治疗	全身（用药）	胃肠解痉药	贝那替秦	是，否	\	C
治疗	全身（用药）	胃肠解痉药	羟苄利明	是，否	\	C
治疗	全身（用药）	胃肠解痉药	地美戊胺	是，否	\	C
治疗	全身（用药）	胃肠解痉药	地芬明	是，否	\	C
治疗	全身（用药）	胃肠解痉药	丙哌维林	是，否	\	C
治疗	全身（用药）	胃肠解痉药	曲地碘胺	是，否	\	C
治疗	全身（用药）	胃肠解痉药	哌仑西平	是，否	\	C
治疗	全身（用药）	胃肠解痉药	替仑西平	是，否	\	C
治疗	全身（用药）	胃肠解痉药	匹维溴铵	是，否	\	C
治疗	全身（用药）	抗生素	克林霉素	是，否	\	C
治疗	全身（用药）	抗生素	阿莫西林	是，否	\	C

数据集名称	模块名称	子模块名称	数据元名称	值域	单位	数据等级
治疗	全身（用药）	抗生素	四环素	是，否	\	C
治疗	全身（用药）	抗生素	甲硝唑	是，否	\	C
治疗	全身（用药）	抗生素	多西环素	是，否	\	C
治疗	全身（用药）	抗生素	新霉素	是，否	\	C
治疗	全身（用药）	抗生素	利福昔明	是，否	\	C
治疗	全身（用药）	抗生素	亚胺培南	是，否	\	C
治疗	全身（用药）	抗生素	左氧氟沙星	是，否	\	C
治疗	全身（用药）	抗生素	头孢噻肟	是，否	\	C
治疗	全身（用药）	抗生素	舒他西林	是，否	\	C
治疗	全身（用药）	抗生素	替卡西林	是，否	\	C
治疗	全身（用药）	抗病毒药	拉米夫定	是，否	\	C
治疗	全身（用药）	抗病毒药	阿德福韦酯	是，否	\	C
治疗	全身（用药）	抗病毒药	恩替卡韦	是，否	\	C
治疗	全身（用药）	抗病毒药	替比夫定	是，否	\	C
治疗	全身（用药）	抗病毒药	PEG-INFα	是，否	\	C
治疗	全身（用药）	抗病毒药	INFα	是，否	\	C
治疗	全身（用药）	抗病毒药	利巴韦林	是，否	\	C
治疗	全身（用药）	抗病毒药	博赛匹韦	是，否	\	C
治疗	全身（用药）	抗病毒药	特拉匹韦	是，否	\	C
治疗	全身（用药）	抗病毒药	索菲布韦	是，否	\	C

数据集名称	模块名称	子模块名称	数据元名称	值域	单位	数据等级
治疗	全身（用药）	抗病毒药	复方莱迪帕韦索非布韦片	是，否	\	C
治疗	全身（用药）	护肝药	克隆伽马	是，否	\	C
治疗	全身（用药）	护肝药	甲基斑蝥胺	是，否	\	C
治疗	全身（用药）	护肝药	多烯磷脂酰胆碱	是，否	\	C
治疗	全身（用药）	护肝药	水飞蓟素	是，否	\	C
治疗	全身（用药）	护肝药	葡萄糖醛酸内酯	是，否	\	C
治疗	全身（用药）	护肝药	还原型谷胱甘肽	是，否	\	C
治疗	全身（用药）	护肝药	硫普罗宁	是，否	\	C
治疗	全身（用药）	护肝药	重组促肝细胞生长素	是，否	\	C
治疗	全身（用药）	护肝药	联苯双酯	是，否	\	C
治疗	全身（用药）	护肝药	双环醇	是，否	\	C
治疗	全身（用药）	护肝药	甘草酸二胺	是，否	\	C
治疗	全身（用药）	护肝药	甘草酸单胺	是，否	\	C
治疗	全身（用药）	护肝药	甘草酸苷	是，否	\	C
治疗	全身（用药）	护肝药	二氯醋酸二异丙胺	是，否	\	C
治疗	全身（用药）	护肝药	肌苷	是，否	\	C
治疗	全身（用药）	护肝药	混合核苷片	是，否	\	C
治疗	全身（用药）	利胆药	鹅去氧胆酸	是，否	\	C
治疗	全身（用药）	利胆药	熊去氧胆酸	是，否	\	C
治疗	全身（用药）	利胆药	牛胆酸钠	是，否	\	C

数据集名称	模块名称	子模块名称	数据元名称	值域	单位	数据等级
治疗	全身（用药）	利胆药	硫酸镁	是，否	\	C
治疗	全身（用药）	利胆药	桂美酸	是，否	\	C
治疗	全身（用药）	利胆药	茴三硫	是，否	\	C
治疗	全身（用药）	利胆药	腺苷蛋氨酸	是，否	\	C
治疗	全身（用药）	利胆药	甲硫氨酸 B_1	是，否	\	C
治疗	全身（用药）	降血氨药	门冬氨酸钾镁	是，否	\	C
治疗	全身（用药）	降血氨药	门冬氨酸鸟氨酸	是，否	\	C
治疗	全身（用药）	降血氨药	谷氨酸钠	是，否	\	C
治疗	全身（用药）	降血氨药	谷氨酸钾	是，否	\	C
治疗	全身（用药）	降血氨药	乙酰谷氨酸	是，否	\	C
治疗	全身（用药）	降血氨药	乙酰半胱氨酸	是，否	\	C
治疗	全身（用药）	降血氨药	精氨酸	是，否	\	C
治疗	全身（用药）	神经递质调节药	复方氨基酸口服溶液	是，否	\	C
治疗	全身（用药）	神经递质调节药	氟马西尼	是，否	\	C
治疗	全身（用药）	门静脉高压病治疗	普萘洛尔	是，否	\	C
治疗	全身（用药）	门静脉高压病治疗	5-单硝酸异山梨醇酯	是，否	\	C
治疗	全身（用药）	门静脉高压病治疗	血管升压素	是，否	\	C
治疗	全身（用药）	门静脉高压病治疗	螺内酯	是，否	\	C
治疗	全身（用药）	门静脉高压病治疗	呋塞米	是，否	\	C
治疗	全身（用药）	门静脉高压病治疗	氯化钾	是，否	\	C

数据集名称	模块名称	子模块名称	数据元名称	值域	单位	数据等级
治疗	全身（用药）	门静脉高压病治疗	白蛋白	是，否	\	C
治疗	全身（用药）	门静脉高压病治疗	特利加压素	是，否	\	C
治疗	全身（用药）	门静脉高压病治疗	奥曲肽	是，否	\	C
治疗	全身（用药）	门静脉高压病治疗	米多君	是，否	\	C
治疗	全身（用药）	镇静药	异丙嗪	是，否	\	C
治疗	全身（用药）	镇静药	氯苯那敏	是，否	\	C
治疗	全身（用药）	免疫调节药	胸腺肽	是，否	\	C
治疗	全身（用药）	免疫调节药	胸腺肽 α_1	是，否	\	C
治疗	全身（用药）	免疫调节药	胸腺五肽	是，否	\	C
治疗	全身（用药）	免疫调节药	丙种球蛋白	是，否	\	C
治疗	全身（用药）	免疫调节药	重组人白介素-2	是，否	\	C
治疗	全身（用药）	免疫调节药	核糖核酸	是，否	\	C
治疗	全身（用药）	止泻药	地芬诺酯	是，否	\	C
治疗	全身（用药）	止泻药	洛哌丁胺	是，否	\	C
治疗	全身（用药）	止泻药	复方樟脑酊	是，否	\	C
治疗	全身（用药）	止泻药	鞣酸蛋白	是，否	\	C
治疗	全身（用药）	止泻药	次水杨酸铋	是，否	\	C
治疗	全身（用药）	止泻药	碱式碳酸铋	是，否	\	C
治疗	全身（用药）	止泻药	药用炭	是，否	\	C
治疗	全身（用药）	止泻药	白陶土	是，否	\	C

数据集名称	模块名称	子模块名称	数据元名称	值域	单位	数据等级
治疗	全身（用药）	止泻药	硒碳银	是，否	\	C
治疗	全身（用药）	止泻药	消旋卡多曲	是，否	\	C
治疗	全身（用药）	肠道菌群调节药	地衣芽孢杆菌	是，否	\	C
治疗	全身（用药）	肠道菌群调节药	双歧杆菌活菌制剂	是，否	\	C
治疗	全身（用药）	肠道菌群调节药	双歧三联活菌	是，否	\	C
治疗	全身（用药）	泻药	硫酸镁	是，否	\	C
治疗	全身（用药）	泻药	乳果糖	是，否	\	C
治疗	全身（用药）	泻药	乳梨醇	是，否	\	C
治疗	全身（用药）	泻药	甘油	是，否	\	C
治疗	全身（用药）	泻药	山梨醇	是，否	\	C
治疗	全身（用药）	泻药	酚酞	是，否	\	C
治疗	全身（用药）	泻药	比沙可啶	是，否	\	C
治疗	全身（用药）	止吐药	苯海拉明	是，否	\	C
治疗	全身（用药）	止吐药	异丙嗪	是，否	\	C
治疗	全身（用药）	止吐药	美可洛嗪	是，否	\	C
治疗	全身（用药）	止吐药	东莨菪碱	是，否	\	C
治疗	全身（用药）	止吐药	阿托品	是，否	\	C
治疗	全身（用药）	止吐药	苯海索	是，否	\	C
治疗	全身（用药）	止吐药	氯丙嗪	是，否	\	C
治疗	全身（用药）	止吐药	甲氧氯普胺	是，否	\	C

数据集名称	模块名称	子模块名称	数据元名称	值域	单位	数据等级
治疗	全身（用药）	止吐药	多潘立酮	是，否	\	C
治疗	全身（用药）	止吐药	昂丹司琼	是，否	\	C
治疗	全身（用药）	止吐药	阿洛司琼	是，否	\	C
治疗	全身（用药）	止吐药	格拉司琼	是，否	\	C
治疗	全身（用药）	止吐药	托烷司琼	是，否	\	C
治疗	全身（用药）	氨基水杨酸制剂	美沙拉嗪	是，否	\	C
治疗	全身（用药）	氨基水杨酸制剂	柳氮磺吡啶	是，否	\	C
治疗	全身（用药）	氨基水杨酸制剂	奥沙拉嗪	是，否	\	C
治疗	全身（用药）	氨基水杨酸制剂	巴柳氮	是，否	\	C
治疗	全身（用药）	氨基水杨酸制剂	5-氨基水杨酸	是，否	\	C
治疗	全身（用药）	糖皮质激素	可的松	是，否	\	C
治疗	全身（用药）	糖皮质激素	氢化可的松	是，否	\	C
治疗	全身（用药）	糖皮质激素	泼尼松	是，否	\	C
治疗	全身（用药）	糖皮质激素	泼尼松龙	是，否	\	C
治疗	全身（用药）	糖皮质激素	地塞米松	是，否	\	C
治疗	全身（用药）	免疫抑制剂	环孢素	是，否	\	C
治疗	全身（用药）	免疫抑制剂	他克莫司	是，否	\	C
治疗	全身（用药）	免疫抑制剂	硫唑嘌呤	是，否	\	C
治疗	全身（用药）	免疫抑制剂	硫嘌呤	是，否	\	C
治疗	全身（用药）	免疫抑制剂	甲氨蝶呤	是，否	\	C

数据集名称	模块名称	子模块名称	数据元名称	值域	单位	数据等级
治疗	全身（用药）	免疫抑制剂	秋水仙碱	是，否	\	C
治疗	全身（用药）	抗寄生虫药	甲硝唑	是，否	\	C
治疗	全身（用药）	抗寄生虫药	依米丁	是，否	\	C
治疗	全身（用药）	抗寄生虫药	去氢依米丁	是，否	\	C
治疗	全身（用药）	抗寄生虫药	二氯尼特	是，否	\	C
治疗	全身（用药）	抗寄生虫药	巴龙霉素	是，否	\	C
治疗	全身（用药）	抗寄生虫药	氯喹	是，否	\	C
治疗	全身（用药）	抗寄生虫药	吡硅酮	是，否	\	C
治疗	全身（用药）	抗寄生虫药	甲苯咪唑	是，否	\	C
治疗	全身（用药）	抗寄生虫药	阿苯达唑	是，否	\	C
治疗	全身（用药）	抗寄生虫药	哌嗪	是，否	\	C
治疗	全身（用药）	抗寄生虫药	左旋咪唑	是，否	\	C
治疗	全身（用药）	抗寄生虫药	噻嘧啶	是，否	\	C
治疗	全身（用药）	抗寄生虫药	恩波吡维铵	是，否	\	C
治疗	全身（用药）	抗寄生虫药	氯硝柳胺	是，否	\	C
治疗	全身（用药）	抗肿瘤药物	氟尿嘧啶	是，否	\	C
治疗	全身（用药）	抗肿瘤药物	噻替派	是，否	\	C
治疗	全身（用药）	抗肿瘤药物	顺铂	是，否	\	C
治疗	全身（用药）	抗肿瘤药物	丝裂霉素	是，否	\	C
治疗	全身（用药）	抗肿瘤药物	平阳霉素	是，否	\	C

数据集名称	模块名称	子模块名称	数据元名称	值域	单位	数据等级
治疗	全身（用药）	抗肿瘤药物	博来霉素	是，否	\	C
治疗	全身（用药）	抗肿瘤药物	羟喜树碱	是，否	\	C
治疗	全身（用药）	抗肿瘤药物	拓扑替康	是，否	\	C
治疗	全身（用药）	抗肿瘤药物	伊利替康	是，否	\	C
治疗	全身（用药）	抗肿瘤药物	多柔比星	是，否	\	C
治疗	全身（用药）	抗肿瘤药物	长春地辛	是，否	\	C
治疗	全身（用药）	抗肿瘤药物	多西他赛	是，否	\	C
治疗	全身（用药）	抗肿瘤药物	紫杉醇	是，否	\	C
治疗	全身（用药）	抗肿瘤药物	奥丽沙铂	是，否	\	C
治疗	全身（用药）	抗肿瘤药物	亚叶酸钙	是，否	\	C
治疗	全身（用药）	抗肿瘤药物	卡培他滨	是，否	\	C
治疗	全身（用药）	分子靶向药	西妥昔单抗	是，否	\	C
治疗	全身（用药）	分子靶向药	帕尼单抗	是，否	\	C
治疗	全身（用药）	分子靶向药	贝伐珠单抗	是，否	\	C
治疗	全身（用药）	分子靶向药	伊马替尼	是，否	\	C
治疗	全身（用药）	分子靶向药	达沙替尼	是，否	\	C
治疗	全身（用药）	分子靶向药	尼罗替尼	是，否	\	C
治疗	全身（用药）	分子靶向药	索拉菲尼	是，否	\	C
治疗	化疗史	\	化疗史	是，否	\	C
治疗	化疗史	\	化疗疗程	\	次	A

数据集名称	模块名称	子模块名称	数据元名称	值域	单位	数据等级
治疗	放疗史	\	放疗史	是，否	\	A
治疗	放疗史	\	放疗疗程	\	次	A
治疗	靶向治疗史	\	靶向治疗	是，否	\	A
治疗	靶向治疗史	\	治疗疗程	\	次	A
治疗	免疫治疗史	\	免疫治疗史	是，否	\	A
治疗	免疫治疗史	\	治疗药物	\	\	A
治疗	免疫治疗史	\	治疗疗程	\	次	A
诊断	消化系统疾病（非肿瘤）	食管	食管炎	是，否	\	A
诊断	消化系统疾病（非肿瘤）	食管	食管炎（种类）	真菌性，药物性	\	A
诊断	消化系统疾病（非肿瘤）	胃食管反流病	非糜烂性反流病	是，否	\	A
诊断	消化系统疾病（非肿瘤）	胃食管反流病	反流性食管炎	是，否	\	A
诊断	消化系统疾病（非肿瘤）	胃食管反流病	Barrett 食管	是，否	\	A
诊断	消化系统疾病（非肿瘤）	胃食管反流病	食管狭窄	是，否	\	A
诊断	消化系统疾病（非肿瘤）	胃食管反流病	食管贲门失弛缓症	是，否	\	A
诊断	消化系统疾病（非肿瘤）	胃食管反流病	食管结核	是，否	\	A
诊断	消化系统疾病（非肿瘤）	胃	胃炎	是，否	\	A
诊断	消化系统疾病（非肿瘤）	胃	胃炎（种类）	急性，慢性，感染性，化学性，Menetrier 病，糜烂出血性，非萎缩性，浅表性，萎缩性，多灶萎缩性，自身免疫性，嗜酸细胞性，淋巴细胞性，非感染性肉芽肿性，放射性，充血性，痘疮样	\	A
诊断	消化系统疾病（非肿瘤）	胃	消化性溃疡	是，否	\	A

数据集名称	模块名称	子模块名称	数据元名称	值域	单位	数据等级
诊断	消化系统疾病（非肿瘤）	胃	消化性溃疡（种类）	胃溃疡，十二指肠溃疡，应激性溃疡，Curling溃疡，Cushing溃疡	\	A
诊断	消化系统疾病（非肿瘤）	胃	消化性溃疡（并发症）	穿孔，出血，瘢痕性幽门梗阻	\	A
诊断	消化系统疾病（非肿瘤）	胃	消化道出血	是，否	\	A
诊断	消化系统疾病（非肿瘤）	胃	消化道出血（部位）	上，下	\	A
诊断	消化系统疾病（非肿瘤）	胃	胃结核	是，否	\	A
诊断	消化系统疾病（非肿瘤）	胃	先天性肥厚性幽门狭窄	是，否	\	A
诊断	消化系统疾病（非肿瘤）	胃	十二指肠憩室	是，否	\	A
诊断	消化系统疾病（非肿瘤）	胃	良性十二指肠淤滞症	是，否	\	A
诊断	消化系统疾病（非肿瘤）	肠	肠炎	是，否	\	A
诊断	消化系统疾病（非肿瘤）	肠	肠炎（种类）	急性，慢性，感染性，抗生素相关性，真菌性，缺血性结肠炎，放射性，胶原性结肠炎，结肠憩室炎	\	A
诊断	消化系统疾病（非肿瘤）	肠	肠梗阻	是，否	\	A
诊断	消化系统疾病（非肿瘤）	肠	肠梗阻（种类）	粘连性，机械性，麻痹性，痉挛性，血运性，慢性，急性，完全性，不完全性	\	A
诊断	消化系统疾病（非肿瘤）	肠	肠蛔虫堵塞	是，否	\	A
诊断	消化系统疾病（非肿瘤）	肠	梅克尔（Meckel）憩室	是，否	\	A
诊断	消化系统疾病（非肿瘤）	肠	肠套叠	是，否	\	A
诊断	消化系统疾病（非肿瘤）	肠	肠扭转	是，否	\	A

数据集名称	模块名称	子模块名称	数据元名称	值域	单位	数据等级
诊断	消化系统疾病（非肿瘤）	肠	肠扭转（种类）	小肠扭转，乙状结肠扭转	\	A
诊断	消化系统疾病（非肿瘤）	肠	肠系膜血管缺血疾病	肠系膜上动脉栓塞，肠系膜上动脉血栓形成，肠系膜上静脉血栓形成	\	A
诊断	消化系统疾病（非肿瘤）	肠	短肠综合征	是，否	\	A
诊断	消化系统疾病（非肿瘤）	肠	先天性肠闭锁	是，否	\	A
诊断	消化系统疾病（非肿瘤）	肠	先天性肠狭窄	是，否	\	A
诊断	消化系统疾病（非肿瘤）	肠	先天性肠旋转不良	是，否	\	A
诊断	消化系统疾病（非肿瘤）	阑尾	阑尾炎	是，否	\	A
诊断	消化系统疾病（非肿瘤）	阑尾	阑尾炎（种类）	急性，慢性，化脓性，单纯性，坏疽性，阑尾周围脓肿	\	A
诊断	消化系统疾病（非肿瘤）	结肠	溃疡性结肠炎	是，否	\	A
诊断	消化系统疾病（非肿瘤）	结肠	克罗恩病	是，否	\	A
诊断	消化系统疾病（非肿瘤）	结肠	肠结核	是，否	\	A
诊断	消化系统疾病（非肿瘤）	结肠	肠伤寒	是，否	\	A
诊断	消化系统疾病（非肿瘤）	结肠	中毒性巨结肠	是，否	\	A
诊断	消化系统疾病（非肿瘤）	结肠	先天性巨结肠	是，否	\	A
诊断	消化系统疾病（非肿瘤）	直肠肛管	肛管直肠发育不全	是，否	\	A
诊断	消化系统疾病（非肿瘤）	直肠肛管	肛管直肠发育不全（并发症）	并发直肠阴道瘘，并发直肠尿道前列腺瘘	\	A
诊断	消化系统疾病（非肿瘤）	直肠肛管	直肠闭锁	是，否	\	A
诊断	消化系统疾病（非肿瘤）	直肠肛管	肛管狭窄	是，否	\	A

数据集名称	模块名称	子模块名称	数据元名称	值域	单位	数据等级
诊断	消化系统疾病（非肿瘤）	直肠肛管	先天性直肠肛管瘘	是，否	\	A
诊断	消化系统疾病（非肿瘤）	直肠肛管	先天性直肠肛管瘘（种类）	直肠前庭瘘，直肠阴道瘘，直肠尿道球部瘘，肛管前厅瘘，肛管皮肤瘘	\	A
诊断	消化系统疾病（非肿瘤）	直肠肛管	肛裂	是，否	\	A
诊断	消化系统疾病（非肿瘤）	直肠肛管	肛裂（种类）	急性，慢性	\	A
诊断	消化系统疾病（非肿瘤）	直肠肛管	肛瘘	是，否	\	A
诊断	消化系统疾病（非肿瘤）	直肠肛管	肛瘘（种类）	低位，高位，复杂性，单纯性	\	A
诊断	消化系统疾病（非肿瘤）	直肠肛管	痔	是，否	\	A
诊断	消化系统疾病（非肿瘤）	直肠肛管	痔（种类）	内，外，混合，环状，绞窄性，嵌顿性	\	A
诊断	消化系统疾病（非肿瘤）	直肠肛管	直肠脱垂	是，否	\	A
诊断	消化系统疾病（非肿瘤）	肝	非酒精性脂肪性肝病	是，否	\	A
诊断	消化系统疾病（非肿瘤）	肝	酒精性脂肪性肝病	是，否	\	A
诊断	消化系统疾病（非肿瘤）	肝	自身免疫性肝病	是，否	\	A
诊断	消化系统疾病（非肿瘤）	肝	自身免疫性肝病（种类）	自身免疫性肝炎，原发性胆汁性肝硬化，原发性硬化性胆管炎，重叠综合征	\	A
诊断	消化系统疾病（非肿瘤）	肝	病毒性肝炎	是，否	\	A
诊断	消化系统疾病（非肿瘤）	肝	病毒性肝炎（分型）	甲型，乙型，丙型，丁型，戊型	\	A
诊断	消化系统疾病（非肿瘤）	肝	病毒性肝炎（分级）	轻型，中型，重型	\	A
诊断	消化系统疾病（非肿瘤）	肝	病毒性肝炎（进程）	慢性，慢加急性，亚急性，急性	\	A
诊断	消化系统疾病（非肿瘤）	肝	其他肝炎	是，否	\	A

数据集名称	模块名称	子模块名称	数据元名称	值域	单位	数据等级
诊断	消化系统疾病（非肿瘤）	肝	其他肝炎	中毒性肝炎，药物性肝炎，胆汁淤积性肝炎，脂肪性肝炎，输血后肝炎，自身免疫性肝炎，非特异性反应性肝炎，营养性肝炎，淤血性肝炎，肉芽肿性肝炎	\	A
诊断	消化系统疾病（非肿瘤）	肝	肝硬化	是，否	\	A
诊断	消化系统疾病（非肿瘤）	肝	肝硬化（种类）	隐源性，酒精性，病毒性肝炎肝硬化，胆汁性	\	A
诊断	消化系统疾病（非肿瘤）	肝	肝硬化（并发症）	门静脉高压症，脾功能亢进，食管胃底静脉曲张破裂出血，自发性细菌性腹膜炎，肝性脑病，肝肾综合征，肝肺综合征	\	A
诊断	消化系统疾病（非肿瘤）	肝	肝脓肿	是，否	\	A
诊断	消化系统疾病（非肿瘤）	肝	肝脓肿（种类）	细菌性，阿米巴性，胆源性	\	A
诊断	消化系统疾病（非肿瘤）	肝	肝包虫病	肝棘球蚴病	\	A
诊断	消化系统疾病（非肿瘤）	肝	肝囊肿	是，否	\	A
诊断	消化系统疾病（非肿瘤）	肝	肝囊肿（种类）	单发性，多发性，先天性，创伤性，寄生虫性，炎症性，肿瘤性	\	A
诊断	消化系统疾病（非肿瘤）	肝	布-加综合征	是，否	\	A
诊断	消化系统疾病（非肿瘤）	肝	肝衰竭	是，否	\	A
诊断	消化系统疾病（非肿瘤）	胆道	先天性胆道闭锁	是，否	\	A
诊断	消化系统疾病（非肿瘤）	胆道	先天性胆管扩张症	是，否	\	A
诊断	消化系统疾病（非肿瘤）	胆道	先天性胆总管囊肿	是，否	\	A

数据集名称	模块名称	子模块名称	数据元名称	值域	单位	数据等级
诊断	消化系统疾病（非肿瘤）	胆道	胆石症	是，否	\	A
诊断	消化系统疾病（非肿瘤）	胆道	胆石症（种类）	胆囊结石，肝外胆管结石，肝内胆管结石	\	A
诊断	消化系统疾病（非肿瘤）	胆道	胆囊炎	是，否	\	A
诊断	消化系统疾病（非肿瘤）	胆道	胆囊炎（种类）	急性，慢性，结石性，非结石性	\	A
诊断	消化系统疾病（非肿瘤）	胆道	胆囊炎（并发症）	胆囊结石，胆囊穿孔	\	A
诊断	消化系统疾病（非肿瘤）	胆道	胆管炎	是，否	\	A
诊断	消化系统疾病（非肿瘤）	胆道	胆管炎（种类）	急性，化脓性，重症，AOSC，原发性，继发性，硬化性	\	A
诊断	消化系统疾病（非肿瘤）	胆道	胆管炎（并发症）	胆道出血，胆管炎性狭窄	\	A
诊断	消化系统疾病（非肿瘤）	胆道	胆道蛔虫病	是，否	\	A
诊断	消化系统疾病（非肿瘤）	胆道	胆管损伤	是，否	\	A
诊断	消化系统疾病（非肿瘤）	胆道	胆管损伤（种类）	创伤性，医源性	\	A
诊断	消化系统疾病（非肿瘤）	胰腺	胰腺炎	是，否	\	A
诊断	消化系统疾病（非肿瘤）	胰腺	胰腺炎（种类）	慢性，急性，重症，轻症，胆源性，热带性，遗传性，特发性	\	A
诊断	消化系统疾病（非肿瘤）	胰腺	胰腺炎并发症（胰腺）	胰腺脓肿，假性囊肿	\	A
诊断	消化系统疾病（非肿瘤）	胰腺	胰腺炎并发症（其他）	急性呼吸衰竭，多器官功能衰竭，心力衰竭，心律失常，心包积液，消化道出血，胰性脑病，败血症，真菌感染，高血糖	\	A
诊断	消化系统疾病（非肿瘤）	脾	游走脾	伴蒂扭转	\	A

数据集名称	模块名称	子模块名称	数据元名称	值域	单位	数据等级
诊断	消化系统疾病（非肿瘤）	脾	脾囊肿	真性，假性，寄生虫性，皮样囊肿，淋巴管囊肿	\	A
诊断	消化系统疾病（非肿瘤）	脾	脾功能亢进	是，否	\	A
诊断	消化系统疾病（非肿瘤）	脾	脾功能亢进（种类）	门脉高压性，巨脾，继发性	\	A
诊断	消化系统疾病（非肿瘤）	其他	功能性消化不良	上腹痛综合征，餐后不适综合征	\	A
诊断	消化系统疾病（非肿瘤）	其他	肠易激综合征	是，否	\	A
诊断	消化系统疾病（非肿瘤）	其他	功能性便秘	是，否	\	A
诊断	消化系统疾病（非肿瘤）	其他	腹股沟疝	是，否	\	A
诊断	消化系统疾病（非肿瘤）	其他	腹股沟疝（种类）	直疝，斜疝	\	A
诊断	消化系统疾病（非肿瘤）	其他	其他腹外疝	股疝，切口疝，脐疝，白线疝	\	A
诊断	消化系统疾病（非肿瘤）	其他	腹膜炎	是，否	\	A
诊断	消化系统疾病（非肿瘤）	其他	腹膜炎（种类）	慢性，急性，弥漫性，化脓性，结核性，自发性，原发性，继发性	\	A
诊断	消化系统疾病（非肿瘤）	其他	腹部外伤	是，否	\	A
诊断	消化系统疾病（非肿瘤）	其他	腹部外伤	脾破裂，肝破裂，胰腺损伤，小肠破裂，十二指肠损伤，胃损伤，结肠破裂，直肠损伤，腹膜后血肿	\	A
诊断	消化系统疾病（非肿瘤）	其他	腹腔间隔室综合征	是，否	\	A
诊断	消化系统疾病（非肿瘤）	其他	脓肿（腹盆腔）	是，否	\	A
诊断	消化系统疾病（非肿瘤）	其他	脓肿种类（腹盆腔）	膈下脓肿，肠间脓肿，脾脓肿，肝脓肿，盆腔脓肿，肛周脓肿	\	A

数据集名称	模块名称	子模块名称	数据元名称	值域	单位	数据等级
诊断	消化系统疾病（恶性肿瘤）	癌	转移癌	是，否	\	A
诊断	消化系统疾病（恶性肿瘤）	癌	食管癌	是，否	\	A
诊断	消化系统疾病（恶性肿瘤）	癌	胃癌	是，否	\	A
诊断	消化系统疾病（恶性肿瘤）	癌	小肠腺癌	是，否	\	A
诊断	消化系统疾病（恶性肿瘤）	癌	小肠类癌	是，否	\	A
诊断	消化系统疾病（恶性肿瘤）	癌	十二指肠癌	是，否	\	A
诊断	消化系统疾病（恶性肿瘤）	癌	肝癌	是，否	\	A
诊断	消化系统疾病（恶性肿瘤）	癌	胆管癌	是，否	\	A
诊断	消化系统疾病（恶性肿瘤）	癌	胆囊癌	是，否	\	A
诊断	消化系统疾病（恶性肿瘤）	癌	胰腺癌	是，否	\	A
诊断	消化系统疾病（恶性肿瘤）	癌	胰腺癌（种类）	胰头癌，胰体尾部癌，壶腹周围癌	\	A
诊断	消化系统疾病（恶性肿瘤）	癌	大肠癌	是，否	\	A
诊断	消化系统疾病（恶性肿瘤）	癌	结肠癌	是，否	\	A
诊断	消化系统疾病（恶性肿瘤）	癌	直肠癌	是，否	\	A
诊断	消化系统疾病（恶性肿瘤）	癌	阑尾类癌	是，否	\	A
诊断	消化系统疾病（恶性肿瘤）	癌	阑尾腺癌	是，否	\	A
诊断	消化系统疾病（恶性肿瘤）	肉瘤	小肠平滑肌肉瘤	是，否	\	A
诊断	消化系统疾病（恶性肿瘤）	肉瘤	脾肉瘤	是，否	\	A
诊断	消化系统疾病（恶性肿瘤）	恶性肿瘤（其他）	胃肠道间质瘤	是，否	\	A
诊断	消化系统疾病（恶性肿瘤）	恶性肿瘤（其他）	胃肠道淋巴瘤	是，否	\	A

数据集名称	模块名称	子模块名称	数据元名称	值域	单位	数据等级
诊断	消化系统疾病（良性肿瘤）	息肉	胃息肉	是，否	\	A
诊断	消化系统疾病（良性肿瘤）	息肉	十二指肠息肉	是，否	\	A
诊断	消化系统疾病（良性肿瘤）	息肉	结肠息肉	是，否	\	A
诊断	消化系统疾病（良性肿瘤）	息肉	直肠息肉	是，否	\	A
诊断	消化系统疾病（良性肿瘤）	息肉	胆囊息肉	是，否	\	A
诊断	消化系统疾病（良性肿瘤）	息肉	息肉病（其他）	色素沉着息肉综合征，波伊茨-耶格（Peutz-Jeghers）综合征，家族性肠息肉病，家族性腺瘤型息肉病，加德纳（Gardner）综合征，幼年性息肉病	\	A
诊断	消化系统疾病（良性肿瘤）	腺瘤	胃腺瘤	是，否	\	A
诊断	消化系统疾病（良性肿瘤）	腺瘤	十二指肠腺瘤	是，否	\	A
诊断	消化系统疾病（良性肿瘤）	腺瘤	小肠腺瘤	是，否	\	A
诊断	消化系统疾病（良性肿瘤）	腺瘤	胆囊腺瘤	是，否	\	A
诊断	消化系统疾病（良性肿瘤）	血管瘤	胃血管瘤	是，否	\	A
诊断	消化系统疾病（良性肿瘤）	血管瘤	小肠血管瘤	是，否	\	A
诊断	消化系统疾病（良性肿瘤）	血管瘤	肝海绵状血管瘤	是，否	\	A
诊断	消化系统疾病（良性肿瘤）	血管瘤	脾血管瘤	是，否	\	A
诊断	消化系统疾病（良性肿瘤）	良性肿瘤（其他）	胃良性肿瘤	胃脂肪瘤，胃纤维瘤，胃平滑肌瘤	\	A
诊断	消化系统疾病（良性肿瘤）	良性肿瘤（其他）	小肠良性肿瘤	小肠脂肪瘤，小肠纤维瘤，小肠平滑肌瘤	\	A
诊断	消化系统疾病（良性肿瘤）	良性肿瘤（其他）	阑尾良性肿瘤	假性黏液瘤，阑尾黏液囊肿	\	A
诊断	消化系统疾病（良性肿瘤）	良性肿瘤（其他）	脾良性肿瘤	脾内皮瘤	\	A

数据集名称	模块名称	子模块名称	数据元名称	值域	单位	数据等级
诊断	消化系统疾病（良性肿瘤）	胰腺神经内分泌肿瘤	胰岛素瘤	是，否	\	A
诊断	消化系统疾病（良性肿瘤）	胰腺神经内分泌肿瘤	胃泌素瘤	胃泌素瘤，佐林格-埃利森（Zollinger-Ellison）综合征，卓艾综合征	\	A
诊断	消化系统疾病（良性肿瘤）	胰腺神经内分泌肿瘤	胰腺神经内分泌肿瘤（其他）	高血糖素瘤，生长抑素瘤，血管活性肠肽瘤，VIP瘤，弗纳-莫里森（Verner-Morrision）综合征，生长激素瘤	\	A
诊断	消化系统疾病（肿瘤特征）	肿瘤来源	肿瘤来源	原发性，继发性	\	A
诊断	消化系统疾病（肿瘤特征）	肿瘤分期	TNM分期肿瘤浸润	T1，T2，T3，T4	\	A
诊断	消化系统疾病（肿瘤特征）	肿瘤分期	TNM分期淋巴结转移	N0，N1，N2，N3	\	A
诊断	消化系统疾病（肿瘤特征）	肿瘤分期	TNM分期远处转移	M0，M1	\	A
诊断	消化系统疾病（肿瘤特征）	肿瘤分期	TNM分期数值	0，Ⅰ，Ⅱ，Ⅲ，Ⅳ	\	A
诊断	消化系统疾病（肿瘤特征）	肿瘤分期	Dukes分期	A，B，C1，C2，D	\	A
诊断	消化系统疾病（肿瘤特征）	肿瘤相关并发症	类癌综合征	是，否	\	A

12. 八大系统数据元——骨骼肌肉系统

模块名称	参考标准
12. 八大系统数据元——骨骼肌肉系统	中华人民共和国卫生行业标准 WS 445.14—2014 电子病历基本数据集 第 14 部分：住院医嘱 《外科学》，第 9 版，人民卫生出版社 《医学影像学》，第 5 版，高等教育出版社 《中华人民共和国药典》，2020 年版，中国医药科技出版社 《国际疾病分类第九版临床修订本手术与操作 ICD-9-CM-3》，2011 版，人民军医出版社 《疾病和有关健康问题的国际统计编码分类 ICD-10》，第 2 版，人民卫生出版社

数据集名称	模块名称	子模块名称	数据元名称	值域	单位	数据等级
现病史	症状	起病相关情况	起病部位	左，右，双侧，多部位，上肢，下肢，颈部，肩部，背部，腰部，髋部，腿，臀部，颞颌关节	\	A
现病史	症状	起病相关情况	部位	锁骨，肩锁关节，肱骨，肘关节，桡骨，尺骨，髋关节，股骨，髌骨，膝关节，胫骨，胫骨平台，腓骨，踝部，跟骨，跖骨，趾骨	\	A
现病史	症状	起病相关情况	病变程度	轻，中，重	\	A
现病史	症状	肿块	肿块部位	\	\	A
现病史	症状	肿块	肿块质地	\	\	A
现病史	症状	肿块	肿块大小	\	mm	A

数据集名称	模块名称	子模块名称	数据元名称	值域	单位	数据等级
现病史	症状	肿块	肿块活动度	\	\	A
现病史	症状	肿块	肿块颜色	\	\	A
现病史	症状	肿块	肿块压痛	是，否	\	A
现病史	症状	肿块	肿块温度	\	\	A
现病史	症状	肿块	肿块发展过程	\	\	A
现病史	症状	起病相关情况	发病性质（总体特征）	急性，亚急性，慢性	\	A
现病史	症状	起病相关情况	发病性质（短期特征）	间歇性，持续性，一过性，其他	\	A
现病史	症状	起病相关情况	病原体（细菌）	溶血性金黄色葡萄球菌，乙型链球菌，大肠埃希菌，流感嗜血杆菌，产气荚膜杆菌，肺炎球菌，白色葡萄球菌	\	A
现病史	症状	起病相关情况	病原体（结核）	结核杆菌	\	A
现病史	症状	起病相关情况（成因）	成因	直接暴力，间接暴力，疲劳性	\	A
现病史	症状	起病相关情况	关节类型	肩关节，肘关节，掌指关节，指间关节，膝关节，髋关节，脊柱，指间关节，足趾关节，跖趾关节	\	A
现病史	症状	压痛	压痛	是，否	\	A
现病史	症状	局部肿块	局部肿块	是，否	\	A
现病史	症状	肿胀	肿胀	是，否	\	A
现病史	症状	活动障碍	关节活动障碍	是，否	\	A
现病史	症状	活动障碍	活动障碍分级	Ⅰ，Ⅱ，Ⅲ，Ⅳ	\	A
现病史	症状	病理性骨折	病理性骨折	是，否	\	A
现病史	症状	部位	部位	单侧，双侧，多部位	\	A

数据集名称	模块名称	子模块名称	数据元名称	值域	单位	数据等级
现病史	症状	畸形	畸形	有,无	\	A
现病史	症状	畸形	外翻	有,无	\	A
现病史	症状	畸形	内翻	有,无	\	A
现病史	症状	畸形	内收	有,无	\	A
现病史	症状	畸形	下垂	有,无	\	A
现病史	症状	畸形	偏斜	有,无	\	A
现病史	症状	畸形	侧弯	有,无	\	A
现病史	症状	畸形	缩短	有,无	\	A
现病史	症状	畸形	成角	有,无	\	A
现病史	症状	畸形	旋转	有,无	\	A
现病史	症状	疼痛	疼痛	有,无	\	A
现病史	症状	肌肉挛缩	肌肉挛缩	有,无	\	A
现病史	症状	活动受限	活动受限	有,无	\	A
现病史	症状	脱位	脱位	有,无	\	A
现病史	症状	皮肤皱褶	皮肤皱褶	有,无	\	A
现病史	症状	活动障碍	活动障碍	有,无	\	A
现病史	症状	异常活动	异常活动	有,无	\	A
现病史	症状	骨擦音	骨擦音	有,无	\	A
现病史	症状	骨擦感	骨擦感	有,无	\	A
现病史	症状	瘀斑	瘀斑	有,无	\	A

数据集名称	模块名称	子模块名称	数据元名称	值域	单位	数据等级
现病史	症状	偏斜	偏斜	有，无	\	A
现病史	症状	截瘫	截瘫	有，无	\	A
现病史	症状	感觉障碍	感觉障碍	有，无	\	A
现病史	症状	运动障碍	运动障碍	有，无	\	A
现病史	症状	大便功能障碍	大便功能障碍	有，无	\	A
现病史	症状	小便功能障碍	小便功能障碍	有，无	\	A
现病史	症状	骨折的全身表现	休克	有，无	\	A
现病史	症状	骨折的全身表现	发热	有，无	\	A
现病史	症状	骨折的全身表现	体温	\	℃	A
现病史	症状	关节症状	关节僵硬	有，无	\	A
现病史	症状	关节症状	关节肿大	有，无	\	A
现病史	症状	关节症状	关节肿胀	有，无	\	A
现病史	症状	关节症状	关节红肿	有，无	\	A
现病史	症状	关节症状	关节发热	有，无	\	A
现病史	症状	关节症状	关节无力	有，无	\	A
现病史	症状	关节症状	关节畸形	有，无	\	A
现病史	症状	关节外症状	畏寒	有，无	\	B
现病史	症状	关节外症状	高热	有，无	\	B
现病史	症状	关节外症状	呕吐	有，无	\	B
现病史	症状	关节外症状	烦躁	有，无	\	B

数据集名称	模块名称	子模块名称	数据元名称	值域	单位	数据等级
现病史	症状	关节外症状	不宁	有，无	\	B
现病史	症状	关节外症状	惊厥	有，无	\	B
现病史	症状	关节外症状	午后低热	有，无	\	B
现病史	症状	关节外症状	乏力	有，无	\	B
现病史	症状	关节外症状	盗汗	有，无	\	B
现病史	症状	关节外症状	消瘦	有，无	\	B
现病史	症状	关节外症状	食欲缺乏	有，无	\	B
现病史	症状	关节外症状	贫血	有，无	\	B
现病史	症状	关节外症状	肝衰竭	有，无	\	B
现病史	症状	关节外症状	肾衰竭	有，无	\	B
现病史	症状	关节外症状	截瘫	有，无	\	B
现病史	症状	关节外症状	皮温增高	有，无	\	B
现病史	症状	关节外症状	静脉怒张	有，无	\	B
现病史	症状	关节外症状	消化道梗阻症状	有，无	\	B
现病史	症状	关节外症状	泌尿生殖道梗阻症状	有，无	\	B
现病史	症状	关节外症状	食欲下降	有，无	\	B
现病史	症状	关节外症状	体重下降	有，无	\	B
现病史	症状	关节外症状	低热	有，无	\	B
现病史	症状	关节外症状	肺间质病变	有，无	\	B
现病史	症状	关节外症状	结节样改变	有，无	\	B

数据集名称	模块名称	子模块名称	数据元名称	值域	单位	数据等级
现病史	症状	关节外症状	Caplan 综合征	有，无	\	B
现病史	症状	关节外症状	胸膜炎	有，无	\	B
现病史	症状	关节外症状	肺动脉高压	有，无	\	B
现病史	症状	关节外症状	心包炎	有，无	\	B
现病史	症状	关节外症状	心包积液	有，无	\	B
现病史	症状	关节外症状	心脏传导系统异常	有，无	\	B
现病史	症状	关节外症状	上腹不适	有，无	\	B
现病史	症状	关节外症状	胃痛	有，无	\	B
现病史	症状	关节外症状	恶心	有，无	\	B
现病史	症状	关节外症状	纳差	有，无	\	B
现病史	症状	关节外症状	黑便	有，无	\	B
现病史	症状	关节外症状	轻微膜性肾病	有，无	\	B
现病史	症状	关节外症状	肾小球肾炎	有，无	\	B
现病史	症状	关节外症状	肾内小血管炎	有，无	\	B
现病史	症状	关节外症状	肾脏淀粉样变	有，无	\	B
现病史	症状	关节外症状	痛风性肾病	有，无	\	B
现病史	症状	关节外症状	尿酸性肾结石	有，无	\	B
现病史	症状	关节外症状	腕管综合征	有，无	\	B
现病史	症状	关节外症状	脊髓受压	有，无	\	B
现病史	症状	关节外症状	Felty 综合征	有，无	\	B

数据集名称	模块名称	子模块名称	数据元名称	值域	单位	数据等级
现病史	症状	关节外症状	干燥综合征	有，无	\	B
现病史	症状	关节外症状	类风湿血管炎	有，无	\	A
现病史	症状	类风湿结节	类风湿结节	有，无	\	A
现病史	症状	类风湿结节	类风湿结节部位	\	\	A
现病史	症状	类风湿结节	类风湿结节大小	\	mm	A
现病史	症状	类风湿结节	类风湿结节数量	\	个	A
既往史	症状	基础疾病	强直性脊柱炎	有，无	\	A
既往史	症状	基础疾病	脊柱侧弯	有，无	\	A
体格检查	体征	专科检查	髋关节屈曲外展实验	阳性，阴性	\	A
体格检查	体征	专科检查	Allis 征	阳性，阴性	\	A
体格检查	体征	专科检查	弹入试验（Ortolan 试验）	阳性，阴性	\	A
体格检查	体征	专科检查	弹出试验（Barlow 试验）	阳性，阴性	\	A
体格检查	体征	专科检查	单足站立试验（Trendelenburg 征）	阳性，阴性	\	A
体格检查	体征	专科检查	压痛	有，无	\	A
体格检查	体征	专科检查	叩痛	有，无	\	A
体格检查	体征	专科检查	畸形	有，无	\	A
体格检查	体征	专科检查	异常活动	有，无	\	A
体格检查	体征	专科检查	骨摩擦感	有，无	\	A
体格检查	体征	专科检查	骨摩擦音	有，无	\	A
体格检查	体征	专科检查	生理反射	减退，亢进，正常	\	A

数据集名称	模块名称	子模块名称	数据元名称	值域	单位	数据等级
体格检查	体征	专科检查	病理反射	阳性，阴性	\	A
体格检查	体征	专科检查	直腿抬高试验及加强试验	阳性，阴性	\	A
体格检查	体征	专科检查	感觉异常	是，否	\	A
体格检查	体征	专科检查	肌力下降	是，否	\	A
体格检查	体征	专科检查	肌力分级（0～5级）	\	级	A
体格检查	体征	专科检查	4字征	阳性，阴性	\	A
体格检查	体征	专科检查	搭肩（Dugas）征	阳性，阴性	\	A
体格检查	体征	专科检查	毛细血管回流试验	阳性，阴性	\	A
体格检查	体征	专科检查	Froment征	阳性，阴性	\	A
体格检查	体征	专科检查	Allen试验	阳性，阴性	\	A
体格检查	体征	专科检查	侧方应力试验	阳性，阴性	\	A
体格检查	体征	专科检查	抽屉试验	阳性，阴性	\	A
体格检查	体征	专科检查	拉赫曼（Lachman）试验	阳性，阴性	\	A
体格检查	体征	专科检查	轴移试验	阳性，阴性	\	A
体格检查	体征	专科检查	过伸试验	阳性，阴性	\	A
体格检查	体征	专科检查	过屈试验	阳性，阴性	\	A
体格检查	体征	专科检查	半月板旋转挤压试验（McMurray试验）	阳性，阴性	\	A
体格检查	体征	专科检查	研磨试验（Apley试验）	阳性，阴性	\	A
体格检查	体征	专科检查	蹲走试验	阳性，阴性	\	A
体格检查	体征	专科检查	骨盆分离试验与挤压试验	阳性，阴性	\	A

数据集名称	模块名称	子模块名称	数据元名称	值域	单位	数据等级
体格检查	体征	专科检查	叩击试验（Tinel征）	阳性，阴性	\	A
体格检查	体征	专科检查	屈腕试验（Phlaen征）	阳性，阴性	\	A
体格检查	体征	专科检查	托马斯（Thomas）征	阳性，阴性	\	A
体格检查	体征	专科检查	Finkelstein征	阳性，阴性	\	A
体格检查	体征	专科检查	伸肌腱牵拉试验（Miles征）	阳性，阴性	\	A
体格检查	体征	专科检查	髋关节过伸试验	阳性，阴性	\	A
体格检查	体征	脊柱四肢	脊柱侧弯	是，否	\	A
体格检查	体征	脊柱四肢	脊柱强直	是，否	\	A
体格检查	体征	脊柱四肢	双下肢水肿	是，否	\	A
检验	检验指标	其他	红细胞沉降率（ESR）	\	mm\H	A
检验	检验指标	其他	C-反应蛋白（CRP）	\	mg/L	A
检验	检验指标	类风湿因子	类风湿因子	\	IU/ml	A
检验	检验指标	类风湿因子	IgM	\	IU/ml	A
检验	检验指标	类风湿因子	IgG	\	IU/ml	A
检验	检验指标	类风湿因子	IgA	\	IU/ml	A
检验	检验指标	补体	补体3	\	g/L	A
检验	检验指标	补体	补体4	\	g/L	A
检验	检验指标	关节滑液	白细胞总数	\	10^6/L	B
检验	检验指标	关节滑液	红细胞总数	\	10^6/L	B
检验	检验指标	关节滑液	结晶	有，无	\	B

数据集名称	模块名称	子模块名称	数据元名称	值域	单位	数据等级
检验	检验指标	关节滑液	量	\	ml	B
检验	检验指标	关节滑液	凝固物	有，无	\	B
检验	检验指标	关节滑液	透明度	\	\	B
检验	检验指标	关节滑液	颜色	\	\	B
检验	检验指标	关节滑液	多核细胞百分率	\	%	B
检验	检验指标	关节滑液	黏稠度	\	\	B
检验	检验指标	关节滑液	单个核细胞百分率	\	%	B
检验	检验指标	抗角蛋白抗体谱	抗核周因子抗体（抗APF抗体）	阳性，阴性	\	A
检验	检验指标	抗角蛋白抗体谱	抗角蛋白抗体（抗AKA抗体）	阳性，阴性	\	A
检验	检验指标	抗角蛋白抗体谱	抗聚角蛋白微丝蛋白抗体（抗AFA抗体）	阳性，阴性	\	A
检验	检验指标	抗角蛋白抗体谱	抗环瓜氨酸肽抗体（抗CCP抗体）	阳性，阴性	\	A
检验	检验指标	抗角蛋白抗体谱	抗突变型瓜氨酸波形蛋白抗体（抗MCV抗体）	阳性，阴性	\	A
检验	检验指标	其他	血尿酸	\	μmol/L	A
检验	检验指标	其他	尿尿酸	\	μmol/L	A
检验	检验指标	其他	人类白细胞抗原-B27（HLA-B27）	阳性，阴性	\	A
辅助检查	影像学检查	X线	骨皮质不连续	是，否	\	A

数据集名称	模块名称	子模块名称	数据元名称	值域	单位	数据等级
辅助检查	影像学检查	X线	骨折线	是，否	\	A
辅助检查	影像学检查	X线	骨小梁断裂	是，否	\	A
辅助检查	影像学检查	X线	部位	锁骨，肩锁关节，肱骨，肘关节，桡骨，尺骨，髋关节，股骨，髌骨，膝关节，胫骨，胫骨平台，腓骨，踝部，跟骨，跖骨，趾骨	\	A
辅助检查	影像学检查	X线	多发	是，否	\	A
辅助检查	影像学检查	X线	完全骨折	是，否	\	A
辅助检查	影像学检查	X线	完全骨折-横行	是，否	\	A
辅助检查	影像学检查	X线	完全骨折-斜行	是，否	\	A
辅助检查	影像学检查	X线	完全骨折-粉碎性	是，否	\	A
辅助检查	影像学检查	X线	完全骨折-螺旋形	是，否	\	A
辅助检查	影像学检查	X线	完全骨折-嵌插	是，否	\	A
辅助检查	影像学检查	X线	完全骨折-压缩性	是，否	\	A
辅助检查	影像学检查	X线	完全骨折-骨骺	是，否	\	A
辅助检查	影像学检查	X线	不完全骨折	是，否	\	A
辅助检查	影像学检查	X线	不完全骨折-青枝	是，否	\	A
辅助检查	影像学检查	X线	软组织肿胀	是，否	\	A
辅助检查	影像学检查	X线	滑脱	是，否	\	A
辅助检查	影像学检查	X线	滑脱的类型-前滑脱	是，否	\	A
辅助检查	影像学检查	X线	滑脱的类型-后滑脱	是，否	\	A

数据集名称	模块名称	子模块名称	数据元名称	值域	单位	数据等级
辅助检查	影像学检查	X线	滑脱程度（Ⅰ°～Ⅳ°）	\	\	A
辅助检查	影像学检查	X线	脱位	是，否	\	A
辅助检查	影像学检查	X线	骨小梁稀疏	是，否	\	A
辅助检查	影像学检查	X线	骨密度减低	是，否	\	A
辅助检查	影像学检查	X线	骨质增生	是，否	\	A
辅助检查	影像学检查	X线	关节间隙变窄	是，否	\	A
辅助检查	影像学检查	X线	游离体	是，否	\	A
辅助检查	影像学检查	X线	骨质破坏	是，否	\	A
辅助检查	影像学检查	X线	骨质增生硬化	是，否	\	A
辅助检查	影像学检查	X线	骨膜增生	是，否	\	A
辅助检查	影像学检查	X线	骨质坏死	是，否	\	A
辅助检查	影像学检查	X线	关节强直	是，否	\	A
辅助检查	影像学检查	X线	椎间隙变窄	是，否	\	A
辅助检查	影像学检查	X线	脊柱侧凸或后弯畸形	是，否	\	A
辅助检查	影像学检查	X线	椎体融合	是，否	\	A
辅助检查	影像学检查	X线	死骨	是，否	\	A
辅助检查	影像学检查	X线	界限清楚	是，否	\	A
辅助检查	影像学检查	X线	密度均匀	是，否	\	A
辅助检查	影像学检查	X线	硬化反应骨	是，否	\	A
辅助检查	影像学检查	X线	骨膜反应	是，否	\	A

数据集名称	模块名称	子模块名称	数据元名称	值域	单位	数据等级
辅助检查	影像学检查	X线	Codman三角	是，否	\	A
辅助检查	影像学检查	X线	日光射线	是，否	\	A
辅助检查	影像学检查	X线	缺损	是，否	\	A
辅助检查	影像学检查	X线	内翻	是，否	\	A
辅助检查	影像学检查	X线	外翻	是，否	\	A
辅助检查	影像学检查	X线	关节面模糊	是，否	\	A
辅助检查	影像学检查	X线	关节面中断	是，否	\	A
辅助检查	影像学检查	X线	软骨下囊性变	是，否	\	A
辅助检查	影像学检查	X线	骨质疏松	是，否	\	A
辅助检查	影像学检查	X线	关节半脱位	是，否	\	A
辅助检查	影像学检查	X线	骨塌陷	是，否	\	A
辅助检查	影像学检查	X线	关节软骨分离	是，否	\	A
辅助检查	影像学检查	X线	椎间孔变窄	是，否	\	A
辅助检查	影像学检查	X线	后纵韧带肥厚	是，否	\	A
辅助检查	影像学检查	X线	后纵韧带钙化	是，否	\	A
辅助检查	影像学检查	X线	后纵韧带骨化	是，否	\	A
辅助检查	影像学检查	X线	黄韧带肥厚	是，否	\	A
辅助检查	影像学检查	X线	黄韧带骨化	是，否	\	A
辅助检查	影像学检查	X线	黄韧带钙化	是，否	\	A
辅助检查	影像学检查	X线	纤维环钙化	是，否	\	A

数据集名称	模块名称	子模块名称	数据元名称	值域	单位	数据等级
辅助检查	影像学检查	X线	关节突关节增生	是，否	\	A
辅助检查	影像学检查	X线	椎管狭窄	是，否	\	A
辅助检查	影像学检查	X线	关节间隙变窄	是，否	\	A
辅助检查	影像学检查	CT	骨皮质不连续	是，否	\	A
辅助检查	影像学检查	CT	骨折线	是，否	\	A
辅助检查	影像学检查	CT	骨小梁断裂	是，否	\	A
辅助检查	影像学检查	CT	部位	锁骨，肩锁关节，肱骨，肘关节，桡骨，尺骨，髋关节，股骨，髌骨，膝关节，胫骨，胫骨平台，腓骨，踝部，跟骨，跖骨，趾骨	\	A
辅助检查	影像学检查	CT	多发	是，否	\	A
辅助检查	影像学检查	CT	完全骨折	是，否	\	A
辅助检查	影像学检查	CT	完全骨折-横行	是，否	\	A
辅助检查	影像学检查	CT	完全骨折-斜行	是，否	\	A
辅助检查	影像学检查	CT	完全骨折-粉碎性	是，否	\	A
辅助检查	影像学检查	CT	完全骨折-螺旋形	是，否	\	A
辅助检查	影像学检查	CT	完全骨折-嵌插	是，否	\	A
辅助检查	影像学检查	CT	完全骨折-压缩性	是，否	\	A
辅助检查	影像学检查	CT	完全骨折-骨骺	是，否	\	A
辅助检查	影像学检查	CT	滑脱程度（Ⅰ°～Ⅳ°）	\	\	A
辅助检查	影像学检查	CT	关节脱位	是，否	\	A

数据集名称	模块名称	子模块名称	数据元名称	值域	单位	数据等级
辅助检查	影像学检查	CT	部位	肩锁关节，肩关节，肘关节，桡骨头，尺骨小头，腕关节，髋关节	\	A
辅助检查	影像学检查	CT	骨小梁稀疏	是，否	\	A
辅助检查	影像学检查	CT	骨密度减低	是，否	\	A
辅助检查	影像学检查	CT	骨质增生	是，否	\	A
辅助检查	影像学检查	CT	关节间隙变窄	是，否	\	A
辅助检查	影像学检查	CT	游离体	是，否	\	A
辅助检查	影像学检查	CT	骨质破坏	是，否	\	A
辅助检查	影像学检查	CT	骨质增生硬化	是，否	\	A
辅助检查	影像学检查	CT	骨膜增生	是，否	\	A
辅助检查	影像学检查	CT	骨质坏死	是，否	\	A
辅助检查	影像学检查	CT	关节强直	是，否	\	A
辅助检查	影像学检查	CT	椎间隙变窄	是，否	\	A
辅助检查	影像学检查	CT	脊柱侧凸或后弯畸形	是，否	\	A
辅助检查	影像学检查	CT	椎体融合	是，否	\	A
辅助检查	影像学检查	CT	骨质破坏	是，否	\	A
辅助检查	影像学检查	CT	死骨	是，否	\	A
辅助检查	影像学检查	CT	占位	上肢，下肢，脊椎	\	A
辅助检查	影像学检查	CT	占位界限清楚	是，否	\	A
辅助检查	影像学检查	CT	占位密度均匀	是，否	\	A
辅助检查	影像学检查	CT	硬化反应骨	是，否	\	A

数据集名称	模块名称	子模块名称	数据元名称	值域	单位	数据等级
辅助检查	影像学检查	CT	骨膜反应（占位伴发）	是，否	\	A
辅助检查	影像学检查	CT	Codman三角（占位伴发）	是，否	\	A
辅助检查	影像学检查	CT	日光射线（占位伴发）	是，否	\	A
辅助检查	影像学检查	CT	缺损（占位伴发）	是，否	\	A
辅助检查	影像学检查	CT	骨质破坏（占位伴发）	是，否	\	A
辅助检查	影像学检查	CT	内翻	是，否	\	A
辅助检查	影像学检查	CT	外翻	是，否	\	A
辅助检查	影像学检查	CT	关节面模糊	是，否	\	A
辅助检查	影像学检查	CT	关节面中断	是，否	\	A
辅助检查	影像学检查	CT	软骨下囊性变	是，否	\	A
辅助检查	影像学检查	CT	骨质疏松	是，否	\	A
辅助检查	影像学检查	CT	关节脱位	是，否	\	A
辅助检查	影像学检查	CT	关节半脱位	是，否	\	A
辅助检查	影像学检查	CT	骨塌陷	是，否	\	A
辅助检查	影像学检查	CT	关节软骨分离	是，否	\	A
辅助检查	影像学检查	CT	椎间孔变窄	是，否	\	A
辅助检查	影像学检查	CT	后纵韧带肥厚	是，否	\	A
辅助检查	影像学检查	CT	后纵韧带钙化	是，否	\	A
辅助检查	影像学检查	CT	后纵韧带骨化	是，否	\	A
辅助检查	影像学检查	CT	黄韧带肥厚	是，否	\	A

数据集名称	模块名称	子模块名称	数据元名称	值域	单位	数据等级
辅助检查	影像学检查	CT	黄韧带骨化	是，否	\	A
辅助检查	影像学检查	CT	黄韧带钙化	是，否	\	A
辅助检查	影像学检查	CT	纤维环钙化	是，否	\	A
辅助检查	影像学检查	CT	关节突关节增生	是，否	\	A
辅助检查	影像学检查	CT	椎管狭窄	是，否	\	A
辅助检查	影像学检查	CT	关节间隙变窄	是，否	\	A
辅助检查	影像学检查	MRI	积液	是，否	\	A
辅助检查	影像学检查	MRI	骨髓水肿	是，否	\	A
辅助检查	影像学检查	MRI	坏死	是，否	\	A
辅助检查	影像学检查	MRI	肿瘤骨	是，否	\	A
辅助检查	影像学检查	MRI	瘤软骨	是，否	\	A
辅助检查	影像学检查	MRI	Codman 三角	是，否	\	A
辅助检查	影像学检查	MRI	周围软组织病变	是，否	\	A
辅助检查	影像学检查	MRI	位置	肌肉，肌腱，关节囊，血管，淋巴结	\	A
辅助检查	影像学检查	MRI	周围血管神经损伤	是，否	\	A
辅助检查	影像学检查	MRI	脊髓损伤	是，否	\	A
辅助检查	影像学检查	MRI	骨膜下脓肿	是，否	\	A
辅助检查	影像学检查	MRI	骨质稀疏	是，否	\	A
辅助检查	影像学检查	MRI	骨质硬化	是，否	\	A
辅助检查	影像学检查	MRI	寒性脓肿	是，否	\	A

数据集名称	模块名称	子模块名称	数据元名称	值域	单位	数据等级
辅助检查	影像学检查	MRI	肿瘤大小	\	cm	A
辅助检查	影像学检查	MRI	周围水肿	是，否	\	A
辅助检查	影像学检查	MRI	骨髓水肿	是，否	\	A
辅助检查	影像学检查	MRI	痛风结节	是，否	\	A
辅助检查	影像学检查	MRI	软骨变性	是，否	\	A
辅助检查	影像学检查	MRI	关节融合	是，否	\	A
辅助检查	影像学检查	MRI	竹节样改变	是，否	\	A
辅助检查	影像学检查	MRI	关节血管翳	是，否	\	A
辅助检查	影像学检查	MRI	脊髓受压	是，否	\	A
辅助检查	影像学检查	MRI	脊髓变性	是，否	\	A
辅助检查	影像学检查	MRI	脊髓水肿	是，否	\	A
辅助检查	影像学检查	MRI	脊髓囊变	是，否	\	A
辅助检查	影像学检查	MRI	脊髓萎缩	是，否	\	A
辅助检查	影像学检查	MRI	椎间盘膨出（部位）-颈椎	是，否	\	A
辅助检查	影像学检查	MRI	椎间盘膨出（部位）-胸椎	是，否	\	A
辅助检查	影像学检查	MRI	椎间盘膨出（部位）-腰椎	是，否	\	A
辅助检查	影像学检查	MRI	椎间盘突出	是，否	\	A
辅助检查	影像学检查	MRI	椎间盘脱出	是，否	\	A
辅助检查	影像学检查	MRI	椎间盘游离	是，否	\	A
辅助检查	影像学检查	MRI	硬膜囊受压	是，否	\	A

数据集名称	模块名称	子模块名称	数据元名称	值域	单位	数据等级
辅助检查	影像学检查	MRI	神经根受压	是，否	\	A
诊疗过程信息	药物治疗	\	给药途径	口服（po），舌下含服（sl），静脉推注（iv），静脉滴注（ivgtt），肌内注射（im），皮下注射（sc），经直肠（pr），鞘内注射，关节腔注射，其他	\	A
诊疗过程信息	药物治疗	\	给药频次	1次/日（qd），1次/晚（qn），2次/日（bid），3次/日（tid），1次/12小时（q12h），1次/8小时（q8h），4次/日（qid），其他	\	A
治疗	药物治疗	非甾体类药物	布洛芬	是，否	\	B
治疗	药物治疗	非甾体类药物	双氯芬酸	是，否	\	B
治疗	药物治疗	非甾体类药物	洛索洛芬	是，否	\	B
治疗	药物治疗	非甾体类药物	塞来昔布	是，否	\	B
治疗	药物治疗	非甾体类药物	依托考昔	是，否	\	B
治疗	药物治疗	非甾体类药物	美洛昔康	是，否	\	B
治疗	药物治疗	非甾体类药物	对乙酰氨基酚	是，否	\	B
治疗	药物治疗	非甾体类药物	吲哚美辛	是，否	\	B
治疗	药物治疗	透明质酸钠	透明质酸钠	是，否	\	B
治疗	药物治疗	糖皮质激素	糖皮质激素	是，否	\	B
治疗	药物治疗	氨基葡萄糖	氨基葡萄糖	是，否	\	B
治疗	药物治疗	硫酸软骨素A	硫酸软骨素A	是，否	\	B
治疗	药物治疗	秋水仙碱	秋水仙碱	是，否	\	B

数据集名称	模块名称	子模块名称	数据元名称	值域	单位	数据等级
治疗	药物治疗	糖皮质激素	泼尼松	是,否	\	B
治疗	药物治疗	促尿酸排泄药物	苯溴马隆(立加利仙)	是,否	\	B
治疗	药物治疗	抑制尿酸生成	别嘌醇	是,否	\	B
治疗	药物治疗	抗风湿药物	柳氮磺嘧啶	是,否	\	B
治疗	药物治疗	抗风湿药物	甲氨蝶呤	是,否	\	B
治疗	药物治疗	其他	沙利度胺	是,否	\	B
治疗	药物治疗	其他	帕米膦酸钠	是,否	\	B
治疗	药物治疗	抗生素-β-内酰胺类	青霉素钠	是,否	\	B
治疗	药物治疗	抗生素-β-内酰胺类	青霉素钾	是,否	\	B
治疗	药物治疗	抗生素-β-内酰胺类	氨苄西林钠	是,否	\	B
治疗	药物治疗	抗生素-β-内酰胺类	阿莫西林	是,否	\	B
治疗	药物治疗	抗生素-β-内酰胺类	哌拉西林	是,否	\	B
治疗	药物治疗	抗生素-β-内酰胺类	青霉素V钾	是,否	\	B
治疗	药物治疗	抗生素-β-内酰胺类	头孢氨苄	是,否	\	B
治疗	药物治疗	抗生素-β-内酰胺类	头孢羟氨苄	是,否	\	B
治疗	药物治疗	抗生素-β-内酰胺类	头孢唑啉钠	是,否	\	B
治疗	药物治疗	抗生素-β-内酰胺类	头孢拉定	是,否	\	B
治疗	药物治疗	抗生素-β-内酰胺类	头孢曲松钠	是,否	\	B
治疗	药物治疗	抗生素-氨基糖苷类	链霉素	是,否	\	B
治疗	药物治疗	抗生素-氨基糖苷类	庆大霉素	是,否	\	B

数据集名称	模块名称	子模块名称	数据元名称	值域	单位	数据等级
治疗	药物治疗	抗生素-氨基糖苷类	卡那霉素	是,否	\	B
治疗	药物治疗	抗生素-氨基糖苷类	阿米卡星	是,否	\	B
治疗	药物治疗	抗生素-氨基糖苷类	小诺米星	是,否	\	B
治疗	药物治疗	抗生素-四环素类	四环素	是,否	\	B
治疗	药物治疗	抗生素-四环素类	土霉素	是,否	\	B
治疗	药物治疗	抗生素-四环素类	多西环素	是,否	\	B
治疗	药物治疗	抗生素-四环素类	米诺环素	是,否	\	B
治疗	药物治疗	抗生素-大环内酯类	红霉素	是,否	\	B
治疗	药物治疗	抗生素-大环内酯类	罗红霉素	是,否	\	B
治疗	药物治疗	抗生素-大环内酯类	麦迪霉素	是,否	\	B
治疗	药物治疗	抗生素-大环内酯类	乙酰螺旋霉素	是,否	\	B
治疗	药物治疗	抗生素-大环内酯类	吉他霉素	是,否	\	B
治疗	药物治疗	抗生素-氯霉素类	氯霉素	是,否	\	B
治疗	药物治疗	抗生素-林可霉素类	林可霉素	是,否	\	B
治疗	药物治疗	抗生素-林可霉素类	克林霉素	是,否	\	B
治疗	药物治疗	抗生素-喹诺酮类	诺氟沙星	是,否	\	B
治疗	药物治疗	抗生素-喹诺酮类	氧氟沙星	是,否	\	B
治疗	药物治疗	抗生素-喹诺酮类	洛美沙星	是,否	\	B
治疗	药物治疗	抗生素-其他	去甲万古霉素	是,否	\	B
治疗	药物治疗	抗生素-其他	磷霉素	是,否	\	B

数据集名称	模块名称	子模块名称	数据元名称	值域	单位	数据等级
治疗	药物治疗	抗生素-其他	卷曲霉素	是，否	\	B
治疗	药物治疗	抗结核药物	异烟肼（INH）	是，否	\	B
治疗	药物治疗	抗结核药物	利福平（RFP）	是，否	\	B
治疗	药物治疗	抗结核药物	吡嗪酰胺（PZA）	是，否	\	B
治疗	药物治疗	抗结核药物	乙胺丁醇（EMB）	是，否	\	B
治疗	药物治疗	抗结核药物	链霉素（SM）	是，否	\	B
治疗	药物治疗	抗血小板药	阿司匹林	是，否	\	B
治疗	药物治疗	抗血小板药	氯吡格雷	是，否	\	B
治疗	药物治疗	抗血小板药	双嘧达莫	是，否	\	B
治疗	药物治疗	抗凝治疗	肝素	是，否	\	B
治疗	药物治疗	抗凝治疗	低分子量肝素	是，否	\	B
治疗	药物治疗	抗凝治疗	华法林	是，否	\	B
治疗	药物治疗	抗凝治疗	达比加群	是，否	\	B
治疗	药物治疗	抗凝治疗	利伐沙班	是，否	\	B
治疗	药物治疗	抗凝治疗	阿哌沙班	是，否	\	B
治疗	药物治疗	抗凝治疗	依度沙班	是，否	\	B
治疗	药物治疗	溶栓	重组组织型纤溶酶原激活剂（rtPA）	是，否	\	B
治疗	药物治疗	溶栓	尿激酶	是，否	\	B
治疗	药物治疗	止血药	氨基己酸	是，否	\	B
治疗	药物治疗	止血药	氨甲苯酸	是，否	\	B

数据集名称	模块名称	子模块名称	数据元名称	值域	单位	数据等级
治疗	药物治疗	止血药	巴曲酶	是，否	\	B
治疗	饮食治疗	\	饮食治疗	是，否	\	B
治疗	手术治疗	\	手术治疗-游离体摘除	是，否	\	B
治疗	手术治疗	\	手术治疗-关节镜	是，否	\	B
治疗	手术治疗	\	手术治疗-截骨术	是，否	\	B
治疗	手术治疗	\	手术治疗-关节融合	是，否	\	B
治疗	手术治疗	\	手术治疗-关节置换	是，否	\	B
治疗	手术治疗	\	手术治疗-脊柱矫形	是，否	\	B
治疗	手术治疗	复位	手法复位	是，否	\	B
治疗	手术治疗	复位	切开复位	是，否	\	B
治疗	手术治疗	固定	外固定	是，否	\	B
治疗	手术治疗	固定	外固定类型-小夹板	是，否	\	B
治疗	手术治疗	固定	外固定类型-石膏绷带	是，否	\	B
治疗	手术治疗	固定	外固定类型-支具	是，否	\	B
治疗	手术治疗	固定	外固定类型-持续牵引	是，否	\	B
治疗	手术治疗	固定	外固定类型-固定器	是，否	\	B
治疗	手术治疗	固定	内固定	是，否	\	B
治疗	手术治疗	固定	内固定类型-接骨板	是，否	\	B
治疗	手术治疗	固定	内固定类型-螺丝钉	是，否	\	B
治疗	手术治疗	固定	内固定类型-髓内钉	是，否	\	B

数据集名称	模块名称	子模块名称	数据元名称	值域	单位	数据等级
治疗	手术治疗	固定	内固定类型-加压钢板	是，否	\	B
诊断	运动系统畸形	先天性畸形	先天性肌性斜颈	是，否	\	A
诊断	运动系统畸形	先天性畸形	先天性并指畸形	是，否	\	A
诊断	运动系统畸形	先天性畸形	先天性多指畸形	是，否	\	A
诊断	运动系统畸形	先天性畸形	发育性髋关节脱位	是，否	\	A
诊断	运动系统畸形	先天性畸形	先天性髋关节脱位	是，否	\	A
诊断	运动系统畸形	先天性畸形	发育性髋关节发育不良	是，否	\	A
诊断	运动系统畸形	先天性畸形	先天性马蹄内翻足	是，否	\	A
诊断	运动系统畸形	姿态性畸形	平足症	是，否	\	A
诊断	运动系统畸形	姿态性畸形	扁平足	是，否	\	A
诊断	运动系统畸形	姿态性畸形	踇外翻	是，否	\	A
诊断	运动系统畸形	姿态性畸形	非结构性脊柱侧凸	是，否	\	A
诊断	运动系统畸形	姿态性畸形	结构性脊柱侧凸-特发性脊柱侧凸	是，否	\	A
诊断	运动系统畸形	姿态性畸形	结构性脊柱侧凸-先天性脊柱侧凸	是，否	\	A
诊断	上肢骨、关节损伤	锁骨骨折	锁骨骨折	是，否	\	A
诊断	上肢骨、关节损伤	肩锁关节脱位	肩锁关节脱位-Ⅰ型	是，否	\	A
诊断	上肢骨、关节损伤	肩锁关节脱位	肩锁关节脱位-Ⅱ型	是，否	\	A
诊断	上肢骨、关节损伤	肩锁关节脱位	肩锁关节脱位-Ⅲ型	是，否	\	A

数据集名称	模块名称	子模块名称	数据元名称	值域	单位	数据等级
诊断	上肢骨、关节损伤	肩关节脱位	肩关节脱位-锁骨下脱位	是，否	\	A
诊断	上肢骨、关节损伤	肩关节脱位	肩关节脱位-喙突下脱位	是，否	\	A
诊断	上肢骨、关节损伤	肩关节脱位	肩关节脱位-关节盂下脱位	是，否	\	A
诊断	上肢骨、关节损伤	肱骨近端骨折	肱骨近端骨折-一部分骨折	是，否	\	A
诊断	上肢骨、关节损伤	肱骨近端骨折	肱骨近端骨折-两部分骨折	是，否	\	A
诊断	上肢骨、关节损伤	肱骨近端骨折	肱骨近端骨折-三部分骨折	是，否	\	A
诊断	上肢骨、关节损伤	肱骨近端骨折	肱骨近端骨折-四部分骨折	是，否	\	A
诊断	上肢骨、关节损伤	肱骨干骨折	肱骨干骨折	是，否	\	A
诊断	上肢骨、关节损伤	肱骨髁上骨折	肱骨髁上骨折-伸直型肱骨髁上骨折	是，否	\	A
诊断	上肢骨、关节损伤	肱骨髁上骨折	肱骨髁上骨折-屈曲型肱骨髁上骨折	是，否	\	A
诊断	上肢骨、关节损伤	肘关节脱位	肘关节脱位	是，否	\	A
诊断	上肢骨、关节损伤	桡骨头半脱位	桡骨头半脱位	是，否	\	A
诊断	上肢骨、关节损伤	前臂双骨折	尺、桡骨干骨折	是，否	\	A
诊断	上肢骨、关节损伤	前臂双骨折	蒙泰贾（Monteggia）骨折	是，否	\	A
诊断	上肢骨、关节损伤	前臂双骨折	盖氏（Galeazzi）骨折	是，否	\	A
诊断	上肢骨、关节损伤	桡骨远端骨折	桡骨远端骨折-伸直型骨折（Colles骨折）	是，否	\	A
诊断	上肢骨、关节损伤	桡骨远端骨折	桡骨远端骨折-屈曲型骨折（Smith骨折）	是，否	\	A
诊断	上肢骨、关节损伤	桡骨远端骨折	桡骨远端骨折-桡骨远端关节面骨折伴腕关节脱位（Barton骨折）	是，否	\	A

数据集名称	模块名称	子模块名称	数据元名称	值域	单位	数据等级
诊断	下肢骨、关节损伤	髋关节脱位	髋关节后脱位-Ⅰ型	是,否	\	A
诊断	下肢骨、关节损伤	髋关节脱位	髋关节后脱位-Ⅱ型	是,否	\	A
诊断	下肢骨、关节损伤	髋关节脱位	髋关节后脱位-Ⅲ型	是,否	\	A
诊断	下肢骨、关节损伤	髋关节脱位	髋关节后脱位-Ⅳ型	是,否	\	A
诊断	下肢骨、关节损伤	髋关节脱位	髋关节后脱位-Ⅴ型	是,否	\	A
诊断	下肢骨、关节损伤	髋关节脱位	髋关节前脱位	是,否	\	A
诊断	下肢骨、关节损伤	髋关节脱位	髋关节中心脱位	是,否	\	A
诊断	下肢骨、关节损伤	股骨近端骨折	股骨颈骨折-股骨头下骨折	是,否	\	A
诊断	下肢骨、关节损伤	股骨近端骨折	股骨颈骨折-经股骨颈骨折	是,否	\	A
诊断	下肢骨、关节损伤	股骨近端骨折	股骨颈骨折-股骨颈基底骨折	是,否	\	A
诊断	下肢骨、关节损伤	股骨近端骨折	股骨颈骨折-内收骨折	是,否	\	A
诊断	下肢骨、关节损伤	股骨近端骨折	股骨颈骨折-外展骨折	是,否	\	A
诊断	下肢骨、关节损伤	股骨近端骨折	股骨颈骨折-Ⅰ型,不完全骨折	是,否	\	A
诊断	下肢骨、关节损伤	股骨近端骨折	股骨颈骨折-Ⅱ型,无移位的完全骨折	是,否	\	A
诊断	下肢骨、关节损伤	股骨近端骨折	股骨颈骨折-Ⅲ型,完全骨折,部分移位	是,否	\	A
诊断	下肢骨、关节损伤	股骨近端骨折	股骨颈骨折-Ⅳ型,完全骨折,完全移位	是,否	\	A

数据集名称	模块名称	子模块名称	数据元名称	值域	单位	数据等级
诊断	下肢骨、关节损伤	股骨近端骨折	股骨转子间骨折-Ⅰ型	是，否	\	A
诊断	下肢骨、关节损伤	股骨近端骨折	股骨转子间骨折-Ⅱ型	是，否	\	A
诊断	下肢骨、关节损伤	股骨近端骨折	股骨转子间骨折-Ⅲ型	是，否	\	A
诊断	下肢骨、关节损伤	股骨近端骨折	股骨转子间骨折-Ⅳ型	是，否	\	A
诊断	下肢骨、关节损伤	股骨近端骨折	股骨转子间骨折-Ⅴ型	是，否	\	A
诊断	下肢骨、关节损伤	股骨干骨折	股骨干骨折	是，否	\	A
诊断	下肢骨、关节损伤	股骨远端骨折	股骨远端骨折	是，否	\	A
诊断	下肢骨、关节损伤	股骨远端骨折	股骨髁间骨折	是，否	\	A
诊断	下肢骨、关节损伤	髌骨骨折	髌骨骨折	是，否	\	A
诊断	下肢骨、关节损伤	膝关节韧带损伤	内侧副韧带损伤	是，否	\	A
诊断	下肢骨、关节损伤	膝关节韧带损伤	外侧副韧带损伤	是，否	\	A
诊断	下肢骨、关节损伤	膝关节韧带损伤	前交叉韧带损伤	是，否	\	A
诊断	下肢骨、关节损伤	膝关节韧带损伤	后交叉韧带损伤	是，否	\	A
诊断	下肢骨、关节损伤	膝关节半月板损伤	膝关节半月板损伤	是，否	\	A
诊断	下肢骨、关节损伤	胫骨平台骨折	胫骨平台骨折-Ⅰ型	是，否	\	A
诊断	下肢骨、关节损伤	胫骨平台骨折	胫骨平台骨折-Ⅱ型	是，否	\	A
诊断	下肢骨、关节损伤	胫骨平台骨折	胫骨平台骨折-Ⅲ型	是，否	\	A
诊断	下肢骨、关节损伤	胫骨平台骨折	胫骨平台骨折-Ⅳ型	是，否	\	A
诊断	下肢骨、关节损伤	胫骨平台骨折	胫骨平台骨折-Ⅴ型	是，否	\	A
诊断	下肢骨、关节损伤	胫骨平台骨折	胫骨平台骨折-Ⅵ型	是，否	\	A

数据集名称	模块名称	子模块名称	数据元名称	值域	单位	数据等级
诊断	下肢骨、关节损伤	胫腓骨干双骨折	胫腓骨干双骨折	是，否	\	A
诊断	下肢骨、关节损伤	胫腓骨干双骨折	单纯胫骨干骨折	是，否	\	A
诊断	下肢骨、关节损伤	胫腓骨干双骨折	单纯腓骨干骨折	是，否	\	A
诊断	下肢骨、关节损伤	踝关节骨折	踝关节骨折-Ⅰ型外翻外展型	是，否	\	A
诊断	下肢骨、关节损伤	踝关节骨折	踝关节骨折-Ⅱ型内翻外旋型	是，否	\	A
诊断	下肢骨、关节损伤	踝关节骨折	踝关节骨折-Ⅲ型外翻外旋型	是，否	\	A
诊断	下肢骨、关节损伤	踝关节骨折	踝关节骨折-Ⅳ型垂直压缩型（Pilon骨折）	是，否	\	A
诊断	下肢骨、关节损伤	踝部扭伤	跟腱断裂	是，否	\	A
诊断	下肢骨、关节损伤	踝部扭伤	踝部内侧副韧带损伤	是，否	\	A
诊断	下肢骨、关节损伤	踝部扭伤	踝部外侧副韧带损伤	是，否	\	A
诊断	下肢骨、关节损伤	踝部扭伤	踝部下胫腓韧带损伤	是，否	\	A
诊断	下肢骨、关节损伤	足部骨折	跟骨骨折-Ⅰ型	是，否	\	A
诊断	下肢骨、关节损伤	足部骨折	跟骨骨折-Ⅱ型	是，否	\	A
诊断	下肢骨、关节损伤	足部骨折	跟骨骨折-Ⅲ型	是，否	\	A
诊断	下肢骨、关节损伤	足部骨折	跟骨骨折-Ⅳ型	是，否	\	A
诊断	下肢骨、关节损伤	足部骨折	跖骨骨折-第一跖骨	是，否	\	A
诊断	下肢骨、关节损伤	足部骨折	跖骨骨折-第二跖骨	是，否	\	A
诊断	下肢骨、关节损伤	足部骨折	跖骨骨折-第三跖骨	是，否	\	A

数据集名称	模块名称	子模块名称	数据元名称	值域	单位	数据等级
诊断	下肢骨、关节损伤	足部骨折	跖骨骨折-第四跖骨	是，否	\	A
诊断	下肢骨、关节损伤	足部骨折	跖骨骨折-第五跖骨	是，否	\	A
诊断	下肢骨、关节损伤	足部骨折	趾骨骨折	是，否	\	A
诊断	脊柱、脊髓损伤	脊柱骨折	颈椎骨折-压缩性骨折	是，否	\	A
诊断	脊柱、脊髓损伤	脊柱骨折	颈椎骨折-骨折-脱位	是，否	\	A
诊断	脊柱、脊髓损伤	脊柱骨折	颈椎骨折-Jefferson 骨折	是，否	\	A
诊断	脊柱、脊髓损伤	脊柱骨折	颈椎骨折-爆裂型骨折	是，否	\	A
诊断	脊柱、脊髓损伤	脊柱骨折	颈椎骨折-无骨折-脱位过伸损伤	是，否	\	A
诊断	脊柱、脊髓损伤	脊柱骨折	颈椎骨折-枢椎椎弓根骨折	是，否	\	A
诊断	脊柱、脊髓损伤	脊柱骨折	颈椎骨折-齿状突骨折Ⅰ型	是，否	\	A
诊断	脊柱、脊髓损伤	脊柱骨折	颈椎骨折-齿状突骨折Ⅱ型	是，否	\	A
诊断	脊柱、脊髓损伤	脊柱骨折	颈椎骨折-齿状突骨折Ⅲ型	是，否	\	A
诊断	脊柱、脊髓损伤	脊柱骨折	胸腰椎骨折-稳定性骨折	是，否	\	A
诊断	脊柱、脊髓损伤	脊柱骨折	胸腰椎骨折-不稳定性骨折	是，否	\	A
诊断	脊柱、脊髓损伤	脊柱骨折	胸腰椎骨折-压缩骨折	是，否	\	A
诊断	脊柱、脊髓损伤	脊柱骨折	胸腰椎骨折-爆裂骨折	是，否	\	A
诊断	脊柱、脊髓损伤	脊柱骨折	胸腰椎骨折-Chance 骨折	是，否	\	A
诊断	脊柱、脊髓损伤	脊柱骨折	胸腰椎骨折-骨折-脱位	是，否	\	A
诊断	脊柱、脊髓损伤	脊髓损伤	脊髓损伤	是，否	\	A
诊断	骨盆、髋臼骨折	骨盆骨折	骨盆骨折-骨盆边缘撕脱性骨折	是，否	\	A

数据集名称	模块名称	子模块名称	数据元名称	值域	单位	数据等级
诊断	骨盆、髋臼骨折	骨盆骨折	骨盆骨折-髂骨翼骨折	是，否	\	A
诊断	骨盆、髋臼骨折	骨盆骨折	骨盆骨折-骶尾骨骨折，骨盆环骨折	是，否	\	A
诊断	骨盆、髋臼骨折	骨盆骨折	骨盆骨折-A型	是，否	\	A
诊断	骨盆、髋臼骨折	骨盆骨折	骨盆骨折-B型	是，否	\	A
诊断	骨盆、髋臼骨折	骨盆骨折	骨盆骨折-C型	是，否	\	A
诊断	骨盆、髋臼骨折	骨盆骨折	骨盆骨折-LC骨折	是，否	\	A
诊断	骨盆、髋臼骨折	骨盆骨折	骨盆骨折-APC骨折Ⅰ型	是，否	\	A
诊断	骨盆、髋臼骨折	骨盆骨折	骨盆骨折-APC骨折Ⅱ型	是，否	\	A
诊断	骨盆、髋臼骨折	骨盆骨折	骨盆骨折-APC骨折Ⅲ型	是，否	\	A
诊断	骨盆、髋臼骨折	骨盆骨折	骨盆骨折-VS骨折Ⅰ型	是，否	\	A
诊断	骨盆、髋臼骨折	骨盆骨折	骨盆骨折-VS骨折Ⅱ型	是，否	\	A
诊断	骨盆、髋臼骨折	骨盆骨折	骨盆骨折-VS骨折Ⅲ型	是，否	\	A
诊断	骨盆、髋臼骨折	骨盆骨折	骨盆骨折-CM骨折	是，否	\	A
诊断	骨盆、髋臼骨折	髋臼骨折	髋臼骨折-后壁骨折	是，否	\	A
诊断	骨盆、髋臼骨折	髋臼骨折	髋臼骨折-后柱骨折	是，否	\	A
诊断	骨盆、髋臼骨折	髋臼骨折	髋臼骨折-前壁骨折	是，否	\	A
诊断	骨盆、髋臼骨折	髋臼骨折	髋臼骨折-前柱骨折	是，否	\	A
诊断	骨盆、髋臼骨折	髋臼骨折	髋臼骨折-横断骨折	是，否	\	A
诊断	骨盆、髋臼骨折	髋臼骨折	髋臼骨折-后柱伴后壁骨折	是，否	\	A
诊断	骨盆、髋臼骨折	髋臼骨折	髋臼骨折-横断伴后壁骨折	是，否	\	A

数据集名称	模块名称	子模块名称	数据元名称	值域	单位	数据等级
诊断	骨盆、髋臼骨折	髋臼骨折	髋臼骨折-T形骨折	是，否	\	A
诊断	骨盆、髋臼骨折	髋臼骨折	髋臼骨折-前柱伴后半横形骨折	是，否	\	A
诊断	骨盆、髋臼骨折	髋臼骨折	髋臼骨折-双柱骨折	是，否	\	A
诊断	椎间盘突出症	颈椎间盘突出症	颈椎间盘突出症	是，否	\	A
诊断	椎间盘突出症	胸椎间盘突出症	胸椎间盘突出症	是，否	\	A
诊断	椎间盘突出症	腰椎间盘突出症	腰椎间盘突出症-膨出型	是，否	\	A
诊断	椎间盘突出症	腰椎间盘突出症	腰椎间盘突出症-突出型	是，否	\	A
诊断	椎间盘突出症	腰椎间盘突出症	腰椎间盘突出症-脱出型	是，否	\	A
诊断	椎间盘突出症	腰椎间盘突出症	腰椎间盘突出症-游离型	是，否	\	A
诊断	椎间盘突出症	腰椎间盘突出症	腰椎间盘突出症-Schmorl结节及经骨突出型	是，否	\	A
诊断	椎间盘突出症	腰椎间盘突出症	腰椎管狭窄症	是，否	\	A
诊断	椎间盘突出症	腰椎间盘突出症	腰椎滑脱症	是，否	\	A
诊断	骨与关节化脓性感染	化脓性骨髓炎	急性血源性骨髓炎	是，否	\	A
诊断	骨与关节化脓性感染	化脓性骨髓炎	慢性血源性骨髓炎	是，否	\	A
诊断	骨与关节化脓性感染	化脓性骨髓炎	局限性骨脓肿	是，否	\	A
诊断	骨与关节化脓性感染	化脓性骨髓炎	硬化性骨髓炎	是，否	\	A
诊断	骨与关节化脓性感染	化脓性骨髓炎	创伤后骨髓炎	是，否	\	A
诊断	骨与关节化脓性感染	化脓性骨髓炎	化脓性脊椎炎	是，否	\	A

数据集名称	模块名称	子模块名称	数据元名称	值域	单位	数据等级
诊断	骨与关节化脓性感染	化脓性关节炎	化脓性关节炎	是，否	\	A
诊断	骨与关节结核	脊柱结核	脊柱结核	是，否	\	A
诊断	骨与关节结核	髋关节结核	髋关节结核	是，否	\	A
诊断	骨与关节结核	膝关节结核	膝关节结核	是，否	\	A
诊断	非化脓性关节炎	骨关节炎	骨关节炎	是，否	\	A
诊断	非化脓性关节炎	强直性脊柱炎	强直性脊柱炎	是，否	\	A
诊断	非化脓性关节炎	类风湿关节炎	类风湿关节炎	是，否	\	A
诊断	骨肿瘤	良性骨肿瘤	骨样骨瘤	是，否	\	A
诊断	骨肿瘤	良性骨肿瘤	骨软骨瘤	是，否	\	A
诊断	骨肿瘤	良性骨肿瘤	软骨瘤	是，否	\	A
诊断	骨肿瘤	骨巨细胞瘤	骨巨细胞瘤	是，否	\	A
诊断	骨肿瘤	原发性恶性骨肿瘤	骨肉瘤	是，否	\	A
诊断	骨肿瘤	原发性恶性骨肿瘤	软骨肉瘤	是，否	\	A
诊断	骨肿瘤	原发性恶性骨肿瘤	骨纤维肉瘤	是，否	\	A
诊断	骨肿瘤	原发性恶性骨肿瘤	尤因肉瘤	是，否	\	A
诊断	骨肿瘤	原发性恶性骨肿瘤	恶性淋巴瘤	是，否	\	A
诊断	骨肿瘤	原发性恶性骨肿瘤	骨髓瘤	是，否	\	A
诊断	骨肿瘤	原发性恶性骨肿瘤	脊索瘤	是，否	\	A
诊断	骨肿瘤	转移性骨肿瘤	转移性骨肿瘤	是，否	\	A
诊断	骨肿瘤	其他	骨囊肿	是，否	\	A

数据集名称	模块名称	子模块名称	数据元名称	值域	单位	数据等级
诊断	骨肿瘤	其他	动脉瘤性骨囊肿	是，否	\	A
诊断	骨肿瘤	其他	骨嗜酸性肉芽肿	是，否	\	A
诊断	骨肿瘤	其他	骨纤维发育不良	是，否	\	A
诊断	骨肿瘤	其他	滑膜性软骨化生	是，否	\	A
诊断	骨肿瘤	其他	滑膜肉瘤	是，否	\	A

13. 并发症

模块名称	参考标准
13. 并发症	《内科学》，第9版，人民卫生出版社 《外科学》，第9版，人民卫生出版社 《米勒麻醉学》，第8版，北京大学医学出版社 《诊断学》，第9版，人民卫生出版社 《神经病学》，第9版，人民卫生出版社

模块名称	数据元名称	定义	数据等级
呼吸系统	肺膨胀不全	肺膨胀不全是指全肺或部分肺组织出现的充气不全（如未完全充气的新生儿肺或成人塌陷），造成肺顺应性和动脉血氧峰压的持续性下降。可由于气道梗阻、部分肺组织受压、肺纤维化等原因引起	A
呼吸系统	社区获得性肺炎	在医院外罹患感染性肺实质炎症，包括具有明确潜伏期的病原体感染而在入院后平均潜伏期内发病的肺炎	A
呼吸系统	医院获得性肺炎	患者入院时不存在、也不处于感染潜伏期，而于入院48小时后在医院发生的非呼吸机因素引起的肺炎	A
呼吸系统	呼吸机相关肺炎	接受有创机械通气48小时后或拔管后48小时内出现的细菌性气管支气管炎，表现为发热、气管内吸引物细菌培养阳性，但胸部影像学无新出现或进行性加重的浸润影	A
呼吸系统	术后肺炎	外科手术患者在术后30天内新发的肺炎，包括出院后但在术后30天内发生的肺炎	A
呼吸系统	急性肺栓塞	内源性或外源性栓子阻塞肺动脉引起肺循环障碍的临床和病理生理综合征，包括肺血栓栓塞症、脂肪栓塞综合征、羊水栓塞、空气栓塞、肿瘤栓塞等	A

模块名称	数据元名称	定义	数据等级
呼吸系统	急性肺水肿	急性肺水肿是由不同原因引起肺组织血管外液体异常增多，液体由间质进入肺泡，甚至呼吸道出现泡沫分泌物。表现为急性呼吸困难、发绀、呼吸做功增加，两肺布满湿性啰音，甚至从气道涌出大量泡沫样痰液	A
呼吸系统	复张性肺水肿	复张性肺水肿是因气胸、胸腔积液、胸腔内巨大肿瘤等造成病侧肺萎陷，经胸腔闭式引流或肿瘤切除术，解除对肺的压迫，使萎陷肺得以复张，患侧肺或双肺在短时间内（数分钟至数小时内）发生急性肺水肿	A
呼吸系统	急性肺损伤	严重感染、休克、创伤及烧伤等非心源性疾病过程中肺毛细血管内皮细胞和肺泡上皮细胞损伤造成弥漫性肺间质及肺泡水肿导致的急性低氧性呼吸功能不全或衰竭。以肺容积减少肺顺应性降低、严重的通气血流比例失调为病理生理特征，临床表现为进行性低氧血症和呼吸窘迫，肺部影像学表现为非均一性的渗出性病变	A
呼吸系统	急性呼吸窘迫综合征	各种肺内和肺外致病因素所导致的急性弥漫性肺损伤和进而发展的急性呼吸衰竭	A
呼吸系统	急性咽炎	急性咽炎为咽部黏膜及黏膜下组织的急性炎症，可由多种原因引起，如病毒、肺炎支原体、细菌、过敏因素、物理化学因素、鼻部疾病累及等，患者可自觉异物感，吞咽疼痛，重者伴发高热、头痛、全身酸痛等。若不及时治疗或治疗不彻底，可转为慢性咽炎	A
呼吸系统	急性喉炎	喉黏膜的急性卡他性炎症	A
呼吸系统	喉水肿	黏膜松弛处，如会厌舌面、杓会厌皱襞等的黏膜下有组织液浸润	A
呼吸系统	术后肺部并发症	术后肺部并发症主要包括呼吸道感染、肺炎、呼吸衰竭、肺不张、胸腔积液、气胸、支气管痉挛和吸入性肺炎等	A
循环系统	急性心功能不全	急性心功能不全是指由心肌梗死、心肌病、血流动力学负荷过重、炎症等各种原因引起心肌结构和功能的变化，导致心室泵血或充盈功能低下，心排血量不能满足机体的需要，组织、器官血液灌注不足，并出现肺循环和（或）体循环淤血的一种病理生理状态。心力衰竭是心功能不全反复发作，引起临床症状的结果	A
循环系统	急性冠脉综合征	急性冠脉综合征是以冠状动脉粥样硬化斑块破裂或侵袭，继发完全或不完全闭塞性血栓形成为病理基础的一组临床综合征，包括急性ST段抬高心肌梗死、急性非ST段抬高心肌梗死和不稳定型心绞痛	A
循环系统	高血压	高血压是以体循环动脉血压[收缩压和（或）舒张压]增高为主要特征（收缩压≥140mmHg，舒张压≥90mmHg），可伴有心、脑、肾等器官的功能或器质性损害的临床综合征	A
循环系统	心律失常	由于窦房结激动异常或激动产生于窦房结以外，激动的传导缓慢、阻滞或经异常通道传导，即心脏活动的起源和（或）传导障碍导致心脏搏动的频率和（或）节律异常	A

模块名称	数据元名称	定义	数据等级
循环系统	心脏压塞	心包腔内液体增长的速度过快或积液量过大时,压迫心脏而限制心室舒张及血液充盈的现象	A
循环系统	心搏骤停	心脏射血功能的突然终止,大动脉搏动与心音消失,重要器官(如脑)严重缺血、缺氧,导致生命终止。是出乎意料的突然死亡	A
神经系统	发热	体温＞37.2ºC	A
神经系统	感染	感染是指细菌、病毒、真菌、寄生虫等病原体侵入人体所引起的局部组织和全身性炎症反应	A
神经系统	脓肿	脓肿是急性感染过程中,组织、器官或体腔内,因病变组织坏死、液化而出现的局限性脓液积聚。四周有一完整的脓壁	A
神经系统	硬膜外出血	硬膜外出血是位于颅骨内板与硬脑膜之间的血肿	A
神经系统	硬膜下出血	硬膜下出血是指硬脑膜与蛛网膜之间的出血	A
神经系统	脑内出血	脑内出血是指脑实质内血管破裂引起的出血	A
神经系统	蛛网膜下腔出血	蛛网膜下腔出血是指脑底部或脑表面的病变血管破裂,血液直接流入蛛网膜下腔引起的出血	A
神经系统	脑梗死	脑梗死是由各种原因所致的局部脑组织区域血液供应障碍,导致脑组织缺血缺氧性病变坏死,进而产生临床上对应的神经功能缺失表现	A
神经系统	脑脊液漏	脑脊液腔与颅外相通,有脑脊液漏出	A
神经系统	术后谵妄	术后谵妄是一种急性精神混乱状态,通常发生在术后早期,病程呈波动性,临床基本特征为意识、注意力、认知和知觉障碍	A
神经系统	昏迷	昏迷表现为完全意识丧失,随意运动消失,对外界的刺激的反应迟钝或丧失	A
神经系统	遗忘	识记过的内容在一定条件下不能或错误地恢复和提取	A
神经系统	失语	失语症是指由于神经中枢病损导致抽象信号思维障碍,而丧失口语、文字的表达和理解能力的临床症候群	A
神经系统	痴呆	痴呆是指慢性获得性进行性智能障碍综合征。临床上以缓慢出现的智能减退为主要特征,伴有不同程度的人格改变	A

模块名称	数据元名称	定义	数据等级
神经系统	瘫痪	随意运动功能的减低或丧失,是神经系统常见的症状,是神经、神经肌肉接头或肌肉疾病所致	A
神经系统	癫痫	大脑神经元突发性异常放电,导致短暂的大脑功能障碍	A
神经系统	神经源性膀胱	控制排尿功能的中枢神经系统或周围神经受到损害而引起的膀胱尿道功能障碍	A
神经系统	尿失禁	膀胱内的尿不能控制而自行流出	A
神经系统	尿潴留	膀胱内充满尿液而不能正常排出	A
神经系统	大便失禁	大便失禁是指粪便及气体不能随意控制,不自主地流出肛门外,为排便功能紊乱的一种症状	A
神经系统	弥漫性轴索损伤	弥漫性轴索损伤是在头部受到外伤作用后发生的,主要弥漫分布于脑白质,以轴索损伤为主要改变的一种原发性脑实质的损伤	A
神经系统	偏盲	偏盲是指一侧或双侧眼睛正常视野中一半的缺失	A
神经系统	失明	视力丧失	A
神经系统	听觉障碍	听觉障碍又称听觉受损,是指感测或理解声音的能力的完全或部分降低	A
神经系统	颅内高压	颅内压＞200mmH$_2$O	A
神经系统	脑水肿	脑水肿是指脑内水分增加、导致脑容积增大的病理现象,是脑组织对各种致病因素的反应	A
神经系统	神经源性肺水肿	脑病变引起的肺水肿,因此也称脑源性肺水肿,是以中枢神经系统损伤后,出现急性肺水肿为特征的一种临床综合征	A
神经系统	颅内低压	颅内压＜60mmH$_2$O	A
神经系统	裂隙脑室综合征	主要表现为间断性头痛,脑室窄小,颅内压降低等组成的三联征	A
神经系统	脑疝	正常颅腔内某一分腔有占位性病变时,该分腔的压力比邻近分腔的压力高,脑组织从高压区向低压区移位,被挤到附近的生理孔道或非生理孔道,使部分脑组织、神经及血管受压,脑脊液循环发生障碍而产生相应的症状群	A
神经系统	脑积水	脑脊液吸收障碍、循环受阻或分泌过多而致脑室系统扩张	A
神经系统	颅腔积气	颅外或含气骨内气体进入颅内	A

模块名称	数据元名称	定义	数据等级
神经系统	头痛	头颅上半部，包括眉弓、耳轮上缘和枕外隆突连线以上部位的疼痛	A
神经系统	头晕	头晕是一种常见的脑部功能性障碍，主要表现为头昏、头胀、头重脚轻、脑内摇晃、眼花等的感觉	A
神经系统	眩晕	眩晕是因机体对空间定位障碍而产生的一种动性或位置性错觉，发作时常会感到天旋地转的晕，甚至恶心、呕吐、冒冷汗等自律神经失调的症状	A
泌尿系统	急性肾衰竭	急性肾衰竭是指肾小球滤过率突然或持续下降，引起氮质废物体内潴留，水、电解质和酸碱平衡紊乱，导致各系统并发症的临床综合征	A
泌尿系统	低血钙	低血钙是指血清蛋白浓度正常时，血清钙浓度＜2.2mmol/L（8.5mg/dl）	A
泌尿系统	高血钙	血钙浓度≥2.75mmol/L（11.0mg/dl，5.5mEq/L）为高钙血症。当血钙浓度≥3.75mmol/L（15.0mg/dl，7.5mEq/L）时称为高钙危象	A
泌尿系统	高血钾	血清钾浓度＞5.5mmol/L	A
泌尿系统	低血钾	血清钾浓度＜3.5mmol/L	A
泌尿系统	高血磷	CKD3期～CKD4期：0.87～1.49mmol/L；CKD5期：1.13～1.78mmol/L	A
泌尿系统	慢性肾衰竭	慢性肾衰竭是指各种肾脏病导致肾功能渐进性不可逆性减退，直至功能丧失所出现的一系列症状和代谢紊乱所组成的临床综合征，简称慢性肾衰	A
泌尿系统	尿毒症	第5期为终末期肾衰竭，又被称为尿毒症	A
泌尿系统	肾性水肿	肾性水肿原因一般分为两类：一是肾小球滤过下降，而肾小管对水钠重吸收尚好，从而导致水钠滞留，此时常伴全身毛细血管通透性增加，因此组织间隙中水分滞留，此种情况多见于肾炎。另一种原因是，由于大量蛋白尿导致血浆蛋白过低所致	A
泌尿系统	蛋白尿	由于肾小球滤过膜的滤过作用和肾小管的重吸收作用，健康人尿中蛋白质（多指分子量较小的蛋白质）的含量很少（每日排出量＜150mg），蛋白质定性检查时，呈阴性反应。当尿中蛋白质含量增加，普通尿常规检查即可测出，称蛋白尿。如果尿蛋白含量≥3.5g/24h，则称为大量蛋白尿	A
泌尿系统	尿失禁	尿液不为自主控制而流出	A

模块名称	数据元名称	定义	数据等级
泌尿系统	继发性尿路感染	尿路病原体侵入尿路引发感染	A
泌尿系统	肾自截	肾结核广泛钙化后坏死物质呈干酪状，肾功能完全丧失，输尿管症状也逐渐缓解或消失，尿液检查趋于正常	A
泌尿系统	尿路梗阻	尿路梗阻即泌尿系梗阻。尿液经过肾盏、肾盂、输尿管、膀胱和尿道排出，尿路通畅才能维持泌尿系的正常功能。尿路梗阻时，尿液不能排出，引起梗阻近侧端的积水，严重的输尿管积水和肾积水，可因肾实质损害而导致肾衰竭	A
泌尿系统	尿潴留	膀胱内充满尿液但是不能排除	A
泌尿系统	水中毒	机体所摄入水总量显著超过排出水量，导致水分在体内潴留，引起血浆渗透压下降和循环血量增多。	A
泌尿系统	肾绞痛	通常指由于泌尿系结石尤其是输尿管结石导致的突然发作的肾区剧烈疼痛，急性肾绞痛大多是由于结石所致，而且大部分发生于输尿管结石，故所谓的肾绞痛其实很大一部分是输尿管绞痛，肾绞痛不是一个独立的疾病，是由于多种原因导致的肾盂或者输尿管平滑肌痉挛所致，其发病没有任何先兆，疼痛程度甚至可以超过分娩、骨折、创伤、手术等	A
泌尿系统	肾性贫血	肾性贫血是由于肾功能受损尤其是患者肾小球滤过率低于30ml/min或血清肌酐（SCr）浓度＞300μmol/L且血红蛋白降低时导致的正色素正细胞性、增生低下性贫血。本病是慢性肾脏病（CKD）的常见并发症，也是慢性肾脏病患者合并心血管并发症的独立危险因素	A
泌尿系统	肾性高血压	肾性高血压主要是由于肾脏实质性病变和肾动脉病变引起的血压升高，在症状性高血压中称为肾性高血压。其发病机制与病理特点：一是肾实质病的病理特点表现为肾小球玻璃样变性、间质组织或结缔组织增生、肾小管萎缩、肾细小动脉狭窄，造成了肾脏既有实质性损害，也有血液供应不足。二是肾动脉壁的中层黏液性肌纤维增生，形成多数小动脉瘤，使肾小动脉内壁呈串珠样突出，造成肾动脉呈节段性狭窄。三是非特异性大动脉炎，引起肾脏血流灌注不足	A
血液系统	贫血	各种原因导致的外周血红细胞容量低于正常的临床综合征。在一定容积的循环血液内红细胞计数血红蛋白量及血细胞比容均低于正常标准者。依据我国的标准，血红蛋白测定值：成年男性低于120g/L、成年女性低于110g/L，其血细胞比容分别低于0.42、0.37，可诊断为贫血	A
血液系统	术后出血	术后出血是术后常见的并发症之一，包括机械性出血和非机械性出血。机械性出血主要与手术操作有关，非机械性出血主要是由凝血机制异常、术前应用抗凝药物或患者本身存在先天性出血性疾病等。手术后出血多发生于术后24小时内，患者可出现低血容量性休克的各种临床表现，如血压下降、脉搏细速、心率加快、四肢湿冷、脸色苍白、大量呕血或便血	A

模块名称	数据元名称	定义	数据等级
血液系统	弥散性血管内凝血（非恶性血液病）	弥散性血管内凝血是以不同原因所致的凝血因子和血小板被激活、凝血酶增加，以及广泛微血栓形成为病理特征的获得性临床综合征	A
血液系统	静脉栓塞	深静脉血栓形成（DVT）是血液在深静脉内不正常凝结引起的病症，多发生于下肢，血栓脱落可引起肺栓塞（PE），合称为静脉血栓栓塞症（VTE）	A
血液系统	动脉栓塞	动脉栓塞是指源于心脏或近侧动脉壁的血栓或动脉硬化斑块脱落或外源性栓子进入动脉，被血流冲向远侧造成远端动脉管腔堵塞，肢体、脏器、组织等缺血的病理过程	A
血液系统	肺栓塞	肺栓塞是指嵌塞物质进入肺动脉及其分支，阻断组织血液供应所引起的病理和临床状态。常见的栓子是血栓，其余为少见的新生物细胞、脂肪滴、气泡、静脉输入的药物颗粒，甚至导管头端引起的肺血管阻断	A
内分泌系统	糖尿病酮症酸中毒	尿糖、尿酮强阳性；血糖＞11mmol/L，血酮体＞1.0mmol/L；pH＜7.30，和（或）HCO_3^-＜15mmol/L	A
内分泌系统	高渗高血糖综合征	血糖＞33.3mmol/L，血浆渗透压＞320mmol/L	A
内分泌系统	高血糖	空腹血糖＞6.0mmol/L	A
内分泌系统	低血糖	空腹血糖＜3.9mmol/L	A
内分泌系统	甲状腺功能亢进危象	甲状腺毒症急性加重的综合征，表现为高热、大汗、心动过速（HR＞140次/分）、烦躁、焦虑不安、恶心、呕吐、腹泻、谵妄、心力衰竭、昏迷，等	A
内分泌系统	甲状腺功能减退症	TSH增高，FT_4降低，TT_4降低	A
内分泌系统	急性心力衰竭	咳粉红色泡沫痰，低血压、心率快，双肺满布湿啰音，BNP、NT-proBNP升高	A
内分泌系统	心房颤动	规则有序的心房电活动丧失，代之以快速无序的颤动波，心电图提示心房颤动	A
内分泌系统	高血压急症	血压突然明显升高（＞180/120mmHg），伴有进行性心、脑、肾等重要靶器官功能不全的表现	A
内分泌系统	高血压亚急症	血压明显升高但不伴严重临床症状及进行性靶器官损害	A
内分泌系统	高血压危象	血压急剧上升，收缩压＞180mmHg，或舒张压＞120mmHg，包括高血压急症及亚急症	A
内分泌系统	恶性高血压	舒张压持续≥130mmHg	A

模块名称	数据元名称	定义	数据等级
内分泌系统	顽固性/难治性高血压	使用了三种以上合适剂量降压药联合治疗，血压仍未能达到目标水平	A
内分泌系统	高血压脑病	严重高血压（平均动脉压＞140mmHg），弥漫性严重头痛，呕吐，意识障碍，精神错乱，昏迷，局部或全身抽搐	A
内分泌系统	低血压	收缩压＜90mmHg	A
内分泌系统	肾上腺危象	血浆皮质醇水平低下，ACTH升高（原发性）或降低（继发性），低血糖	A
内分泌系统	甲状旁腺功能减退症	血清钙浓度＜2.2mmol/L，血清总钙浓度＜1.88mmol/L，血清游离钙浓度＜0.95mmol/L	A
内分泌系统	尿崩症	24小时尿量＞4L，尿比重＜1.005，尿渗透压＜200mmol/L	A
消化系统	术后恶心呕吐	麻醉后苏醒室（PACU）中，或者术后24小时内发生的恶心和（或）呕吐或干呕	A
消化系统	腹泻	排便次数增多，粪质稀薄或带有黏液、脓血或未消化的食物	A
消化系统	便秘	大便次数减少，一周少于3次，伴排便困难，粪便干结	A
消化系统	肠梗阻	任何原因引起的肠内容物通过障碍	A
消化系统	粘连性肠梗阻	由肠粘连和腹腔内粘连引起的肠梗阻	A
消化系统	麻痹性肠梗阻	因严重的神经、体液及代谢改变影响肠道自主神经系统的平衡；或影响肠道局部神经传导；或影响肠道平滑肌收缩使肠管扩张蠕动消失	A
消化系统	术后肠麻痹（迁延性）	术后第4日或4日后出现下列至少2项症状和体征：恶心或呕吐；最近24小时无法耐受经口摄食；最近24小时没有排气；腹部膨隆；放射学检查已证实	A
消化系统	术后肠麻痹（正常性）	从手术到排气或排便且耐受经口摄食的时间少于4日	A
消化系统	肝衰竭	肝功能发生严重障碍或失代偿，进而出现以凝血机制障碍和黄疸、肝性脑病、腹水等为主要表现的一组临床症候群	A
消化系统	肝切除术后肝衰竭	肝脏维持其合成、排泄及解毒功能的能力受损，特征为术后第5日或之后出现INR升高和高胆红素血症	A
消化系统	急性肝衰竭	无肝硬化或既存肝疾病患者发生的伴脑病和INR≥1.5的重度急性肝脏损伤	A
消化系统	肝性脑病	肝功能障碍和（或）门体分流患者中出现的一系列潜在可逆性神经精神异常，出现定向障碍或扑翼样震颤发作可诊断为显性肝性脑病发病	A

模块名称	数据元名称	定义	数据等级
消化系统	肝性脑病（Ⅰ级）	Ⅰ级：行为改变，轻度意识模糊，言语不清，睡眠障碍，轻度扑翼样震颤	A
消化系统	肝性脑病（Ⅱ级）	Ⅱ级：嗜睡，中度意识模糊，中度扑翼样震颤	A
消化系统	肝性脑病（Ⅲ级）	Ⅲ级：明显意识模糊（昏睡），语无伦次，昏睡但呼之能醒，中度扑翼样震颤	A
消化系统	肝性脑病（Ⅳ级）	Ⅳ级：昏迷，对疼痛无反应，无扑翼样震颤	A
消化系统	肝肾综合征	肝肾综合征为排除性诊断，且符合以下条件：①慢性或急性肝脏疾病表现出晚期肝衰竭和门静脉高压症。②急性肾损伤：定义为48小时内血清肌酐增加0.3mg/dl（26.5μmol/L）或更多，或者定义为7日内从基线水平增加50%或更多。③没有引起急性肾损伤的其他任何明显原因，包括休克、当前或近期应用肾毒性药物治疗，且没有梗阻性肾病或肾实质疾病的超声证据。④尿红细胞排泄量少于50个细胞/高倍镜视野（未留置导尿管时）且蛋白排泄量小于500mg/d。静脉给予白蛋白[1g/(kg·d)，最大剂量为100g/d]扩充血容量至少2日并停用利尿药后，肾功能未改善	A
消化系统	肝肾综合征（1型）	病变进展迅速，2周内血清肌酐水平至少增加至2倍（反映肌酐清除率减少50%），达到大于2.5mg/dl（221μmol/L）	A
消化系统	肝肾综合征（2型）	病变进展较缓，则归为2型	A
消化系统	肝肺综合征	证实存在以下所有异常情况且排除其他病因后可诊断：①存在肝脏疾病（伴或不伴门静脉高压）。②氧合受损：$P_{A-a}O_2$升高且≥15mmHg。对于65岁及以上的患者，也可使用$P_{A-a}O_2$≥20mmHg或≥年龄校正值；或PaO_2＜80mmHg（10.7kPa）；对65岁及以上的患者可使用PaO_2＜70mmHg（9.3kPa）。③肺内血管扩张：在肝病患者中，通过经胸壁造影超声心动图（气泡检查）检测到肺内右向左分流	A
消化系统	门静脉血栓形成	由血栓引起的部分或完全门静脉阻塞，通常发生于肝硬化和（或）促血栓形成性疾病患者	C
消化系统	肝静脉血栓形成	由血栓形成的部分或完全肝静脉阻塞	C
消化系统	肝动脉血栓形成	肝移植术后各种原因引起的肝动脉内血栓形成，并导致部分或完全肝动脉阻塞	C
消化系统	深静脉血栓形成	因遗传性和获得性血栓形成倾向的导致上肢或下肢的深静脉内血栓形成	C

模块名称	数据元名称	定义	数据等级
消化系统	消化道出血	从食管到肛门之间的消化道出血，按部位可分为上、中、下消化道出血	C
消化系统	胆道出血	各种原因导致胆管与伴行血管间形成异常通道引起的上消化道出血	C
消化系统	凝血功能异常出血	因术后凝血因子减少或功能异常引起的全身性出血倾向增加	C
消化系统	腹膜间出血	术后腹膜间隙出现的血肿	C
消化系统	胆漏	手术后胆道壁或缝合处裂开引起胆汁漏出，在术后第3日或之后，引流液中的胆红素浓度至少为血清胆红素浓度的3倍，或因胆汁聚集或胆汁性腹膜炎而需要行放射性或手术干预可下诊断	C
消化系统	吻合口漏	吻合口裂开和渗漏	C
消化系统	腹部切口筋膜裂开	腹部切口大量血液渗出，在此之前常有爆破感及Valsalva动作加重切口膨出的情况。多数裂开在术后4～14日发生，平均为术后8日。术后第5日剖腹术切口没有愈合嵴可作为愈合受损和即将裂开的一个征象	C
消化系统	切口疝	发生在既往腹部手术切口处的疝	C
消化系统	切口脂肪液化	术后脂肪组织因血运不足等各种原因发生无菌性坏死，形成较多渗液，影响切口愈合，渗液涂片检查可见大量脂肪滴，连续三次培养无细菌生长	C
消化系统	术后胃瘫	胃手术后以胃排空障碍为主的综合征	C
消化系统	胃壁缺血坏死	因血供不足引起术后残余胃壁坏死	C
消化系统	吻合口梗阻	胃大部切除术后于吻合口处形成的梗阻	C
消化系统	输入袢梗阻	常见于毕Ⅱ式吻合，梗阻近端为十二指肠残端	C
消化系统	输出袢梗阻	因术后肠粘连或结肠后方系膜压迫肠管引起的梗阻	C
消化系统	碱性反流性胃炎	因碱性肠液反流至残胃，导致胃黏膜充血、水肿、糜烂，表现为胸骨后或上腹部烧灼痛、呕吐物含胆汁、体重下降	C
消化系统	倾倒综合征	胃大部切除术后，因失去幽门节制功能导致胃内容物排空过快引起的一系列临床症状	C

模块名称	数据元名称	定义	数据等级
消化系统	营养不良	因残胃容量减少、消化吸收功能影响，出现上腹部饱胀、贫血、消瘦等症状	C
消化系统	迷走神经切断术后腹泻	迷走神经切断术后因肠吸收减少，刺激肠蠕动减少，体液因子释放等原因引起的腹泻	C
消化系统	复发性溃疡	因未能切除足够胃组织或迷走神经切断不完全引起的溃疡复发	C
消化系统	残胃癌	因良性疾病行胃大部切除术后5年以上，残胃出现原发癌	C
消化系统	短肠综合征	大段小肠切除后，残存的功能性肠管不能维持患者营养需要的吸收不良综合征	C
消化系统	阑尾周围脓肿	阑尾炎未经及时治疗，在阑尾周围形成的脓肿	C
消化系统	阑尾周围脓肿并内瘘形成	阑尾周围脓肿未及时引流，脓肿向小肠、大肠内，或膀胱、阴道穿破形成内瘘	C
消化系统	阑尾周围脓肿并外瘘形成	阑尾周围脓肿未及时引流，脓肿向腹壁穿破形成外瘘	C
消化系统	化脓性门静脉炎	急性阑尾炎时阑尾静脉中的感染性血栓沿肠系膜上静脉至门静脉，导致化脓性门静脉炎症，表现为寒战、高热、肝大、剑突下压痛，轻度黄疸等	C
消化系统	阑尾残株炎	阑尾切除术中阑尾残端保留过长，超过1cm时，或肠石残留，术后残株引起炎症复发，表现为阑尾炎症状	C
消化系统	粪瘘	阑尾残端结渣线脱落或盲肠原发病变（结核、癌变等）或盲肠组织过度水肿缝合时裂伤等原因导致盲肠出现裂口，粪便漏入腹腔引起腹膜炎	C
消化系统	瘘口狭窄	结直肠手术后因筋膜或更浅层水肿等各种原因引起的腹壁造瘘口狭窄	C
消化系统	瘘口回缩	结直肠手术后腹壁造口内陷低于皮肤表层，引起粪便渗漏，导致造口周围皮肤损伤	C
消化系统	结肠坏死	结肠手术后因血供不足等原因引起的结肠坏死	C
消化系统	肛周感染	指肛门直肠周围软组织内或其周围间隙内发生的感染	C
消化系统	肛门狭窄	术后肛门和肛管直径变小	C
消化系统	直肠脱垂	直肠壁部分或全层向下移位	C
消化系统	肛门失禁	机体对直肠内液态和固态内容物，以及气体的蓄控能力丧失，导致大便次数增多	C

模块名称	数据元名称	定义	数据等级
消化系统	尿潴留	膀胱内充满尿液而不能正常排出，对于不能排尿的患者，膀胱超声显示尿量≥300ml 提示尿潴留	C
消化系统	性功能障碍	直肠手术后因盆腔神经受损等原因引起的性功能障碍	C
消化系统	肝包膜下血肿	肝实质表面破裂而其包膜完整，血液积聚在包膜下，使之与肝实质分离所形成的血肿	C
消化系统	医源性胆管损伤	因腹部手术、介入或穿刺治疗等造成的胆管损伤	C
消化系统	胆管炎性狭窄	在胆道感染基础上发生的胆管炎症、黏膜糜烂、溃疡形成、纤维组织增生、瘢痕组织形成而致的胆管狭窄	C
消化系统	胆汁瘤	胆汁因各种原因从肝胆管腔内渗出到肝实质内、肝包膜下或腹腔小网膜囊内形成包裹性胆汁淤积，可引起发热、腹痛、黄疸等症状，在超声、CT 等影像上表现为囊性肿瘤样结构，即胆漏被包裹后形成的胆汁囊肿	C
消化系统	胆汁胸膜瘘	肝脓肿时感染累及膈肌后可出现胆汁漏入胸膜腔，诊断为胸腔积液引流出胆汁	C
消化系统	胆源性胰腺炎	因胆汁的异常反流进入胰管，使胰腺消化酶被激活，从而产生胰腺自身消化而出现的急性炎性反应	C
消化系统	胆源性肝脓肿	化脓性胆管炎时细菌沿胆管上行至肝内胆管，引起细菌性肝脓肿	C
消化系统	肝动脉损伤	行胆道手术或肝脏手术中医源性因素引起肝动脉损伤	C
消化系统	假性动脉瘤形成	肝胆介入手术中肝动脉管壁被撕裂或穿破，血液自此破口流出而被邻近的组织包裹而形成血肿	C
消化系统	胆囊切除术后综合征	胆囊切除术后综合征（PCS）是一组异质性症状，包括术后再发和持续存在的腹痛和消化不良	C
消化系统	脾切除术后凶险感染	可发生于脾切除术后 6 个月至数年的一种极端严重的全身性脓毒症，多见于术后 2～3 年。其临床特点是发病隐匿，病初可能有轻度流感样症状，继而骤然寒战、高热，随即出现头痛、恶心、呕吐、上腹部弥漫性疼痛、腹泻、全身乏力等，病情发展快，迅速发生昏迷，并伴有明显酸中毒、休克、凝血功能障碍，可在几小时内死亡	C
骨骼系统	感染（化脓性骨髓炎）	化脓菌引起骨组织的炎症。病原菌主要为金黄色葡萄球菌，其次为乙型链球菌、白色葡萄球菌，偶尔为大肠杆菌、肺炎球菌、铜绿假单胞菌、流感嗜血杆菌等。感染途径有血源性、蔓延性及外伤性。血源性者病菌自远处病灶经血行感染于骨，好发于长管状骨的干骺端，形成脓肿，经骨皮质扩散形成骨膜下脓肿，又经哈弗氏管进入髓腔，阻断血运，形成死骨	A

模块名称	数据元名称	定义	数据等级
骨骼系统	骨折的早期并发症（重要周围组织损伤）	主要有血管损伤，周围神经损伤及脊髓损伤。其中脊髓损伤多见于脊柱颈段和胸腰段，出现损伤平面以下的截瘫	A
骨骼系统	骨折的早期并发症（骨筋膜室综合征）	骨筋膜室综合征是指骨筋膜室内的肌肉和神经因急性缺血、缺氧而产生的一系列早期症候群，又称急性筋膜间室综合征、骨筋膜间隔区综合征。最多见于前臂掌侧和小腿	A
骨骼系统	骨折的晚期并发症（坠积性肺炎）	坠积性肺炎多见于严重消耗性疾病，尤其是临终前由于心功能减弱，长期卧床，引起肺底部长期处于充血、淤血、水肿而发炎。坠积性肺炎属于细菌感染性疾病，多为混合感染，以革兰氏染色阴性菌为主	A
骨骼系统	骨折的晚期并发症（压疮）	压疮又称压力性溃疡、褥疮，是由于局部组织长期受压，发生持续缺血、缺氧、营养不良而致组织溃烂坏死	A
骨骼系统	下肢深静脉血栓	下肢深静脉血栓形成又称下肢深静脉血栓，是常见病，是指静脉血液在下肢深静脉血管内的凝结，阻塞静脉腔，导致静脉回流障碍。此病可遗留下肢水肿、继发性静脉曲张、皮炎、色素沉着、淤滞性溃疡等	A
骨骼系统	骨折的晚期并发症（损伤性骨化）	骨化性肌炎为进行性骨质结构于肌肉、结缔组织内沉积所引起的肌肉硬化的一种疾病	A
骨骼系统	骨折的晚期并发症（创伤性骨关节炎）	创伤性骨关节炎又称外伤性关节炎、损伤性骨关节炎，它是由创伤引起的以关节软骨的退化变性和继发的软骨增生、骨化为主要病理变化，以关节疼痛、活动功能障碍为主要临床表现的一种疾病	A
骨骼系统	骨折的晚期并发症（关节僵硬）	关节僵硬指正常关节功能（如屈伸、旋转等）发生不同程度的障碍，表现为活动范围的减小	A
骨骼系统	骨折的晚期并发症（急性骨萎缩）	急性胃萎缩即损伤所致关节附近的疼痛性骨质疏松，也称反射性交感神经性骨营养不良	A
骨骼系统	骨折的晚期并发症（缺血性骨坏死）	缺血性骨坏死是由于血液供应受阻而导致的骨细胞死亡，缺血坏死的严重程度取决于循环系统的受损程度	A

模块名称	数据元名称	定义	数据等级
骨骼系统	骨折的晚期并发症（缺血性肌挛缩）	缺血性肌挛缩是严重的骨折晚期并发症，是骨筋膜室综合征的严重后果，由于上、下肢的血液供应不足或包扎过紧超过一定时限，肢体肌群缺血而坏死，终致机化，形成瘢痕组织，逐渐挛缩而形成特有畸形	A
骨骼系统	骨折的早期并发症（脂肪栓塞综合征）	脂肪栓塞综合征（FES）是指骨盆或长骨骨折后24～48小时出现呼吸困难、意识障碍和瘀点	A
骨骼系统	骨折的早期并发症（肺血栓栓塞症）	肺血栓栓塞症为来自静脉系统或右心的血栓阻塞肺动脉或其分支所致的疾病，以肺循环和呼吸功能障碍为其主要临床和病理生理特征	A
骨骼系统	骨折的早期并发症（重要脏器损伤）	主要有肝破裂、脾破裂、肺损伤、膀胱损伤、尿道损伤、直肠损伤	A

参考文献

陈孝平，汪建平，赵继宗，2018. 外科学 [M]. 第 9 版. 北京：人民卫生出版社.

陈新谦，金有豫，汤光，2019. 新编药物学 [M]. 第 18 版. 北京：人民卫生出版社.

董景五，2020. 疾病和有关健康问题的国际统计编码分类 ICD-10 [M]. 第 2 版. 北京：人民卫生出版社.

葛均波，徐永健，王辰，2018. 内科学 [M]. 第 9 版. 北京：人民卫生出版社.

国家卫生计生委.《电子病历基本数据集第 1 部分：病例概要》等 20 项卫生行业标准的通告（国卫通 [2014]5 号）[EB/OL].（2014-05-30）[2020-09-27]. http：//www. nhc. gov. cn/fzs/s7852d/201406/a14c0b813b844c9dbd113f126fa9cb17. shtml.

国家药典委员会，2015. 中华人民共和国药典 [M]. 北京：中国医药科技出版社.

国家质量技术监督局. 中华人民共和国国家标准 GB/T 10112-1999 术语工作 原则与方法 [EB/OL].（1999-12-30）[2020-09-27]. http：//www. doc88. com/p-1843464175607. html.

何文，唐杰，2019. 超声医学 [M]. 北京：人民卫生出版社.

贾建平，2018. 神经病学 [M]. 第 9 版. 北京：人民卫生出版社.

刘爱民，2013. 国际疾病分类第九版临床修订本手术与操作 ICD-9-CM-3 2011 版 [M]. 北京：人民军医出版社.

罗纳德·米勒，2016. 米勒麻醉学 [M]. 第 8 版. 邓小明，曾因明，黄宇光，等译. 北京：北京大学医学出版社.

孟悛非，2016. 医学影像学 [M]. 第 3 版. 广州：高等教育出版社.

全国科学技术名词审定委员会审定公布的医学标准名词. https：//www.termonline.cn/index.

世界卫生组织药物统计方法整合中心（The WHO Collaborating Centre for Drug Statistics Methodology），2003. 药品的解剖学、治疗学及化学分类系统（Anatomical Therapeutic Chemical，ATC）[S]. 北京：中国协和医科大学出版社.

万学红，卢雪峰，2018. 诊断学 [M]. 第 9 版. 北京：人民卫生出版社.

喻田，王国林，2016. 麻醉药理学 [M]. 第 4 版. 北京：人民卫生出版社.

郑铁生，培华，2017. 临床检验医学 [M]. 北京：人民卫生出版社.

中华人民共和国卫生部，国家中医药管理局. 电子病历基本架构与数据标准（试行）[EB/OL].（2010-12-31）[2020-09-27]. http：//www. nhc. gov. cn/bgt/s6718/200912/45414. shtml.

中华人民共和国卫生部. WS 370-2012 卫生信息基本数据集编制规范 [EB/OL].（2012-03-15）[2020-09-27]. http：//chiss. org. cn/hism/wcmpub/hism1029/notice/

201301/t20130116_839.html.

Allan D, Jones B, 2002. Compartment syndrome: a forgotten diagnosis[J]. The Lancet, 359（9325）: 2248.

Bernard L, Dinh A, 2015. Antibiotic treatment for 6 weeks versus 12 weeks in patients with pyogenic vertebral osteomyelitis[J]. The Lancet, 385（9971）: 875-882.

Creager MA, Kaufman JA, Conte MS, 2012. Clinical practice. Acute limb ischemia[J]. N Engl J Med, 366（23）: 2198-2206.

E J Easton Jr, 1982. Diagnosis of Ischemic Necrosis of the Hip[J]. JAMA, 247（24）: 3313-3314.

Haller M, Schelling G, 1994. Fat Embolism Syndrome[J]. N Engl J Med, 330（9）: 643.

Hendrik Vilstrup, Piero Amodio, Jasmohan Bajaj, et al, 2014. Hepatic Encephalopathy in Chronic Liver Disease: 2014 Practice Guideline by AASLD and EASL(Enhanced Navigation)[J]. Hepatology, 60（2）: 715-735.

International Organization for Standardization. HL7 Clinical Document Architecture, Release 2. 0[S/OL]. (2009-12-01)[2020-09-27]. https://xueshu.baidu.com/usercenter/paper/show?paperid=1y120ec0x41g0ev06j220ev0g8329772&site=xueshu_se.

Krowka MJ, Fallon MB, Kawut SM, et al, 2016. International Liver Transplant Society Practice Guidelines: Diagnosis and Management of Hepatopulmonary Syndrome and Portopulmonary Hypertension[J]. Transplantation, 100（7）: 1440-1452.

Lee WM, Squires RH, Nyberg SL, et al, 2008. Acute liver failure: Summary of a workshop[J]. Hepatology, 47（4）: 1401-1415.

Meagher DJ, 2001. Delirium: optimising management[J]. BMJ, 322（7279）: 144-149.

Mullen JT, Ribero D, Reddy SK, et al, 2007. Hepatic insufficiency and mortality in 1,059 noncirrhotic patients undergoing major hepatectomy[J]. J Am Coll Surg, 2045（5）: 854-862.

Nguyen TN, Polomeno R C, 2002. Ophthalmic complications of slit-ventricle syndrome in children[J]. Ophthalmology, 109（3）: 520-524.

Nuh N, Rahbari O, Garden J, et al, 2011. Post-hepatectomy haemorrhage: a definition and grading by the International Study Group of Liver Surgery (ISGLS)[J]. HPB, 13（8）: 528-535.

Polson J, Lee WM, 2005. AASLD Position Paper: The Management of Acute Liver Failure: Update 2011[J]. Hepatology, 415（5）: 1179-1197.

Regenstrief 研究院. 观测指标标识符逻辑命名与编码系统（Logical Observation Identifiers Names and Codes, LOINC）[DB/OL]. (2007-12-01)[2020-09-27]. http://www.doc88.com/p-7448881118039.html.

Salerno F, Gerbes A, Ginès P, et al, 2007. Diagnosis, prevention and treatment of hepatorenal syndrome in cirrhosis[J]. Postgrad Med J, 56（9）: 1310-1318.

Stein PD, Beemath A, Matta F, et al, 2007. Clinical characteristics of patients with acute pulmonary embolism: data from PIOPED Ⅱ[J]. Am J Med, 120（10）: 871-879.

Streiff MB, Agnelli G, Connors JM, et al, 2016. Guidance for the treatment of deep vein thrombosis and pulmonary embolism[J]. J Thromb Thrombolysis, 41（1）: 32-67.

Theodore J, Robin ED, 1975. Pathogenesis of neurogenic pulmonary oedema[J]. The Lancet, 2（7938）: 749-751.

Vather R, Trivedi S, Bissett I, et al, 2013. Defining postoperative ileus: results of a systematic review and global survey[J]. J Gastrointest Surg, 175（5）: 962-972.

Weinmann EE, Salzman EW, 1994. Deep-vein thrombosis[J]. N Engl J Med, 331（24）: 1630-1641.

Yoshiya S, Shirabe K, Nakagawara H, et al, 2014. Portal vein thrombosis after hepatectomy[J]. World J Surg, 38（6）: 1491-1497.